中國近代中醫藥期刊彙編

第一輯

15

紹興醫藥學報

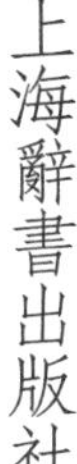
上海辭書出版社

目録

第九卷　第二號

原九十四期　己未二月出版

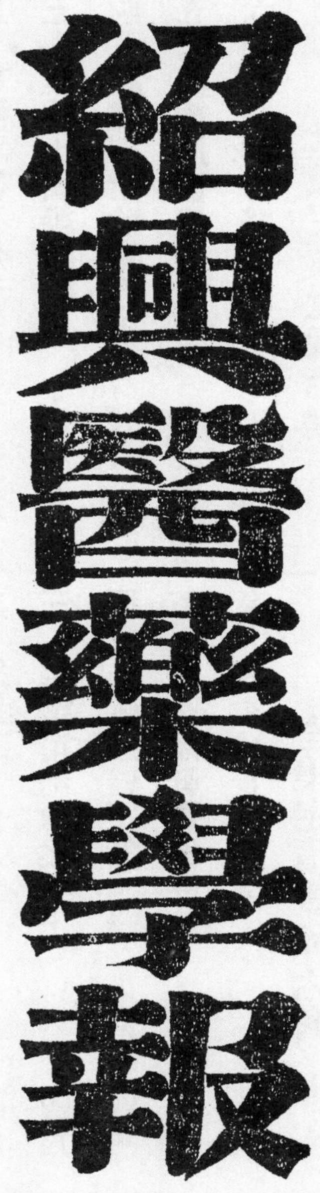

神州醫藥學會紹興分會發行

中華民國郵政特准掛號認為新聞紙類

紹興醫藥學報第九卷第二號目次（原九十四期）

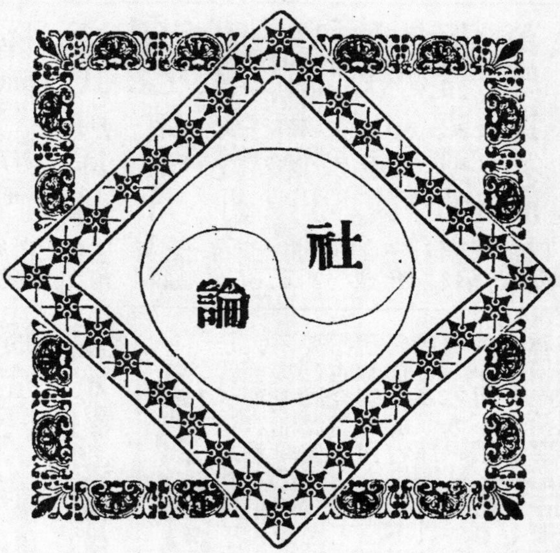
社
論

時令常備要藥及發行書目

消暑七液丹	每方二分四
立消痱子粉	每袋二分
滲濕四苓丹	每方二分
萬應午時茶	每方一分
查麯平胃散	每方六分
痧氣開關散	每瓶五分
急救雷公散	每瓶一角
霍亂定中酒	每瓶一角
回陽救急丹	每瓶二角
急痧眞寶丹	每瓶一角
瘧疾五神丹	每瓶一角
痢疾萬應散	每服四分
喉症保命藥庫	每具一元
沉香百消麯	每方四分
樟腦精酒	每瓶二角
葉氏神犀丹	每顆三角
太乙紫金丹	每顆二角四
犀珀紫寶丹	每顆六角四
鬦閉煉雄丹	每兩八角
立效止痛丸	每瓶三角
厥症返魂丹	每粒二角四
萬應保赤散	每瓶四分
金箔鎮心丹	每瓶三角
肝胃氣痛丸	每瓶二角

書名	冊數	價目
鴉片癮戒除法	二冊	三角
增訂醫醫病書	二冊	五角
痰症膏丸說明	一冊	一角
規定藥品商榷	上冊	三角
喉痧證治要略	一冊	六分
瘟痧證治要略	一冊	三角
秋瘟證治要略	一冊	一角

是書爲治今秋時疫之病源病理病狀診斷治療豫防各法皆屬經驗發明

潛齋醫學叢書十四種出版

是書係道咸年間王孟英先生之著述爲曹炳章君所搜藏復經曹君悉心勘校增以圈點付印行世茲將總目錄下○重慶堂隨筆○徐氏醫砭○言醫選評○霍亂論○女科輯要○願體醫話○柳洲醫話○潛齋簡效方○四科簡效方○古今醫案選○王氏醫案初編○又續編○又三編○歸硯錄等其內容無論審病辨症裁方用藥每多創闢新理然仍能根據古書而不泥古法隨機應變良由先生斂而好學讀書多而能融會貫通悟超象外故楊素園有云議論精透前無古人固是定評實爲吾當今有志研究中西醫藥學者皆不可不讀之書也　每部十六冊精裝兩函定價二元五角七折實洋一元七角五分外埠加郵費一角二分半附贈秋瘟證治要略一冊是書係治今秋時疫之經驗各治法亦由曹君炳章所編○徐君友丞作序刊行之

發行所紹興縣西橋南首

和濟藥局啟

社論

擬删補醫學三字經議

李迺羹調之氏撰

醫非小道也。自醫以謀糊口計者厠身其間。而醫之道卑。醫非易事也。自醫以一知半解者。率爾操觚。而醫之學輕。殊不知醫藥出入生命。關係重大。鞏固國家之强盛。必先造就人才。育養人才之康健。必先研究衛生。衛生精則國種强。種强則國富。國富種强則國家而不蒸蒸日上者。未之有也。然吾嘗見夫近世之爲醫者矣。口不誦內難傷寒之言。目不披千金外台之作。略溫習湯歌。熟讀藥性。便自命名醫。懸壺問世。詢之歷代先賢爲誰、弗知也。歷學沿革若何、弗知也。古今書籍多少、弗知也。若是者謂之無本之學。君子務本。本立而道生。學醫者烏可不求本乎哉。似此之醫而欲令其造育人才。培養國家元氣。誠戛戛乎其難矣。雖然、古今以來名醫衆矣。醫學沿革變遷。繁矣。醫藥書籍汗牛充棟矣。一人之精力有限。智愚不齊。聰慧强記之儔。博涉載籍。尙易從事。中人以下。或兼營務。以分其心。設使其遍讀經典。則茫茫然如大海之無涯際。幾何不却步而反走也。功虧一簣。勢所難免。因噎廢食。亦尤不可。若是

擬刪補醫學三字經議

非求簡便之法。則難收事半功倍之效。必須由博反約。以求門徑中之門徑。階梯中之階梯。得一卷之言。勝讀十年書。撮其要而記其故。究其源而窮其途。於一書之中。而萬物咸備。凡關於醫藥之事蹟者。莫不攔入。則庶乎其可矣。余遍閱方書。脗合斯旨者。以陳修園之醫學三字經爲最。其序文有云。童子入學。塾師先授以三字經。欲其便誦也。識途也。學醫之始。未定先授何書。如大海茫茫。錯認半字羅經。便入牛鬼蛇神之域。此余所以有醫學三字經之刻也。旨哉是言。爰於幼年時代。曾讀熟斯篇。陳公由孝廉出身。文章深邃。字字錦繡。迥非平庸之流。所可望其項背。無如修園奮景岳偏於滋陰。矯枉過正。不自覺其汲古太甚。專重壯陽。推其流弊。惟知溫燥之一法。內中所偏之處。不可不更正者一也。醫學源流。自前清以後。名賢輩出。各有所長。修園所錄。合乎已者崇之。背乎已者貶之。且選取者。亦嫌簡單。宜加刪補。不尙品評。此源流一門。不可不正更者二也。修園係崇古一派。知有傷寒六經之傳變。不知瘟疫感受之來源。輓近以來。時賢傑出。論瘟疫之法。精妙絕倫。不可勝數。宜將三字經中之傷寒瘟疫。章各分一門。明白詮釋。此尤不可不更正者三也。歐風輸入。學說新奇。力闢理想。專宗實驗。雖不必奉爲典型。亦不可不叅資研究。況如近代之鼠疫各病名。尤爲古時所無。亦宜採入。庶學者既博通乎古亦融會乎今而免他人訾議中醫之墨守。此亦不可不補正者四也。復次則缺者補之。偏者删之。作叙事傳述之體。不爲議論褒貶之詞。爲平易近人之言。成百世不磨之書。倘獲告厥成功。將見學醫津梁。入門初步。將舍此而莫由也。噫迺龔不敏。醫林後學。徒有攘臂奮呼之談。愧無厠身經營之期。着手之願。俟諸異日。惟既有所見。敢先貢芻蕘。倘同人不以愚言爲河漢。揮如椽之筆。興起編輯俾可早日成就定爲學醫者之初級教科書嘉惠後人。實匪淺鮮。此尤余所馨香以跂望之者也。

中藥大革新之提倡

徐相宸

吾人欲貫澈昌明中醫之宏願。然必以革新中藥爲入手。蓋藥物不良。則雖有良醫。亦難奏效。況革新之事。辦法甚簡。初非難事也。約列如下。

中藥大革新之提倡

一分別眞僞　每種藥物。道地眞品。只有一種。而藥肆所售。每每不道地者居多。以動關民命之物。而不求實效。任意代用。不獨喪失中藥大局之信用。亦最不道德。推其原因。無非貪其價廉。欺騙外行。相習成風。遂至僞者日多。眞者日少。又何怪中藥之不能進化乎。居今日而言革新。凡是僞藥。亦勢難一律取締。變通辦法。祇須分別從實聲明。將僞者出處氣味性質。請醫藥專家研求眞相。必有效用之所在。蓋一藥有一藥之性質功能。既斷然不可相混。亦萬無廢棄無用之理。此說果行。與道地不道地。儘可分道揚鑣。各顯功能。既不誤人生命。亦不妨礙營業。一舉兩得。亦何憚而不爲哉。

二保全本性　因人身氣血有偏勝。遂發生疾病。於是乎卽以草木金石之偏勝者救其偏。以致於不偏。此醫藥所由作也。我國藥物。向重草木。取其清氣較多。性雖偏勝。倘不猛烈傷人正氣。神農嘗藥而著本草者。治病以用草爲本也。顧草木之性。最易走失氣味。有一欠缺。卽功效不能完全。本經所以有鮮者爲良之叮嚀。職斯故也。

鮮者不能藏。不能不暴之使乾。則收藏之法。關係甚重。近來中藥野生不足。則取種者。其力已經減殺。收藏又不得其法。往往有色香兼全之藥。不待泡製而色香已失。如木瓜陳皮香櫞佛手青皮枳實枳殼等。不先去其瓤。暴之不透。瓤已腐敗。則其皮當青不青。當黃不黃。當紅不紅。色如灰土。毫無香氣。如此之藥。欲其見效得乎。賤藥如此。貴者更可知矣。本有十分藥性。已不過一半。再加泡製。則所餘無幾。古之泡製爲補救本藥而設。使不完善者。達於完善。今之泡製。則徒事美觀。易於製爲飲片。冷水洗濯之不已。又久浸之。冷水不足。更用熱水。熱水不足。改而爲煑。凡已經煑過之藥。吾敢斷其爲性力全失。卽治病無用之藥也。(凡藥店中大黃片子本性已失往往無效大黃乃大將尙然如此氣味本薄者更有何用)故欲求藥之效力完全。熟不如生。生不如鮮。白後飲片。只可用冷水洗去泥沙。萬不可久浸及用熱水。如係有香氣之品。最好用硬刷乾刷之。可切者切爲片。不易切者擣爲小塊。不必求其美觀。務須保全色香。如能照行。則將來中藥之信用。必有增無減也。

中藥大革新之提倡

三統一仿帖　生理病理西醫重有形。中醫重無形。一時尚無優劣可分。惟於藥物。則西醫對於西藥。主張一致。中醫對於中藥。所說不同。匪唯醫家不同。藥肆仿帖亦參差不一。雖昭大信。夫藥性本屬一定不可移易。乃仿帖如此淆亂。又何怪西人之輕視華醫乎。況藥肆中之丸散。及貴重之藥。尚有仿帖。普通賤藥。則仿帖相率不用。致醫者用之而不知。誤病者誤服而不致悔。皆不用仿帖。及仿帖不統一之大害也。統一仿帖之議。於神州醫藥總會成立時。鄙人已提議及之。敢謂此事不能實行。則吾中醫決無進步之望。而我國之良好天產。將日漸淘汰於不覺也。非天產藥品之不良。而我醫藥兩界。不思所以保全之之罪也。

以上三端。惟泡製一成。改革最易。只在藥行與藥店一轉移之間。惟辨別眞僞。統一仿帖。必須醫藥兩界通力合作。方可告成。手續似乎稍爲煩難。然一勞之後。可以永逸。且無形之利益。不可勝算。有遠大之眼光者。當不以余言爲河漢也。

記者按徐君此論。在寄稿於餘姚醫藥衛生報時。即函命同登敝報。論端以資鼓吹。乃徐君因診務匆忙。無暇分鈔該稿。故囑轉錄醫藥衛生報。此間同人本主改革藥品。奉讀來書。極表同情。惜覓到醫藥衛生報已在舊歲去臘之時。致徐君一片熱腸之提議。宣佈稍遲。良深歉仄。至徐君所提議三條。要皆爲同人中已見實行者。所憾推廣乏人也。如第一條爲社友曹赤電君（規定藥品之商榷本社刊行每册三角）研究多年。都從實驗。如第條爲本分會所禀案辦理者已數種。（見本分會刊行紀事每册一角）如第三條爲記者在潘陽創設仁濟藥局所辦理。故萬事但求到處有人提倡推廣實行。卽可奏效。若言者諄諄。聽者渺渺。則革新之期。豈有望耶。

期望醫藥辭源之速刊

周逢儒

讀書而不知義理。等之未讀耳。於醫籍尤不能不細心研究。稍有錯誤。必貽笑於大方、故醫藥辭源之編。必須速刊。不可緩也。丙辰年上海醫藥新聞、曾徵文略刊數則後。即輟刊。至今絕無嗣響。今紹興醫藥學報社同人。雖屢有提議。卒未見有出版諒已從事編輯。余甚願早日印行以益智識而輔助學問。使讀醫書者。不致誤解其義。至編輯之辦法。有前型可以模仿者。商務印書館出版之辭源是也。雖涉醫學。然散見各字之下。略而不詳。卽作爲藍本。以中國古今醫學之籍及西籍名義之確切不移者。古字奧義。則釋明之。分部列入。凡關於醫學名詞。皆得與焉。然亦非一人心力之所能也。人各擔任一門。書成後乃合而會通之。無者補之。複者删之。音韻宜正。以期統一。圖表亦不可少。惟欲全備。勿厭繁博。此編輯醫藥辭源之必要者也。編輯之法。既如上述。而尤有必要者二。一曰一辭有數義。二曰一物有數名。余於辭源屢見之。此當注意。不可因瑣屑而忽之。致蒙人譏。或曰編輯辭源者。羅書十萬卷。歷八年而始竣事。其難如此。我國醫士。安有餘力成此鉅製。余曰、此不足慮。今僅就醫學一門。擴而充之。非撰百科全書也。苟能勤懇探討。日積月累。姑懸題以徵求。請各省優秀人材。合力爲之。於紹社作總編輯所。求國粹之永保。吾同社諸君。不可不速起而圖之也。

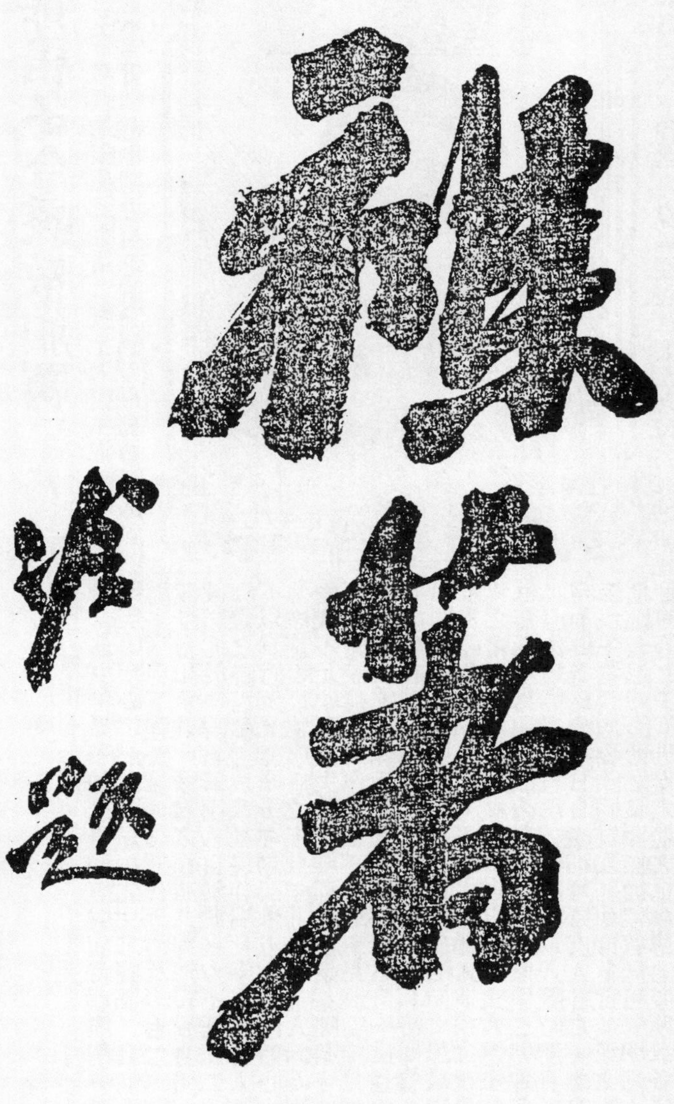

每屆冬令咳嗽加厲

且腰腿疼痛爲患最劇及至服用韋廉士大醫生紅色補丸始得全愈少年男子如患身體瘦弱面黃神虛稍一動作便覺氣喘胃納甚稀精力疲乏胸肺無力最易感冒傷風咳嗽痰等症必須細省薛星垣先生之閱歷　自幼貧弱多病現下強壯逾恆得能在天津及豐台二處開設景泰和米莊薛君之經歷其如何得獲身體強健詳述於後薛君云鄙人自幼體弱力不任重二十餘歲之時因積勞成疾枕邊作喘夜半方眠鄙人亦不以爲意至光緒辛丑年創設米莊生意此時心力憔悴旋起腰腿疼痛之症壯年弗壯據友人云乃因先天不足兼後天失調雖經延醫服藥奈經營少暇不能常設爐火湯劑年至不感血氣見衰喘症見增百病齊出鄙人係兩號之經理不能久守一處往返勤勞實心不自由每逢初冬喘症見重以待明春二月間稍見微經屢次延醫不愈實爲隨時之患茲因敝友晏會誤約後面詢不至之慫鄙人將疾之根由帥之嘗衆敝友等均紛紛相告以韋廉士大醫生紅色補丸可冀速痊故余決意試服之此係乙卯仲冬也服後痰喘微輕自思此藥決不欺人隨時隨身攜帶如獲奇珍病症日日減消可見友人言之不謬也至戊午春百病皆除體質強壯如昔年實此藥之功也鄙人過此濟世之良劑無從報答只可聲明鄙人

DR WILLIAMS' PINK PILLS FOR PALE PEOPLE

薛星垣君玉照

萃合家鳴謝天下各處竭力稱頌之韋廉士大醫生紅色補丸曾經治愈千萬男女老幼之患血薄腦疲所致各症乃是因此丸能生強健有力之新血充盈血管使疾病消除可免咳嗽傷風痰喘癆瘵風濕等患且亦曾經療治胃不消化　山嵐瘴癘　腳氣浮腫　皮膚諸恙以及婦科各種疑難病症均可醫治欲購從速切勿誤延時日韋廉士大醫生紅色補丸如貴處無從購辦可向上海四川路九十六號韋廉士醫生藥局函購每一瓶英洋一元五角每六瓶英八洋元郵力在內

駁黃眉孫先生食飯說

常熟張汝偉

先生於醫道。學有淵源。宿爲小子所服膺。先生此篇。亦矯正之談。竊恐昧者見之。或有誤會。故敢借辨數語。爲公理上着想。幸勿芥蒂存心。以傷私誼。理分有不妥處。不妨還以詰責。誠以求學有如剝繭抽絲。攷求無底。辨難愈多。精微益顯。倘蒙不棄。直接惠函。匡愚不逮。則又幸耳。故特先白。汝偉頓首

讀戊午年八卷十一號。紹興醫藥學報。載粵東黃眉孫先生所著之食飯說。心有所疑。敢質正之。原報紙所以鼓吹言論。其深入人心。轉移風俗之力。最大最速。所以言論務須純正。不可以一人之私見。一事之偏僻。而特創異說。淆惑人心。貽害國家也。故凡言論不純正之報紙。隨起而隨滅也。若醫報之效力。雖不及他報之大。而關於生命利害。亦非淺鮮。故苟理分不甚充足者。不忌指摘而更正。亦萬國之公例也。今黃君云。星洲地方。廣福二省人爲多。凡

駁黃眉孫先生食飯說

有外感之病。戒食粥飯。不論病症。習以爲常。有得病七八日。至十餘日。尙不敢食飯。唯食番薯以度日。嗚呼愚哉。卽此數語。已覺前後矛盾。何以言之。旣云外感。戒食粥飯。何得又說不論病症。習以爲常。若專指外感言。熱病至六七日。十餘日。熱勢尙不退。其病爲進。服藥治病之不暇。何得再進粥飯。以助其熱勢而加甚乎。而下又云。余懸壺廿餘年。細心體察。唯時疫之症。確鑿不可食飯。往往病已漸愈。因食飯增重者。數見不鮮。夫時疫亦外感發熱病之一種。若黃君言。惟時疫雖痊愈後。尙不可食飯。其他發熱病。皆可食飯乎。何得又云。其次爲發熱之病。胃火上炎。得飯食以助其燄。其勢又張。皆不得食飯。此外百症。無有不可食飯者。世有發熱之內傷。未有不發熱之外感。旣統指發熱之病。不可食飯。則所指發熱。究係何症。其外百症。究指內症乎。抑外症乎。若指內症。何得下文又曰。卽發熱之病。七日後。亦無不可食飯。蓋發熱已久。其勢已輕。雖有食飯。無礙於事。抑若熱病。至七日後。無不愈之理◎必可食飯◎若遇兩感之症◎或留戀◎或逆傳◎六七日間◎正當併病之期◎承氣陷胸之候◎若再食飯◎所謂以實助實◎解衣抱火之策◎適乎不通◎若云飯爲每日所必需◎豈有長食番薯◎可以充饑者◎恐反因饑火中燒◎增重火勢耳◎殊不知一日三餐◎爲吾人平日無病時之所食也◎本不可以番薯充饑◎及身有病◎脾胃消化之機先鈍◎何得復有飢火中燒◎實則胃熱甚而心中嘈雜◎所謂意欲食而不能食也◎若欲食而卽與食◎是猶惡醉而强酒也◎黃君又云◎至若飽悶痧暑諸症◎初起時淸餓數日◎使腸胃中消化◎無壅塞◎極爲有益◎過久則非所宜◎既知腸胃必淸肅而後消化◎消化而後病退◎病退則知飢◎知飢則能食◎無一定之日期◎以病之去留爲權衡◎卽或日久◎所謂有病則病當之◎萬不因不食而虛也◎至若后稷教民稼穡◎誠以足食爲養民之要◎治國之本◎非所以對付病人◎不可不食飯也◎至於脾胃薄弱者◎彼平日食飯之量◎本不佳◎況有病乎◎有病而强與飯◎是愈傷之也◎而李東垣脾胃論一篇◎專究升降之義◎使其運用適

宜。非言有病必食飯也。而黃君語意含糊。其初尙內傷外感之不辨。而今則但言今忽不令食飯。抑若廣福之人。皆不食飯者乎。至言平居無病之人。飲食亦宜有節。內經曰飲食自倍。腸胃乃傷。所以夜飯減數口。足以致長壽。王晳龍圖造食物。必至精細。食不盡一器。年至八十餘。蘇東坡與客食未飽。已捨七筯。此皆養生之妙訣。史册之可考也。平人尙如此。何况病人乎。至言氣血虧損。與其用參茸桂附。有不適於用者。惟食飯每日三餐。大補脾胃。誠哉藥補不如食補。不知人苟氣血虧損。胃之容納必減。卽西醫所謂百勿聖之液量少也。參茸桂附。原所以補偏救弊。爲不能食飯者設。廣福之人。豈能禁絕食物。使其飢渴者乎。得病數日。而食飯。食飯之後。頓覺不爽快者。自是食滯之故。不咎食飯。咎誰與歸。至於番薯一物。辛熱動風。亦不宜食。曷不言有病不宜食雜物。病愈則以粥飯爲佳。而黃君則意在有病之時。不宜禁絕食飯。并言不食飯。有如褫其衣服。赤身受凍。苟食飯。雖頓覺不爽快。而亦不可以歸咎之。

若而言。世人苟食飯矣。何得有病。苟有病而食飯矣。何必有醫。何必有藥。願海內高明之士。一細辯之。

論人身內臟五行生尅之理

常熟張汝偉

易繫辭曰。形而上者謂之道。形而下者謂之器。道者。太極之始也。太極判而陰陽分。天包地外。地處天中。陰中有陽。陽中有陰。一陰一陽之謂道者是也。器者。物質之末也。物質窮而生理全。組織構造。窮及其微。虛以制實。實以制虛。有標有本之謂器者是也。不過道者。言其精微。而難窮其妙。失之於虛無。器者。論其粗迹。而不明氣化。失之於固執。是以西醫解剖細胞。諸學雖精。而於生理獨略。但言標本型模。卽所謂形下之學也。今將舍氣而言道。道者。以無生有。以有生變。以變生化。以化生無窮無盡。故質言之。以太極分兩儀。以兩儀分奇偶。以一三五爲奇數。以二四十爲偶數。二五得十。奇中有偶。奇偶相乘。生尅乃備。古昔聖賢。知參差變化之理。以一定之名。窮無盡之理。有如

論人身內臟五行生尅之理

東南西北。四方也。而以中樞之。酸苦辛鹹。四味也。而以甘和之。借木火土金水五行。一定不移之生尅。以配我稟氣於天地之人之肝心脾肺腎五臟。在不明氣化。不通哲學之人見之。以爲空談。無裨實際。殊不知此乃哲學之奧理。息息相通者。苟通其道。窮其理。而其質其末。焉有不識不知者乎。素問曰。兩精相搏。合而成形。陽泄陰承。爲生身之始。受胎一月。形如露珠。中分一線。名曰兩腎者。即是也。然左腎主北方之水。右腎主命門之火。又陰中寓陽。陽中寓陰也。故命門之火不熱不寒。不疾不徐。以涵養乎左腎之水以生木。是以二月而肝生。木中有火。是以三月而心生。心爲君火。與腎之水。一陰一陽。遙遙相對。水火二炁。爲陰陽之總挾。心腎相連。爲五臟之樞紐也。而火又能生土。是以四月而脾生。脾主四肢肌膚。四月始成兒。而具形體。凡卵生之屬。五行不全而產者皆無肺。以未得金氣也。惟土能生金。是以五月而肺生。以次遞傳。六月七月。六腑全。經絡足。血脈通。五而倍之。十月而產矣。此言生身之始。五行之順者。曰生也。然五氣更立。各有所勝。盛虛之變。此其常也。春勝長夏。肝旺傷脾。卽木尅土之謂也。長夏勝冬。脾衰傷腎。卽土尅水之謂也。冬勝夏。腎沉而君主不明。卽水尅火之謂也。夏勝秋。心火盛而肺氣不肅。卽火尅金之謂也。秋勝春。肺氣實而肝陽陡升。卽金尅木之謂也。金匱曰。治肝必先治脾。誠以賊我者爲金。而我勝者爲土。藉我之所勝者以助我。而土又能生金。卽以藉助我者以生賊我者。子病治母也。此所謂隔一隔三。相反相承之意。推之於治心必先治肺。治脾必先治腎。治肺必先治肝。又何獨不然。更有母病及子。子病及母。母子俱病。則又有乙癸同源。戊己並治。心腎相連。肺脾一貫。陰陽平補等法。尤在臨診時變化無窮也。故必超乎象外者。自然得其圜中矣。

宋純嘏先生痘科緊要方歌

何約明錄

升麻葛根湯十味。赤芍防芎甘桔是。山查蘇葉及牛旁。體氣壯强斯藥治。（粉

葛一錢升麻三分牛旁(炒)五分川芎防風各七分蘇葉桔梗各六分山查肉八分赤芍五分甘草二分(姜煎)此小兒初發熱無汗時服取微汗)

朱紼瑕先生痘科緊要方歌

敗毒和中(散)翹桔草◎牛蟬前麥芎連好◎通麻苓殼紫荆防◎便閉蒸黃微利早◎

(連翹防風荆芥牛旁(炒)川芎木通各七分桔梗六分枳殼紫草茸各五分前胡麥冬各一錢蟬退十二只有閏月加一只去頭足黃蓮一分甘草二分生薑燈心同煎如大便秘澁加酒炒大黃微利之)

升消平胃(散)朴陳芽◎白芷蘇芎藿附砂◎吐瀉內傷兼腹痛◎須加蒼朮草山查◎

(川芎紫蘇各七分蒼朮厚朴白芷陳皮各六分藿香砂仁各五分香附(炒)一錢山查肉麥芽(炒)各八分甘草(炙)二分煨薑煎熱服)

赤點紛紛號夾斑◎如雲突起又名丹◎碎碎紛紛名夾疹◎三症分明在此間◎升玄甘草牛防芥◎夾疹須知芩桔關(玄參一錢荆芥防風牛旁炒各七分加桔梗七分酒炒黃芩七分同煎服)

參耆實表保元湯•官桂芎防芷朴當◎甘桔木香薑作引◎氣虛作癢賴安康◎（人參當歸防風白芷川芎各七分黃耆（炙）一錢甘草（炙）官桂木香各三分桔梗厚朴各五分生薑同煎）此方專治痘作癢者宜服

驚搔休云作等閑◎風寒外束出艱難◎參蘇羌芷芎防芥◎甘桔陳麻笑解顏◎（蘇葉一錢人參甘草各二分防風荆芥陳皮川芎各七分羌活白芷桔梗各六分冬月加麻黃三分薑煎熱服但不可出汗）

清毒活血（湯）紫參耆◎牛子歸前白芍宜◎生地芩連翹桔草◎山查薑引木通提◎（當歸（酒洗）生地（酒洗）前胡各一錢紫草牛旁木通連翹桔梗各七分人參白芍（酒炒）黃芩（炒）各五分生黃耆錢半山查一錢黃連（酒炒）甘草各二分煩渴去參耆加麥冬五分花粉七分）

千金內托（散）十二味◎歸芍參耆防芷桂◎木香甘草及川芎◎厚朴山查薑酒是◎（黃耆（炙）二錢半當歸（酒洗）山查各一錢川芎防風白芷厚樸各七分人參白

芎各五分官桂木香甘草（炙）各三分龍眼肉三個薑煎和好酒服）

宋純嘏先生痘科緊要方歌 二〇

血泡通紅不作漿。惟有參耆四味湯。炙草一錢官桂五。管教服之得安康。（人參錢半黃耆（炙）三錢官桂五分甘草（炙）一錢薑煎服）

行漿作吐兩般云。毒火梔連合二陳。困倦參砂和胃散。其間痘色要分明。（黃連（薑炒）梔仁（薑炒）各三分茯苓七分陳皮五分半夏（製）甘草（炙）各二分

行漿作瀉甚難當。小便紅黃毒氣猖。加味四苓（散）車木共。芩連牛子一齊嘗。（豬苓木通赤苓車前（炒）澤瀉各七分黃芩（炒）牛旁子（炒）各五分黃連（酒炒）二分燈心煎食前服）

咬牙寒戰建中湯。參朮黃耆熟附當。肉桂炮薑須炙草。川芎薑引用丁香。（人參二錢黃䓍（炙）三錢白朮（炒）一錢半當歸一錢川芎八分炮薑肉桂公丁香附子（製）各五分甘草（炙）三分生薑煎服）

清表散毒（湯）地骨冬。牛旁花粉草翹宗。炒芩澤瀉豬苓共。當歸同煎清散通。

（地骨皮花粉各一錢麥冬錢半當歸牛旁（炒）連翹各八分豬苓澤瀉黃芩（炒）各七分甘草三分水煎溫服）

醫時腹痛著中脘。消毒散血（湯）切莫緩。炒過桃仁熟大黃。紅花乳沒芍牛纂。（牛旁（炒）大黃（製）各一錢桃仁（炒）一錢白芍（酒炒）六分紅花（酒炒）乳香（研）各五分沒藥三分水煎溫服）

調元化毒（湯）參歸耆。白芍牛旁連翹宜。芩連荆芥防風入。木通甘草用休遲。（黃耆歸身各一錢牛旁（炒）白芍（炒）連翹木通防風荆芥各七分黃芩（炒）人參各五分黃連（炒）三分薑煎）此方專治痘不起脹。面目頸項腫如瓜瓠。此危症也。急以此方治之。必要腫消痘起。方有生機。

毒氣薰蒸鼻流血。毒氣亦因從此瀉。天麥丹皮知母芩。當歸白芍花甘桔。（花粉天冬當歸（酒炒）各一錢麥冬錢半桔梗白芍黃芩（炒）知母丹皮（酒洗）各七分甘草三分水煎入髮灰一錢調服尤妙）

朱純嘏先生痘科緊要方歌

利咽解毒（湯）麥玄參◎甘桔防牛山豆根◎（麥冬錢半牛旁（炒）玄參桔梗各一錢防風七分山豆根甘草各五分）玉鎖（匙）硼硝殭蠶片◎爲末吹之毒氣平◎（硼砂一錢樸硝五分殭蠶三條片腦七分共爲細末以竹管吹之）

附誌　自西人機械發明◎印刷日新◎木版之書◎流傳日少◎先生此歌◎幾同廣陵散矣◎曩見家藏舊版◎醫方集解書中◎載有此散◎覺字字珠璣◎百讀不厭◎因摘錄之◎以公同好◎

現今時疫之研究

戊午冬陸惠春稿

春溫夏熱◎秋燥冬寒◎固病之常◎夫時疫者◎必有穢惡之氣◎互相傳染◎惟吳氏謂從口鼻而入◎即踞膜原◎愚意既由口鼻吸受◎肺爲出入之門戶◎無有不先犯之者◎疫皆熱毒◎肺金所畏◎每見此症之身熱◎必先憎寒◎肺先病也◎繼而充斥三焦◎或有徑入心胞者◎非狂即閉◎所云鬱熱於上焦如霧◎治以升逐解毒◎鬱於中焦如漚◎治以疏逐解毒◎鬱於下焦如瀆◎治以决逐解毒◎總總不脫一毒字

者◎其爲鬱熱之意在言表矣◎旣以升疏决逐其邪◎尙有肺蓄餘熱◎每多咳嗆◎肌熱自汗等證◎所謂肺先受病而後未愈之明證也◎況今歲大旱之秋◎水涸日烈◎河水每多穢毒◎市肆之物◎皆以不見爲淨◎若飮食之◎兼有感冒厲風肅殺之氣◎即發時疫◎或有傳染兼症◎各有不同◎如感冒邪風者◎脈必浮緊而紘◎憎寒壯熱◎身體疼而心腹滿◎以葱薑芎蘇飮◎疏逐有效◎若按脈沉數而躁◎苔邊絳而中凝◎咳嗆乾嘔◎鼻扇流涕◎手足躁擾◎胸塡而塞◎此乃肺風之痰◎串入脾經◎邪入心胞◎熱隔陽明◎疫厲之最重者◎若不卽治◎三兩日卽斃◎其名痰疫◎治宜先針少商穴◎并刺十指尖◎急服竹瀝解疫煎一二劑◎神效◎又有中寒一症◎四肢厥逆◎心腹絞痛◎手足痲木◎脈必隱伏◎嘔瀉不出◎其名乾涸◎治以四逆冷飮◎或以六味回陽冷飮◎開中隔◎以玉樞丹有效◎又見今秋之瘧痢◎以瘧痢門常法無效◎因有水毒所致◎每加貫衆之苦寒解毒◎無不應手奏效◎此論之說◎爲厲風疫毒之明驗也◎故合并而誌之◎

與友人議醫事三條

逸人

一鄙意以素食。與道德有關係。與衛生有關係。與節省有關係。確爲純粹之善舉。但肉食爲滋補料之上品。人未有不嗜食者。而七十非肉不飽。於老者尤宜。逸意以富人食費萬錢。佳餚滿腹。貧者衣褐不給。粗糲難充。肉食者自肉食。素食者自素食。勢難强就者也。然富人珍饈口厭。亦有素食之時。貧人斗酒呼烏。且有自勞之日。貧富不齊。决難劃一。大抵富人多肉食。貧人多素食也。今海上諸君。提倡素食道德進行會。不過社會上多一番好善之人耳。至於肉食功用。南京包衡村。謂瘦人血虛宜肉食。肥人痰多宜素食。誠確論之。

一鄙意以廢止五行生尅問題之正確解決。由袁君桂生提議。登諸報筒。海內諸同道。投稿辯論者。又不下數十家。各操至理。著作鴻篇。競爭可廢止。與不可廢止。頗爲入理深談。自逸淺見觀之。諸君辨論。誠爲多事。蓋中醫。

以理想爲根據。奉五行生尅爲玄機妙理。西醫以實驗爲治療。視五行生尅。爲浮泛套言。理固然也。但宗西醫之實驗者。五行自必可廢。宗中醫之理想者。五行萬不能廢。中西醫學。各自爲道。能融會其理。而一以貫三。則無往非是矣。倘不然者。則柄鑿不入。疑誤必多。而入主出奴。互相訾詆。紛紛擾擾。於事何補哉。但逸意治虛弱諸症。用中醫之補母生子。乃培子助母等法。轉不若從西法之辨明人身。四大體質。及八十四種原質之作用。審其果屬何質衰弱者。用富蓄此質之藥品。直行補之。似較中醫隔二隔三之治爲簡捷。

一尊意以傷寒金匱二書。乃中醫之祖也。惜註家過多。紛紜雜亂。互相辯駁。前後混淆。意以唐氏傷寒金匱淺註補正之言。湊入原文。重加增訂。亦不朽之作也。逸按傷寒金匱二書。註者足有百十家。人立一說。各是其是。以致互相辨駁。前後混淆。紛紛雜亂矣。承命將唐氏補正之言。湊入原文。重加增訂。但此事甚大。非盡數年之心力。不易成功。且藏書既寡。目力未充。即遵命勉訂成編。不過抄竊一家之言而已。豈能免識者之譏耶。俟逸將來年長識增。盡讀傷寒金匱諸註家。彙集大成。錄其精確。删其臆撰。嚴採名論。竊附管窺。或可報命云爾。但有志未逮。且俟諸異日云。

睹嘉屬風俗敬神習用豬首之慨言

平湖俞志勤

諸獸之首皆有毒。而豬首之肉。在產後病後及患瘡毒之際。食之禍不旋踵。其肉之有毒。更甚顯著也。夫諸獸之中。惟豬最不淸潔。故西人以豬肉中微生之物最多。屏除不食。然吾人嗜之多無恙者。以煑之透熟。且當無病之時。胃中消化力强。氣壯則行。故不着而爲病。苟至病時。必須戒食。在稍知衛生者均所知也。若當時症流行之候。雖絕壯之人。亦宜堅壁淸野。勿食厚味。使內之壅遏既無。則外之感觸自少。今嘉屬沿鄉一帶。其風俗有病者。必用豬首敬神。甚於當地應供不暇。而至各處收買者。如是則其肉不但累日。必更隔宿可知。而况家有病人。則中懷憂急。或操勞愈恒。或起居失常。而又食此有毒宿物。則病菌之乘隙而襲。更爲易易。其因一人而延及一家。一家而延及一村者。未始不由乎此也。在愚民無知。求福得禍。良可哀矣。但當地人士。豈竟無一二知者。曷不出而爲之提醒耶。吾知之。中國之人。往往事不關己。漠然視之。雖處一家。有同秦越。嗚呼。民心如此。其亡尚可救乎。

與醫界前輩辯咳嗽症書

時逸人

（上略）昨日趨侍尊前。飽叨教誨。深感謝之。承委代作二稿繕錄呈上。尚希郢政。再前診咳嗽一症。先生用桂附六君。承垂青格外。而命逸共診。逸其時亦擬用此方。不敢重違尊意。不過泛常應酬之品而已。及歸而細思之。恐此方。難獲完全之效果。蓋伊病已兩月有餘。中氣大受無形之消耗。而咳不用力。則肺氣已失其爲金性剛固之體矣。飲食減少。知其脾胃皆傷。痰白不稠。知其胃陽衰乏。每夜當寅卯之時。則咳嗽較甚。知其肝氣不能疎通。故當少陽氣旺之時。輒欲升達也。幸身無寒熱。便溺如常。飲食知味。脈象沉靜。但體弱至此。倘一旦再感受外邪。正如懦夫而遇橫暴。惟有拱手聽命而已。豈不汲汲堪虞哉。所最可慮者。內經載北政之歲。子午司天。則兩尺不應。今病者體雖衰弱。而兩尺脈應指尙強。兩寸脈反不應指。是顯然與天氣相違矣。素問有反者死之訓。但此病雖未可劇斷爲死症。亦不可不慮也。前方六君子。固屬可用。而半夏陳皮。不無可議。蓋是病。非因氣機之不宣通。實緣樞扭之失關欄耳。補之固之。尤恐不暇。尙敢漫用通調之品。爲病樹幟耶。吁。是病誠爲棘手。調肝培脾。恐辛溫反致耗氣。補腎益肺。而滯膩又最傷中。培陽防灼陰。滋陰慮滯氣。事屬兩難。然兩手六脈沉弱。天氣大傷。舌色津潤如常。眞陰未損。斯時固以培陽爲急務。但培陽而概投燥熱。誠恐非宜。逸擬用四君子。加生地汁浸肉桂沉香水炒白芍乾姜拌搗五味子炒芡實粉補骨脂胡桃肉。外加冰糖作引。連服二劑後。復診再看。如果屬陽虛者。用八味大建中湯。（此方載醫壘元戎）一劑◎隨以歸脾養榮等湯繼其後◎可收全功◎丸劑之功效甚緩◎且多渣滓入胃◎恐非斯症所宜也◎逸年幼無識◎妄議是非◎本屬踰分◎但區區苦衷◎尙希原諒◎（下略）

逸人謹啓

食鹽之研究

錄南京醫報　江左逸人

食鹽一物◎化學家名爲錋綠◎乃人生家庭日用所必需者也◎故常人以爲作食物中調味之補助品而已◎每忽略而不重視◎殊不知此物與人體生理病理治療等◎均有極大之關係◎與他種調味品不同◎實有不可忽略之道在焉◎爰特將管見◎分爲右之三項述之◎以供世之研究衛生者一談◎

（食鹽與人體生理之關係）人體中之成分◎據生理學家言◎大別爲有機性無機性之二種◎惟鹽類占無機性◎合化物三分之一◎考人體中之鹽類◎其大部分◎爲存於溶解◎而食鹽分◎則吸收於血中◎緣血中所含金質强礬類◎以食鹽爲最多◎居共百分之六十至九十之間◎故其味鹹◎鹽在血中◎有激動血輪之力◎

有助體質消長之功。其小部分。成爲固形體。而含於骨內。爲人體中貴要之成分。與他種成分。同於體內。新陳代謝。專由小便排泄。自榮養品中。攝取而補償之。吾國本草云。鹽氣味甘鹹寒無毒。鹹入腎而主骨。故鹽能入腎。而堅筋骨。治骨病齒痛。又云。水生鹹。凝結成鹽。在人則血脈應之。鹽之氣味鹹腥。人之血亦鹹腥。故鹽入血。從其類也。由是推之。鹽之對於人體之生理。中外學說。皆不謀而相合。

（食鹽與人體病理之關係）吾人每日於食物中。加少量之鹽服之。不但能調味。且能催動胃液之分泌。而助消化。兼能催進蛋質之吸收。緣胃之所以能消化者。在有胃液。胃液所以有消化力者。輕綠酸之功居其一。輕綠酸何以生。生於食鹽之故也。若人不食鹽。則身弱無精神。久之血液變質。發生瘰癧蛔虫疥癬等症。如食鹽過多。輕則口渴。胃部灼熱而發痛。重則嘔吐下痢。牙肉腫出血。更服非常之劇量。則發痙攣而死。故鹽不可不食。亦不可多食。証之吾國本草亦然◎其說曰◎鹹走血◎血病毋多食鹹◎多食◎則血脈凝泣而變色◎又曰◎鹽能和臟腑◎消宿食◎令人壯健◎又多食◎則傷腎損肺◎觀以上之中外學說◎如此◎則鹽之關係於人體病理也◎明矣◎

(食鹽與人體治療之關係)食鹽對於治療上◎應用頗廣◎本經云◎　鹽主治胃腸結熱◎喘逆◎令人吐◎西說謂其有改血行氣驅虫◎　及補益去毒吐瀉之功◎與吾國本草之說同◎其主治方甚夥◎今擇其中西簡要處方中◎有曾經實驗◎而奏特效者◎分爲內服外治二類◎錄之於下◎　餘如鹽水射注法◎治霍亂◎糖尿◎失血◎神傷◎眩暈等症◎食鹽吸入法◎治呼吸器類病◎因非常人所能用者◎姑付闕如◎

(甲)(內服方)(一)妊婦及常人◎每日欲通大便一次者◎空腹時◎以開水一碗◎投食鹽少許服之◎　(二)補益◎食鹽能生輕錄酸助胃液消化之功用◎每服二分至一錢◎若服二錢以上◎則爲下劑矣◎(三)改血◎　每服三分至錢五◎用以治瘰癧等症◎(四)暴吐血◎以食鹽五分◎至一錢◎和以開水冷飲之◎(按常人有以童

便服之即止者。因尿中含有鹽質之故也。）（五）硝酸銀中毒。嚥下水蛭時。及誤服他種之毒物。用食鹽三錢。至六七錢。服之。卽能下毒物。溶解毒素。（六）癧疾。以鹽一兩至一兩五錢。分爲數服　趁病發過後服之。用楡皮煎水和服。免致嘔吐。（乙）（外治方）（一）脚瘡臭穢。有毒者。用鹽一分。水十分。和勻洗之良。（二）手足挫傷。及跌打交節痛等。用沸水將鹽浸濡。至濡而不化時。用布蘸敷患處。（三）蛇咬。用刀刮去傷足毒。再用食鹽敷之。（四）咽喉類病。用食鹽一分。水十分。化勻以之嗽口。（五）以十分之一食鹽水。用水節射入直腸內。能殺直腸之線虫。　若鼻涕變臭。　則射入鼻內（六）鹽水沐浴方。溫水一桶。約加食鹽四兩。化勻浸洗。每三日用一次。能治身弱足軟。並治腺病。及子宮病。

右列內服外治二類之方。皆確有效驗。毫無疑義者。但我國出售之食鹽。往往雜有他物。及不潔之物在內。食之頗有礙於衛生。須擇其精品淨潔者。方可用之。

說目之衛生

（需戴眼鏡者其注意）

餘姚康維新

余浙東姚江人也。世居石堰流亭山之麓。一介庸夫。留意光學。於眼科學。尤爲研究。凡有親友前來。未患目疾者。固嘗諄諄焉勸其豫防。見其已患。莫不悉心治療。至患近視遠視者。亦諄囑其戴驗光鏡。以衛其目。此正吾人盡有善相告之義。而不憚煩言也。眼鏡一物。實爲視覺器之一大保障。助目力之不及。避塵埃之飛揚。關於衛生者。殊非淺鮮。故眼鏡之於人。略言之似可離。細言之實不可離。僕僕風塵。奔車行旅者。更不可離。今之戴眼鏡者。往往不得其法。亦利害之參半。欲除其害。必先驗明光線。以配鏡面。又須戴用有節。以免隱損。其關繫於目光之强弱亦大。鄙人一知半解。不敢緘默。爰列眼鏡之應戴時期。及禁戴時期十二則。錄登報端。以供戴眼鏡者之採擇。果能悉心體會。則於眼光前途。不無裨益。此即吾今日把管揮毫之微意耳。

甲　應戴眼鏡時期

（一）逆風出行。宜戴鏡。以防塵埃飛入。（拙著目病預防法一篇。曾有逆風出行。宜戴眼鏡數語。敬告同胞。此篇前登中華衛生公報。頗爲引起閱者注意。）

（二）文學家及醫學家。及有近視遠視等病。實行職業時。宜戴驗光眼鏡。工商家均同。

（三）游戲家及旅行家。除無近視遠視外。應戴平光眼鏡。以免飛入意外沙塵。阻其游興。

（四）冶人。木工。泥司。及窯司石匠。作業時。不論其目有無病疾。縱宜戴淸白平光眼鏡。以防沙木等屑觸目。

（五）患天行赤眼。（一名垢汽眼。一名紅眼睛。一名赤目。英名睟急泗炎。）宜戴籃色眼鏡。以免日光直射。

(六)無時流淚。及瞽目之凹凸者。宜戴黑色眼鏡。以免人見生厭。

(七)與患天行赤眼人對話。須戴眼鏡。以防感觸其氣。且面宜略斜。或首略俯。庶不傳染。

乙　禁戴眼鏡時期

(一)晨起非早膳後。不宜戴鏡。即旅行家。如遇風不揚塵。亦不宜戴。因此時光線勃發。戴則反阻視力機能。

(二)不論何時。食熱茶點及食膳時。除患天行赤眼外。均宜脫鏡。

(三)日將晡時。不論士商。均應脫鏡。否則反減其固有光線。

(四)夜間不論何項燈下。無凹凸目疾。不宜戴鏡。不宜看細字。電燈下尤須戒愼。倘無必要事故。莫妙略停啓視。以補視力。不然。恐近視者光愈近。光不近者變近視。

（五）勞瞻竭視。及戴鏡時久。入休息處。卽宜脫鏡。如自影戲場而出。入烟稠密處而回等是。或閉目凝神數分鐘。以養光線。

小兒急驚外治效方

鎭江巴少樓

方用蜂蜜。搽大人手掌內。稍加滾水和勻。在小兒背心摩擦。由上至下。輕重得宜。漸漸吸出黑毛。卽用鉗拔出。再用蜜擦。毛出再拔。以黑毛不出爲度。驚風不藥自止。此屢試屢驗者也。

慢驚內服方

胡椒 炮姜 肉桂 丁香

又方

熟地 當歸 萸肉 枸杞 棗仁

肉桂 故帋 炙蓍 白朮 黨參

炙甘草

凡熱症經大汗大吐大下後須防亡陽說

黃楣蓀

大凡外感百邪。宜用汗吐下者。不必盡屬熱症也。熱症之經大汗大吐大下者。不必盡皆亡陽也。茲就熱症變寒一方而論之。則亡陽者。屢見不鮮。不可不愼。故當其未汗未吐未下之先。固明明熱也。胡爲乎大汗大吐大下之後。乃竟成寒症。且至寒極亡陽。所以前日則宜用表散也。今忽宜用峻補矣。前日則宜用辛凉也。今忽宜用溫熱矣。一寒一熱。背道而馳。則桂附參芪。非用大劑重量。急以救之不可。醫者不察。往往瞻顧因循。貽誤大事。其看症不明。中心無主者。其罪尚小。其自顧名譽。恐寒熱相反。用藥受人指摘。坐視其死而不救。其罪更大也。吾人醫病。何所容心。起死回生。正在傾刻。所當急起直追。以治危急症候。乃能有濟。余承祖父業。年中遇汗吐下而致亡陽者不少。本吾良心上主張以急救之。未有不危而獲安者。如遇他人。則畏首畏尾。遲則難救矣。可弗愼哉。吾請先言汗。汗也者。皮膚之作用也。內經云。

邪始客于皮膚。入舍于孫絡。留而不去。閉塞而不通。流溢于大絡。而生奇病。可知外感百邪。無不自皮膚入也。仲景麻桂諸方。使病之自皮膚入者。仍自皮膚出。以發汗爲第一要義。汗之爲用大矣哉。然大汗不止。則至亡陽。故始則爲風熱。繼則爲虛寒。寒熱之反覆無常。則用藥不得不變通盡善耳。吾請更言吐。吐也者。口鼻之作用也。嘗考丹溪心法一書。特詳于吐。其用獨聖散。則以瓜蒂和虀汁。其用二神散。則用常山藜蘆。其用三仙散。則加防風虀汁。以及四靈五玄六應諸方。或加赤小豆甘草。或加明礬皂角。或用鬱金滑石川芎三味。加虀汁。無非用以引吐。使外感諸病。從口鼻入者。仍從口鼻出。頃刻間。解散殆盡。因吐之時。氣血逆行。遍身之汗。隨全湧出。吐實兼汗之功用。所以愈病更捷也。唯大吐之後。身體大虛。且甚至虛極亡陽。較前時症候。寒熱相反者。指不勝屈耳。更若下也者。腸胃之作用也。外來之病。已挾熱下行。盤踞于下焦。填塞于大小腸。久而久之。病勢日重。積熱日深。上部之氣。亦爲所遏絕◎而不得下行◎唯用下法以因勢利導◎使邪從外出◎不致內壅◎而生種種病候◎故無論因燥屎而下◎因癥瘕而下◎因腸胃閉塞而下◎皆具回生起死之功◎力量至爲偉大◎有歷歷不爽者◎然人第知下之利◎而不知下之害◎更不知大下足以亡陽之害◎故其始也◎方以下爲喜◎其繼也◎卽以下爲憂◎其始也因下以退熱爲喜◎其繼也因下以退熱◎而不知熱退而陽亡◎而憂方大也◎由是觀之◎汗吐下三者◎施之得宜◎自不致悞◎可不愼之又愼哉◎吾歷觀因汗吐下而亡陽者◎其一在年老氣虛◎外感之來◎其虛熱假熱◎口燥咽乾之情形◎若火燥原◎不可向邇◎以汗吐下三法處之◎已虞其不當◎況大汗大吐大下以後◎雖亡陽之狀◎伏而未發◎而中氣大虛◎眞火將絕◎已成虛脫之症◎若昧昧然處之◎用藥不思變計◎能不速之死哉◎其一在少年弱質◎血氣困憊◎眞陰枯竭◎相火上炎◎一有外感◎人第知爲風爲熱◎從而汗之吐之下之◎果用藥得宜◎則少汗少吐少下◎已足以解除其病◎無如藥劑過重◎使至大汗大吐大下◎一轉移間◎

寒熱互別◎有出于意外者◎久而久之◎其亡陽者十之九◎其不致亡陽者◎十之一耳◎以尋常方法治之可乎◎其一在大病之後◎元氣空虛◎稍一失愼◎外感百邪◎乘虛而入◎無論爲風寒◎爲暑濕◎爲燥火◎皆易感受◎則補正祛邪◎有不容緩者◎猶之新產婦人◎氣血兩虧之候◎丹溪所謂大補氣血爲主◎縱有他病◎以末治之者◎仝一例也◎則汗吐下三法◎已不適于用◎若無知妄作◎令大汗大吐大下焉◎必至陽氣消亡◎致成寒厥◎當此時期◎苟不急起直追◎未有不誤人至死者耳◎嘗考亡陽之病◎此三種人以外◎則唯小兒◎最占多數◎蓋小兒之腸胃脆薄◎氣血短少◎一經汗吐下後◎無不實症變虛者◎一經大汗大吐大下後◎無不熱症變寒◎甚至寒極亡陽者◎且不但此也◎驚風一症◎初起發熱◎用淸熱祛風◎除痰定驚之劑◎治愈者比比矣◎否則一劑二劑◎而熱不退◎三劑四劑◎而熱又不退◎脾風之症◎漸漸而來◎當此時期◎尙不省悟◎反疑前劑過輕◎故未見效◎再加凉散之品者◎比比皆然矣◎卽遇有識見之醫◎改用溫劑◎或因一劑不

見動靜。不敢再服第二劑。遷延復遷延。其害有不可勝言者。不知虛寒大甚。故一劑未能卽效。當再服數劑者有之。病家不察。改用他醫誤矣。世豈有寒熱相反之劑能服之平平者乎。此雖未經大汗大吐大下。亦可以一例觀之也。吾人日與百病相周旋。雖外感之邪。不必盡皆屬熱。大汗大吐大下不必盡皆變寒。茲就汗吐下而亡陽者論之。則知寒熱之反覆無常。用藥之虛實各別。生死關頭。卽在于是。愼毋固執不通焉可耳。

傷寒輕症之表當在肺經不得專責太陽經論

平湖俞志勤

仲景傷寒論方。近世多畏其峻猛而不敢用。論者以古人體氣壯實。近世機心日明。嗜慾日甚。禀受日薄。故不能用此重劑。然考內經素問曰。上古之人。起居有常。不妄作勞。故能形與神俱。盡終其天年。度百歲乃去。今時之人不然也。以酒爲漿。以妄爲常。以慾竭其精。以勞耗其神。起居無節。務快其心。故半百而衰也◎又曰五八腎氣衰◎髮墮齒槁◎夫素問之世◎已人年四十◎陰氣自半◎起居已衰◎與今世之人◎其强弱似亦不甚相遠也◎或謂北方風氣剛强◎南方風氣柔弱◎故北方有眞傷寒◎南方無眞傷寒◎竊謂傷寒而分輕重則可◎若分眞假◎立說殊不能通◎仲景傷寒論◎以三陽經症◎爲病之表◎而以頭痛項强惡風惡寒◎太陽經症◎爲表之表◎後人遂有傷寒傳足不傳手之論◎識者早已非之矣◎而又謂傷寒傷足不傷手◎以寒爲陰邪◎先犯膀胱◎故論傷寒之表症者◎必首稱太陽一經◎維項爲太陽經之所過◎邪在太陽者◎項必爲之强◎但今人之傷于風寒症而兼項强者◎實不概見◎大都頭痛惡風鼻塞欬嗽之症◎考內經云◎皮毛者肺之合也◎時感于寒受病微則爲欬◎夫欬肺病也◎則傷寒之表症◎當在肺經◎凡傷風寒者◎以欬爲輕◎喘爲重◎而傷寒論中欬嗽症◎皆偏重於內飮一門◎如麻黃湯爲治表之表劑◎有喘症而無欬症◎是古人立法著書◎必以法之輕者◎在尋常之人亦所盡悉◎故未必皆立◎而所立之法◎非尋常之症所宜用◎不

獨盡由古今人體氣之殊也。維我南方傷寒症多輕淺。立說似宜因地制宜。當首列肺經。夫內經明言肺惡寒也。形寒則傷肺。乃後人泥於溫邪先犯手經。寒邪先犯足經之一說。致論傷寒之表者。竟不知有肺經症。豈非掛一而漏萬乎。

某甲患頭頂痛目痛鼻痛牙痛喉痛兩肩骨痛此是何症試申論其病源所在及致病之由並擬一醫案藥方

常熟張汝偉

命匱曰。陽病十八。何謂也。師曰。頭痛項腰脊臂脚掣痛。淺註謂三陽之氣。主軀殼之外。此六者。雖兼上下。却以其軀殼之外。故謂之陽病。病在外。有營病衛病。營衛兼病之殊。是一病而有三也。三而六之。故合爲十八病也。今某甲患頭頂痛目痛鼻痛牙痛喉痛兩肩骨痛。既在軀殼之外。而多目鼻牙喉。無腰脊脚痛。是在身半以上。身半以上。天氣主之爲陽。故敢斷爲陽中之衛病。何以言之。誠以衛之後方言氣。營之後方言血。衛爲陽之陽。此頭目鼻牙喉肩諸部位。皆係手足三陽所經之地。內經云。手之三陽。從手走頭。足之三陽。從頭走足是也。又曰。酸痛驚駭。皆屬於火。總以腠理不密。風熱之邪。中於衛分所致。不可以素問卒痛論爲主治。以卒痛之論。皆指心胃肝氣。以及胸背少腹諸部。非言以上之痛。彼則藏腑之邪。病在於營。此則經絡之邪。病在於衛。治之之法。在疎風以開衛分。解肌以利氣機。用桂枝葛根意。徹表達邪。並用推氣通絡之品。止痛善後。再進清熱和營。以窮其竟。則治無遺蘊矣。倘挾有雜症。或病後變者。均不在此例。今擬前後兩方。於后。前方用細桂枝四分。粉葛根五分。酒炒川芎七分。炒荊芥青防風冬桑叶。炒枳壳同片姜黃打。絲瓜絡全炙乳香打。各錢半。白蒺藜三錢。引用煨天麻八分。酒炒桑枝五錢。服後啜熱稀粥以助其汗。繼方去桂枝葛根天麻。加玉桔梗七分。净鈎鈎炒銀花炒丹皮大連翹全瓜蔞。各三錢。必得大便暢下。痛可全消。誠以地道一通。天氣自降耳。鄙見如是。用荅黄公。未知黄公。以爲何如。

傷風傳染症

戊午秋星加坡同濟醫院醫生黄楣蓀報告

星洲于陰歷八月下旬。發生一種病症。名西班牙傷風症。蓋謂由西班牙傳染而來也。其病初起。發熱惡寒。頭疼咳嗽。最占多數。其吐瀉者。腹疼者。鼻出血者。亦常有之。傳說此症。起於南非洲。傳染各處。死者甚多。平常傷風。不至傳染。且不至死亡。茲症蔓延于南洋各島。故英政府特別注意。大約星洲地方。較之各島。略爲輕減。由舊歷八月底。至九月底。約一月久。其勢始殺。鄙人現任星洲同濟醫院醫席。僅就該醫院。爲確實之調查。便可知其大概。蓋該醫院平常來院診看者。大約三百四五人。院內中醫六人分診。至八月底。此症方始發生。日中病症。漲至四百二三人。及九月初旬。又漲至五百人。至中旬。此症最多。有五百七八人。至六百人左右。下旬每日遞減。至月底。止四百五六人而已。此醫院中診病之多寡。以驗本坡得病者之多寡。自爲不爽◎蓋傷風症流行之時◎院中診看病人◎該症已占十之八九◎其餘雜病◎止居一二成◎爲數甚少◎病之初起◎發熱頭疼◎一身抽疼◎更兼咳嗽◎此爲普通之病◎更兼有吐瀉者◎鼻出血者◎痰中帶血者◎熱極發厥者◎發熱日輕夜重者◎則居少數耳◎沉重之際◎則人事昏迷◎痰壅氣急◎調治得法◎亦可救十之八九◎此病當作温症治◎或作疫症治◎不可作傷寒治◎爲肺有伏熱◎外感之邪◎由口鼻翕受◎故以淸肺除痰◎兼解風熱◎爲第一要義◎計本九月一月之內◎鄙人每日診看此症◎多至百人◎少則六七十人◎頗爲應手◎玆將診治方法◎係每日經百十人試驗◎確有功效者二方◎披露于報紙中◎使海內外諸大方家◎斟酌而損益之◎未始非絶大功德也◎

第一方　該病初起發熱惡寒一身抽疼時作咳嗽者用之

黄芩　杏仁　桔梗　薄荷　白芷　牛旁　菊花　桑白　竹葉　元參

連喬　生甘

第二方　頭疼發熱咳嗽出血鼻中流血牙縫出血用之

石膏　竹葉　黃芩　生地　丹皮　木通　杏仁　川貝　菊花　蓮葉

桔梗

用此二方加減出入。十愈八九。計由八月至九月。鄙人用此方法。已治愈二千餘人矣。蓋每日在院中。及出外。診治此症月餘之久。作每日八九十人計算。大類皆全愈。推得此數。並非虛謬耳。其人事昏悯。有加羚羊犀角紫雪丹者。大渴狂燥。有加大黃朴硝以下之者。其平素身體虛寒。有輕減凉藥數味者。在斟酌得宜而已。

又者此症不宜發表。唯初起一二日。以清凉藥劑中。用二三味風藥。亦多治愈。三日以後。則非所宜。已經累試不爽。因此症有汗者。已有十之七八。故發汗之法。有損無益耳。

并附國民日報所登外感流行病數則。以備採閱。

工部局對於預防傳染症之警告

新嘉坡中華總商會於十月十四號。接工部局主席來函。稱請貴商會將來件繙譯華字。佈告坡中華人。因在南非州發出一種時症。受染致命者爲數殊多。令人聽而驚懼。如果該症蔓延本坡。則誠爲可怖之事。目下本坡已有此症。死者且數起。應請貴商會贊助政府。一如前時核症發現時警告之辦法。是所切盼。（防預傷風時症之通告）現在所發現之時症。名曰西班牙傷風之時症。現已流行新嘉坡。而受染致命者業有所聞。茲特警告大衆。務宜設法先事防備。不可使此疾病蔓延。因該疾傳染甚速。每由受病之人咳嗽及唾涎時。染及他人。故在狹隘之處。擁擠之場。如戲院電影戲園公家宴會之所。及市場公廨電車等處。傳染尤易。由此觀之。凡染此病之人。理應立刻隔離。幷應受適當之調治。庶幾得以幸免此危險之結果。凡多人同住之屋。務須日日用消疫藥水洒掃室內之地而各處。（所指消疫藥水卽通常所用之臭水。）或（愛酒）（

譯音）（理疏）（譯音）等避疫藥水是也◎該藥水噴於地面之後◎不可卽刻掃去◦應俟其自乾地上爲佳◎凡屋內有發生此症時◎屋主如照報工部局衛生員◎則當立用消疫之法◎廓清該屋宇◎此症現在南非洲流行極盛◎每日死者以百計◎故亟應先事預防◎不可使之在本坡滋蔓也◎此症較核症之傳染力爲尤速◎是以同樣之預防辦法◎應宜着手進行◎又願我坡中人士◎互相警告◎共獲安寧◎實爲欣幸云云◎

論咳嗽用杏仁之遺害

時逸人

異哉◎醫治咳嗽之例用杏仁也◎近代世醫無論已◎而前代名醫亦然◎徵之于葉天士張隱庵陳修園王孟英輩◎以及明醫薛立齋李士材◎上進至金元四大家◎溯源於千金外台聖濟諸書◎論咳嗽一症◎於杏仁一物◎咸無方不用無法不收◎延及後世◎遂相習成風◎牢不可破◎舉爲成規◎奉爲至典◎咳嗽門中◎杏仁爲不祧之品矣◎雖然◎逸竊有疑焉◎夫杏仁之性也◎本草載其溫◎杏仁之味也◎本

草載其甘苦。杏仁之質也。本草載其冷利。及觀其主治上氣雷鳴喉痺產乳奔豚等症。無非爲氣上之疴。陳修園謂降氣二字。足以盡其功用。誠深知夫杏仁者也。知杏仁之功用。專在降氣。則知其與咳嗽無涉焉。且夫咳嗽之爲病也。六淫襲於軀殼。內氣不能外達。故上逆而咳嗽作矣。七情蓄於臟腑。氣機不能通暢。故亦上逆而咳嗽作矣。不能外達者。表而散之。不能通暢者。宣而調之。理之常事之宜也。乃不散不調。而惟用杏仁。以降其氣。譬如投炭於瓶。則烟騰燄熾。斯時也。不尋其出路。但嚴窒其瓶口。則燄雖除。而烟愈鬱。豈祇無益而已哉。用杏仁於咳嗽初起者。當作如是觀。（附記）（世醫治咳嗽初起。概用杏仁。均未見害何也。然皆雜於荆防蔴桂之內。而咳嗽尚覺纏綿難已。職是故也。設單用獨用。則其害何如。請諸君理想。）原夫人身之氣也。生於太陽寒水之中。由吸入之天陽。導引君火下行。以交於水。然後水中之氣上達。此理猶以火煎水取氣也。氣既出於水中。故氣分含有水津。著於漆石◎則成露珠◎行於臟腑◎則爲津液◎此津液乃生血化精之本也◎今因咳嗽之故◎逆嗆上衝◎俾吸入之氣◎不能盡達丹田◎亂衝於肺葉之內◎而呼出之氣◎亦不能敷布臟腑◎惟有上衝於肺逆嗆而出耳◎然氣雖出◎而氣中含有水津◎則停於肺衣之內◎前者進◎後者繼◎勢必充滿肺葉◎再加吸入之氣◎亂衝入肺◎互相膠結◎而痰成矣◎痰成而咳嗽愈甚矣◎斯時也◎若不急調其氣◎急培其根◎急滌其痰◎而惟以杏仁是用◎則氣因降而愈虛◎痰乘虛而愈甚◎且杏仁含有乳質◎最能滋潤肺絡◎極易生痰◎服之◎反足爲病樹幟◎則咳嗽永無寧宇矣◎病咳嗽者◎亦何辜而遇杏仁哉◎（附記）（世醫治咳嗽方◎甚皆重用杏仁◎未嘗見害◎不知雜於香砂橘半之內◎功力稍分◎倘不然者◎則流害◎更不知伊於胡底矣◎）其始也◎因咳而嗽◎其繼也◎因嗽而咳及其終也◎元氣震動◎津液枯竭◎內臟乾槁◎斯時也◎若不培其根◎滋其液◎調其陽◎養其陰◎而惟用杏仁◎以降其氣◎則內臟傷而百骸壞矣◎無怪世人死於咳嗽者累累也◎然非死於咳嗽◎

實杏仁害之耳。及觀近世有傷風不醒變成癆之句。果非杏仁遺害。則傷風輕症。何其至於此極乎。古諺有不服藥爲中醫之戒。誠以業醫者之庸妄也。試觀杏仁之治咳嗽。天下共宗之。而其害若此。淺顯之處。尙誤謬如斯。况精微深奧者乎。逸不揣鄙陋。持爲提議。以質之海內同志焉。

按傷寒金匱諸方。如小靑龍小柴胡眞武四逆散。及射干麻黃澤漆麥門冬湯等類。皆爲咳嗽立法。均未用杏仁。足徵杏仁之不宜於咳嗽也。明矣。且仲景諸方加減。俱云咳者。加乾姜五味。如小柴胡眞武四逆散是也。喘者。必用用杏仁。如麻黃湯症。及麻杏石甘湯症。而小靑龍方內。加減法云。喘者。去麻黃。加杏仁。是杏仁爲喘病主藥。爲咳嗽忌藥。可斷然無疑矣。奈後世庸醫。是非顚倒。其治咳嗽。槪用杏仁。以致病者。前者死。後者繼。可勝慨哉。今特郵寄貴社。登諸報端。以作大聲疾呼。而忠告我海內諸同志。以期同聲相應。共挽狂瀾也。

報價表

新報	全年	半年	一月	代派或一人獨定十份者八折五十份七折郵票抵洋九扣算空函恕復
册數	十二册	六册	一册	
定價	一元	五角半	一角	
舊報	一至十三期	十四至十七期	十八至四十四期	四十五至九十二期
定價	五角	三角	八角	四元八
郵費	中國	日本台灣	南洋各埠	
	加一成	加二成	加三成	

廣告價表

等第	地位	一期	六期	十二期
特等	底面全頁	八元	四十四元	八十元
上等	社論前全頁	六元	三十三元	六十元
普通	各襯紙全頁	四元	二十二元	四十元

注意　所稱全頁即中國式之一單面外國式之一配奇如登半頁照表減半算

第九卷第三號
原九十五期己未三月出版

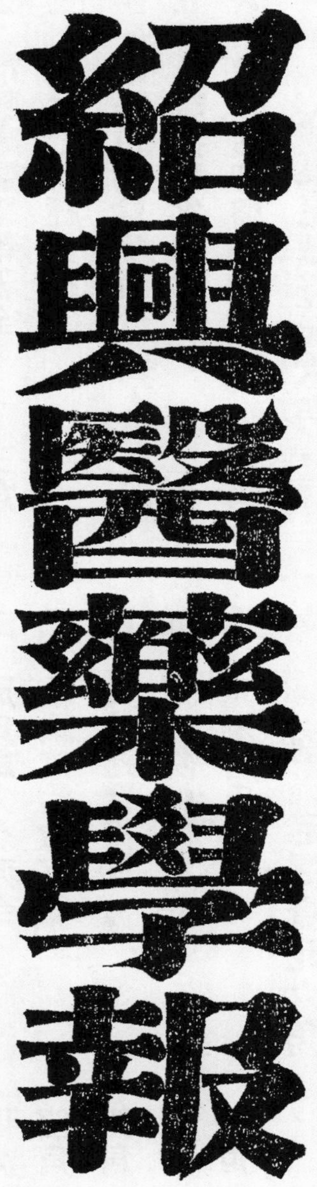

神州醫藥學會紹興分會發行
中華民國郵政特准掛號認為新聞紙類

紹興醫藥學報第九卷第三號目次（原九十五期）

社論

問答

雜著

紀事

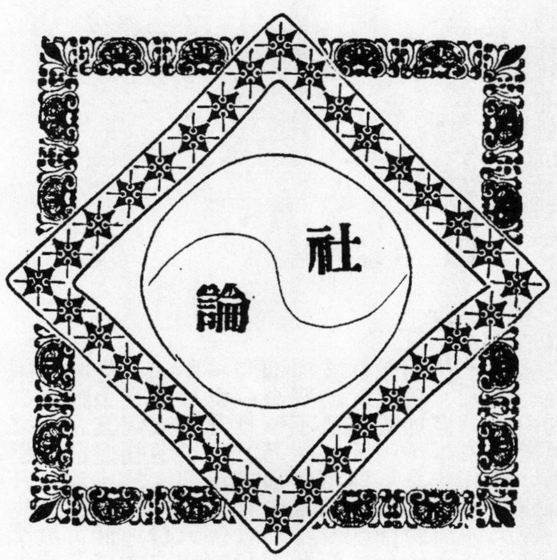
社
論

烟癮甫斷又成藥癮

在天津有吸烟成癖身體瘦弱者服用韋廉士大醫生紅色補丸得獲強壯戒絕烟癮

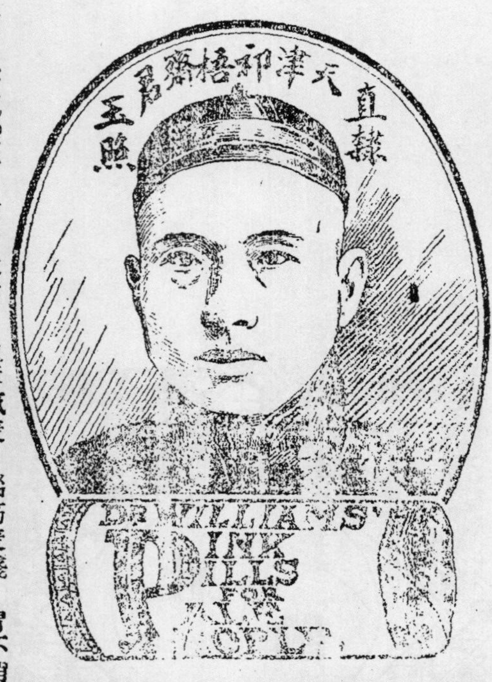

戒烟之藥汗牛充棟其中不外毒質抵癮而已詎料蓋烟癮未除藥癮續成矣其爲害尤甚於吸烟深可痛惜必其誤在欲除其害反而加害也最要之法欲除烟癮必先去其血中所涵之毒欲除血中烟毒必先補身使血液强健腦筋有力方克有濟韋廉士大醫生紅色補丸適合戒烟八補身之用賴是丸而得脫離烟癮者已不勝枚舉矣即如天津高家村祁梧齋先生亦千萬中之一也其來示云余於數年前向友戲吸鴉片烟漸漸成癮一日離之如魚失水之勢即欲除之却無良藥自禁烟令下乃購中國戒烟藥丸食之一食數年雖覺抵癮但藥不能離且身體瘦弱莫能療治甚爲鬱悶一日余友談及情形余友勸服韋廉士大醫生紅色補丸余從其言隨天津五洲大藥房購買一瓶試服之下立見功效連服四五瓶則如重負脫身鴉片之癮豁然遁失而飲食加增身胖體健矣非韋廉士大醫生紅色補丸之功曷克臻此余述之以爲諸君之患鴉片癮者嚐韋廉士大醫生紅色補丸有速生新血使血潔淨有力之功效故能治愈千萬之患以下所列各症即如　瘋濕骨痛　臀尻酸楚　腰背疼痛　血薄氣衰　腦筋衰殘　胃不消化　山嵐瘴瘧等症是也對於婦女各症尤爲神效凡經售西藥者均有出售或直向上海四川路九十六號韋廉士醫生藥局函購每一瓶英洋一元五角每六瓶英洋八元郵力在內

奉送小書　兹有精美衛生小書名曰世上所最要緊之人如欲索取須寄一明信片至以上所列地址原班郵送一本可也

余之醫學改良意見書

倪炳榮

今之時代。一學術競爭之時代也。士焉科學昌明。農焉樹藝暢旺。工焉製作精巧。商焉貿易發達。無一不賴學術爲戰爭之具。向之人則立會興學以研究。而日有進步。我則人自爲學。家自爲政。而故步自封。今我國朝野識時俊傑。罔不急起直追。亦各立會興學改良一切。兾能與世界各國相見於劇戰之場。蓋不如是。非轉不足與他人爭衡。將來保無立足餘地。此可與深謀遠慮者道。難爲庸見俗眼者言也。卽醫學一端。非亦在亟待改良之列者乎。但一言改良。動必取消五行生尅等浮誇學說。騦致醫家失所憑依。勢必引起反對者之蜂起。猶之清季改良士進。大起愚妄者之反動。致搗毀學校。不計其數。是又不得輕言改良可知要之天下事不論何種。欲有改革。必有破壞。欲有改良。必有犧牲。犧牲愈多。則改良愈完。設不願有所犧牲。卽不能有所改良。我同道中有肯犧牲已見者乎。吾請再言改良之程序及方法。曷言乎改良之程序。卽先明根本學之大意。後及於治療是也。根本不明。是卽病理之不達。所謂根本學者。不外解剖生理衛生理化等。所謂治療者。乃包括藥學與內外各科之處置。曷言乎改良之方法。卽多立醫會。時爲講演。多出醫報。時爲指導是也。會之所講。與報之所載。必先由解剖生理衛生理化等循序漸進。有究詰者。亦必詳爲答覆。但會中主講與報社主筆。尤必擇其科學有中學程度。醫學能貫通中西者。始克勝任。否則一知半解。議論多偏。仍不免一盲引衆盲之誚。欲其服通人之心也難矣。蓋醫雖有中西之分。而理則無中西之別。何者爲中西之劣。何者爲中西之優。何者爲中西之所同。何者爲中西之所異。兩兩比較。兩兩證明。絕不先存一中西之見。惟服從其理由之圓滿者。充足者。與光明正大者。如是則中西學說方有融會之一日。新舊兩派。庶有調和之希望。雖然。我國醫之改良者亦夥矣。有改弦易轍。盡棄我之所固有者。有改良其名。毫無實際者。皆失改良醫學之本旨。間考我醫說之陳腐者。與似是而非者。十中可廢四五。其解剖生理衛生理化等說。亦多散見於明書。其藥物及內外婦幼等科。亦多有專家著述。如能搜羅而類別之。斟酌而損益之。是不啻卽我國之生理解剖衛生理化學也。即我國之藥物內外婦幼科也。雖現今學術大同。本無國界之可言。但以我之特別情形。自不能少此過渡辦法。若必因陋就簡入手不由根本。提倡不立機關。將見甲說而乙非之。乙說而甲非之。或非其所是。是其所非。或各是其是。各非其非。學友所爭者。惟意氣而眞是非遂日泯矣。故非具有廣博之學問者。不足以領袖而息羣難。正紛爭收改良之實効。蓋天地間之事事物物。莫不各有當然之理。能盡吾一人心力研究而明瞭者。仍不過九牛之一毛也。各科學亦不過稱今人之聰明而止。此後進步尤無止境。是知學問一事。可謂無底。而吾醫人尤貴虛心下氣。容納新穎學說。以便隨時改進。始合濟世利人之義。若各執成見。牢不可破。是謂不能服從公理。欲其改良。猶南轅北轍。尙有何効果之足言哉。

醫學宗主辨

時逸人

樹之發生也以根。水之流遠也以源。灌其根而枝葉乃茂。浚其源則流澤孔長。自然之理。社會所公認也。乃於醫學一項。告之曰宜定宗主。用藥之道。以本經爲宗主。病

醫學宗主辨

源之理。運氣之道。以內經爲宗主。治病之法。立方之義。以傷寒雜病論爲宗主。再加以知趨向明變通。自能合乎時宜。允爲保存國粹之要素。此言一倡。莫不羣趨反對。竭力訾詆者矣。卽有一二袖手旁觀之士。亦皆嗤以鼻笑以口。曰處今日中西醫界激戰之際。而拘守古訓。猶閉門待死已爾。逸特爲之辨曰。凡百事業。靡不有宗。故魯班不能廢規矩。師曠不能廢六律者。以宗主所在也。夫而後從本及末。由流及源。得以變化隨心。而萬舉萬當。他科如此。醫科亦何獨不然。試觀唐宋元明清諸家之遺籍雖多。但遵經二字。已足盡其底蘊。是定宗主之道。由來已久。但個人之精神有限。事理研究無窮。故有信經太過。而失之穿鑿者。有食古不化。而一得自封者。有管窺蠡測者。有杜撰無稽者。大抵見知見仁之識。春秋時亦已然矣。(觀易卦繫辭自知)迨及後世。積俗成風。各偏其所偏。莫知所抵止。求學識之完全。而無缺憾者。恐希世難覯焉。試問歷代諸家之書。孰能繼已往之精神。而教導夫後學。俾後人得所矜式。而不流入於支派者耶。不過轉相描摹。以開捷便之門。其中糟粕精神。雜然並列。果

社論

足龜鑑者哉。舉此以繩其概。舍本經內經傷寒雜病論諸書而外。誰足供宗主之資。難之者曰。得本經內經傷寒雜病論諸書拘執之。墨守之。便足以畢醫家之能事者乎。曰否。定宗主者。是指人以方向。勿偏於後世淺見之一家。非教人拘執而墨守也。卽教人拘執而墨守。乃教人守此爲宗主。非教人守此之外。而不復他求者也。歷代諸家之書。可資研究者。固汗牛充棟在也。倘不以本經內經傷寒雜病論諸書爲宗主。而以唐宋元明清諸家之書爲宗主。則支離煩雜。涉海問津。孰不非其妄哉。若謂晚近發生之病。如鼠疫等類。皆本經之所無。用藥將何所折衷。然近世新出之病。本經所無者甚多。莫不以比例化裁而得精確切當之效果。若痘疹若疫瘴若瘟痧等等皆是。（若鼠疫東人謂由鼠虱中百斯篤悍菌之傳染。搏入人身血分而成。治法宜用血清以補助其天然抵抗之能力。而吾國理想論治。以爲濕熱穢濁之邪。傷人血分。用逐穢導濁解毒消熱活血開竅利二便通經絡諸法而已。夫若此之類。何項非本經中所有之道。倘不能神明變化。以一反三。而拘文牽義。聞一知一。沾沾於執鼠疫之名。而求鼠疫之藥。吾不知何藥爲鼠疫之藥也）何鼠疫獨不能仿此隅反乎。無是理也。更有說焉。吾國用藥乏化驗之能。無提精之法。惟取根升梢降葉散梗通之特性而已。歷來本草雖多。但於特性主治效能三項。概不分別。獨本經每藥主治條下。細味其旨。皆能不失其特性之道。由此擴而充之。用藥之大端得矣。逸嘗欲折衷百氏。將諸藥之特性。抄錄成章。以供同志之商榷。因見徐相宸君。有中國藥物學類性出版之預告。故未嘗執筆。未免重複故也。若以本經中延年益壽諸語。爲訾議之介眉。然此乃指對病久服而言。故能得此效力。但不外服食家之語。若今世則斷無如此癡人。而以藥料爲食餌。姑妄置之可也。夫以連抱之材。因尺寸之朽而棄。君子惜焉。若謂內經一書。舛誤甚多。似難遵守。然千萬年脫略之文。千蹊萬徑。不知比例。適以自亂。不足以自明。深奥精微之處。儔能以神明測之哉。劉河間得病機之理。而邀治火之名。李東垣明內傷之旨。而得脾胃之要。降及近代。如張隱菴黃坤載之流。拘囿於五運六氣之中。皆得內經之一言片句。悟其餘緒。以自鳴一家。莫不以遵經爲宗旨。然能博其精神。删其糟粕者。有幾人哉。夫得其片言居要之體。若病機之理。若四時之病若六淫之應若九氣之異。詳內傷外感之大要。已精微畢貫矣。得其意。彰其理。足垂萬世而不朽。豈暇拘執一編云。且內經中陰陽虛實寒熱邪正表裡標本並列者。是啓人研究之機。非教人捷便之徑。中醫所以能駕夫西醫之上者。精義在斯。今則棄置而不講。惟以五行生尅之空談。津津樂道。背實際。乖大體。豈能逃天演淘汰者耶。味者尤汲汲以滙通東西爲急務。試問東西醫學。如離隔消毒滅菌割剖等技。果足與軒岐之道並列乎。若謂傷寒雜病論中有衍文闕疑頗多。然是書乃啓人之悟機。教人以活法。固難與拘文牽義者道也。明知皆出於漢人之筆。但其中精微玄妙。滿紙琳瑯。得其一二。以化裁之。萬應萬當矣。此區區管窺。以質諸高見。未卜可表同情否。嗟嗟。

新舊之感言

周逢儒

近社會中。有一種聲浪。頻傳於吾人耳鼓者。曰中醫西醫。曰新學舊學。而西醫新學

新舊之感言　　三三

之聲浪尤鉅。夫醫士皆以療治疾病爲天職。無所謂中西也。因其地居不同。即目之爲中西云。自西醫入中國。中醫卽勢力日微。豈眞中醫不敵西醫哉。緣中人多半厭故喜新。無識之士。以西藥水便捷也。器具之新奇也。曰中國舊醫學之宜取締也必矣。不若學西醫合於時宜也。周逢儒曰。惡。是何言。是何言。余心目中有一中國之舊醫學在。蓋舊者新之對也。舊爲新之先進。今之舊者。非古之新乎。今所謂新者。後世之舊也。故日新不已。方可爲新。吾國舊學。皆墨守不能日新。故貽新舊之誚。循至清葉。國醫不振。西醫乃乘機入。而舊學衰矣。雖有一二學術精深之士。新舊滙通。而知音者誰。無恆產者。今日學醫。明日學劍。新僅得其皮毛。舊亦未達門徑。此醫界之蟊賊。毋庸詰責矣。余嘗曠觀歷代醫書。知醫士能著書。壽世皆有一己經歷之語。確有發明病理之處。雖微襲前人之言。不足爲病也。人必學患淺嘗。忽中忽西。何以故。曰厭故喜新是也。吾國人有此弊。殆滿集於腦際。此各學所以不振之原因。亦醫學所以不振之大原因也。且人必自侮而後人侮之。厭故喜新。中醫人各自劃。啓人輕視。

不能專責之人也。今之醫士。泥舊有之古方。不思訪求歷試必效之法。浸至方法糾誤。用不應手。又爲改弦易轍之計。不知中國醫學如純金然。火愈煅鍊而愈精。不能因取締而即停頓也。人之厭故喜新。亦見中醫之法陳舊。而不參用新理耳。由前之說。因病家之厭故喜新。而中醫遂弱。合後之說。則皆中醫自貽之戚。爲社友計。理必宗夫古法。參合乎新研究。會通。不必盡拘一說也。

對於中國藥業根本救濟之要着

查貢夫

籌中國藥業根本之救濟。先論藥業根本之危殆。一由於藥品價值之貴昂。人間服藥。視爲畏途。一由於藥物眞僞之混淆。每有疾病。守不藥爲中醫之說。一由於丸散膏丹之修合。實事求是者少。賣柑惑瞽者多。一由於默守舊章。不知化驗。一由於第崇朴實。不尚裝潢。一由於中國信用有虧。公司難立。一由於牟利者急。未能從長計劃。一由於醫藥分途。未能聯合一氣。一由於各種靈驗之藥品。秘密不宣。未能爲專利地步。一由於政府不相顧問。提倡無意。鼓勵無方。一由於人間厭故喜新。自輕國粹。以上各節。雖舉十餘端之多未必言而中的。然根本救濟之要着諒亦不外是矣。芻蕘敬獻。藉非無遺。是所厚望。

中藥與西藥之比較

前人

中藥是王道。西藥是霸道。王道無近功。霸道有小效。然王道之藥。每視爲迂拘。霸道之藥。每指爲奇異。殊不知西洋奇異藥品。取之於中藥者不少。經西人之手。一變其眞相。反使中國固有之藥品目爲窳敗。而無足取。無他。中國人自棄之而自侮之也。彼西藥中燕脂補丸洋瀉葉卡斯克蓖麻油等。瀉藥中靈驗者無比。試問大黃蘆薈巴豆蓖麻等非中藥乎。然亦有服大黃者未必有效。蘆薈畏其苦寒。巴豆蓖麻嫌其性烈。而不敢嘗。實則非西藥優而中藥獨絀也。推其故大黃原有數種。吾鄉有某姓者。其媳月餘不大便。如狂如癡。每劑用大黃八錢。服十餘劑無效。嗣用杭省慶餘堂大黃。祇服三錢。卽解。可知大黃有高下之分。舉一可概見其餘。再將西藥申其說。如金雞納嗎啡山道年蔻加印等。年來進口。不下千萬金。金雞納尚在可用之列。其餘均屬害人而中政府不爲之顧問。任其暢銷。如上洋雷雲長六神丸。功效頗著。出口之貨甚鉅而外人前在禁止之列。中邦曾有破壞之心。是中西藥之比較不在藥之損益分。又在勢之强弱判。噫可慨也夫。

與周逢儒先生商榷學說

時逸人

逢儒先生有道頃誦誨言快同親炙執事學說宏通。令人拜倒。爲提倡醫學保存國粹之盛意。洵足當中流之砥柱者也。尊令撫然有問逸不禁自續之曰。命之矣。何也。前輩閱歷之言。後學所不敢執拗也。但逸臆說滿腔。情難自已。故不得不披肝瀝膽。祈執事一垂鑑焉。今日之醫界。學術分爲兩途。爲學者經綸飽腹著作滿家迹其自誇之語。幾足奪大家之名而代之。若行術者。但彙集泛常通治之藥數十味雜湊成方。姑以應病家之請。便藉爲衣食之資歷代著作家學識。雖多其如彼之不學何。一如敝處有名醫陸樵村者。習醫時祇誦過溫病條辨一部。便出而問世。觀歷來所用之藥。不能出溫病與濕溫兩大法門以外。治愈者固多。萌害者亦不少。但黔驢之技

與周逵儒先生商榷學說　

止此。而竟能獲厚利負盛名。心滿意足。謂醫家之道。不過如此。嗚呼。豈止於此耶。可憾孰甚。)執事駁逸言宜定宗主之誤。謬謂拘守本經內經傷寒雜病論諸書。則百病可治。將鄙棄國醫百家乎。逸敢謂近世醫界中行術者。鄙棄之書衆矣。匪特本經內經傷寒雜病論諸書。終身無齒及之日。卽歷代先哲之著作。近刊國醫之百家。何嘗一廣其目。以鄙動其眼簾者乎。(敝處乃鹽課重地通商要埠境內居民逾二百萬以上。其中業醫之士。不下數千人。於數千人中。求一能勤求古訓。博訪新評。不以利慾薰其心。惟彰至理以闡道者。逸目所未覯焉。儀邑如此。他處可知。)於十百千萬之中。求能如執事之博通今古。融匯中西。矻矻孜孜。以研究學識者。不可多得者矣。譬夫空谷之幽蘭。誰聞風而欣賞。故本經內經傷寒雜病論諸書之不見知於世。毋咎其言詞之深奧。實緣人自不學耳。人自不學。故雖國醫百家之汗牛充棟。終埋沒於塵埃敗紙之中。爲學者與行術者之叛然兩途。非逸之臆說明矣。今卽以爲學者之意而論。執事亦謂貴乎心悟。夫由心悟之機。直可升堂入奧。勘本經內經傷寒

社論

雜病論諸書之一言半句。以比例化裁。實足泛應萬當。若必執書合病以求治。恐匪特本經內經傷寒雜病論諸書中。無此條例。卽後世國醫百家之書。亦無此成規也。但國醫百家。已汗牛充棟。大抵除千金病源外臺聖濟、及本草綱目、景岳全書、醫宗金鑑等。會大觀具全豹而外。其他則抱殘守闕者。尤難逸之指數也。卽使具全豹諸書。病症畢備。方藥皆全。而施之近日。已有今昔不同之慨。若殘闕一隅之書。更難一一化裁者矣。夫守唐宋元明諸家之書也。必以心悟。而守本經內經傷寒雜病論諸書也。亦必以心悟。雖所守不同。而心悟二字。當公認也。但與其心悟夫後人之模範。甘受支流異派之譏。孰若心悟夫先聖之遺型。可得正宗承統之益。且古諺有之曰。取法乎上。僅得乎中。取法乎中。僅得乎下。若取法乎下。逸不知其所得幾何矣。蓋諸家之書。可備參考。而不可奉爲典型。可資比例。而不可依爲規則。此逸千慮之見。究未識執事以爲何如也。至於執事謂逸言歷代醫書各有所偏。爲過當。引列明代孫一奎醫旨緒餘之論。且謂先哲著成一書。皆有精神獨到之處。身歷經驗。語有折衷。

與周逵儒先生商榷學說

非經學家考据。可以向壁虛造云云。逸按精神獨到之處。正是至偏之處。個人之精神。斷不能泛應萬當。經學家考据向壁虛造者。偏處之入手也。身歷經驗語有折衷。處偏之至而能化也。吾輩步其後塵。當統會諸偏而抵於不偏。倘不知其所偏則奉偏者爲不偏者矣。其害可勝言哉。故逸有歷代醫書。各有所偏之論。而稱大胆之言也。唯執事諒之。至於釋開新醫士思想。採擇東西醫學之所長。即逸言宜明變通也。若逸言之不可參行西術。此術乃指程式器械而言。執事即以此端誚我自相矛盾。豈執事於學術二字。未暇細審耶。又逸言不可開新醫士思想者。以新爲盡棄其舊之謂。顧名思義。可以知矣。吾國醫學。經歷代名賢討論。已如星盤麗天。博大而不可勝數。若再開新醫士思想。則何所底止耶。要之執事之所謂開新醫士思想者。即逸言宜合時勢是也。直接前哲之精神。以闡揚至理。毋拘糟粕。毋落窠臼。毋醉心歐化之見。毋關自守之愚。執事保存國粹前途之宗旨在斯。逸管見之私意亦在斯。祗以命名各異。而致起爭端。豈能免旁觀之笑乎。夫逸之前辯中。即以執事原文之義略加數言而已。因見本報中乏人爭辯者。已歷多時。爰不揣鄙陋。而妄逞臆說若是。乃竟荷執事不棄。錫以敎言。以開導後學。而逸又愚好自用。妄參末議。尙冀垂鑒私衷。而錫以大札。焉不勝引領盼望之至。專肅敬請

著安　　逸人頓首

記者按。縱觀古今。橫覽中外。凡百學藝。必先辨難。始見眞理。然後方臻完善。惟醫學爲尤甚。東西學者。至今日而猶以一般現行之醫學爲不足恃。謂人體非器械。斷非憑可見之形質。而能盡人身生活疾病之理。故對於未病之衛生。一反從前消極之主張。蓋從前衛生大法。不外飮食須擇滋養之品。衣服宜愼寒熱之變。近來講積極之衛生。皆謂粗食。卽所以健胃力。忍寒。卽可以壯體魄。至對於已病之診治。亦多知從精神上着想。盛倡天然療法也。先後學說。互相駁詰。此卽學無止境。理當窮究之鐵證。吾國醫家。視新學之幼穉。未肯屈爲研求。慨舊學之陳腐。亦無稍加振刷。謂爲醫學絕傳時代。非過言也。是以本報編輯各地社友之投稿。不

與周逄儒先生商榷學說

論其主張如何。但求不越研究學問之範圍。無不按到社之先後。次第揭載。俾得各抒意見。初無加其刪削。亦未敢有所評按。蓋見智見仁。一任閱者之自擇。方免膠柱鼓瑟之弊。故凡甲之論議。而能得乙之辨難。乙之辨難。復得甲之責詰。則正學問交換之道。亦卽爲閱者研窮深討之表見。醫學前途。大可慶幸。雖然學問範圍。而一雜以個人意氣。不從正題作鋒針的對之戰陣。徒作抨擊之言以傷感情。此則記者期期以謂不可也。蓋本有益之舉。一雜意氣。適招損害。譬之求福得禍。微特爲編輯者所不樂與入選而揭載。且亦各社友自達發抒意見提倡醫學之初心也。周君逢儒爲無錫小農先生之哲嗣。學有淵源。熱心提倡。投稿之文多抱促進醫學主義。時君逸人亦博通典籍者。縱筆談醫。頗有見解。二君因對於醫學之根柢。互有主張。此次發相對之辨難。應同志之嚶求。可以增本報之色彩。可以奮閱者之興趣。如長守不涉意氣之界限。而往來討論。其於醫學上之獲益。豈有涯哉。豈有涯哉。

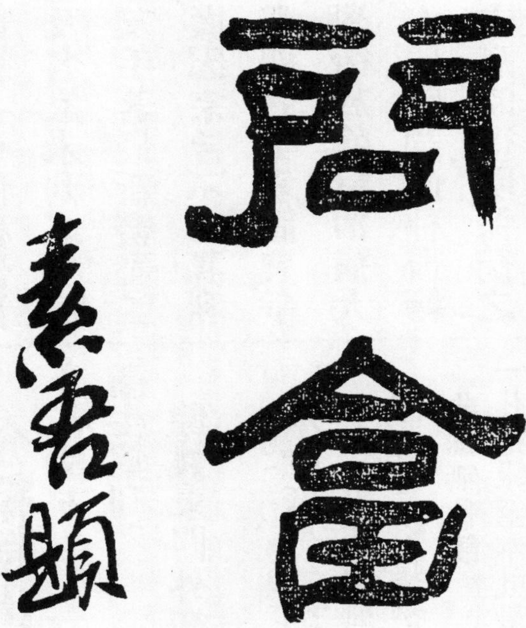

本社出版醫藥書籍七十餘種皆世所罕見之孤本及名家未刊之精稿又代售各處社友手著最新醫書二十餘種定價皆廉因宗旨不爲謀利專爲流通也凡醫藥爲業者固宜爭先購閱以輸進學術於臨證治病大得裨益卽普通人民購閱此種書籍稍備醫藥常識未病時得明保衛之法已病時勿爲醫藥所誤費小功宏較之購他種書籍其損益不待贅述印有書目奉送不取分文函索卽寄

介紹新出版書籍

廣益良方

衛生彙刊

餘姚東門外衛生公會總發行

本社亦有寄售

本社廣告二則

一凡與本社有銀錢物件及書籍往來須直接寄（紹與城內紹興醫藥學報社）收庶無他誤

一凡寄銀至本社最妥用郵政局匯票否則以郵票代銀須守下列三項

（一）郵票須購半分頭或三分頭

（二）封入時必用油紙夾襯

（三）一百另五分郵票抵銀一元

答一百　　儀徵盧育和

育綜觀陳君令堂之恙。蓋始因積勞致虧。服補中益氣故效。繼因夫亡媳殤。疊遭大變。而其女又抱病經年。境遇若此。情何以堪。雖免當時。不悲哀太過。思慮滋深。鬱損肝脾。遂變生胃脘作痛嘈雜懊憹等症。服行氣克積藥。則更加劇。是虛象顯然。不任剝削矣。客冬忽吃饅及稠飯。食管中屢作梗噎。見氣或虧症舉發。則噎尤增劇。此皆緣正氣日虧。胃陰漸涸。衝脈之氣上逆。有以致之。甚則胸膈脹滿疼痛嘈雜者。是胃之上脘已傷。虛極反見實象。閱所服之方。或進以二陳。側重行氣除痰。或用參耆山蓮。偏於守補呆鈍。或投補中益氣暨舒肝健脾。而無益胃養陰之品。諸法平常。泛而鮮當。顧此失彼。不能面面周到。宜乎噎症或有稍瘥。懊憹嘈雜之苦必作。或胸膈雖快。而噎症依然。無益反損。再觀補敘條內。謂稠飯不能咽下。一有不慎。卽將胃口滯塞。約皆積聚心口。卽口液亦不能通過。據是。何莫非胃陰告餒。無以濡潤上供。遂令賁門咽頭。皆變窄狹。失其開展之功。而食管養生路。亦形乾澀。已乏流通之力。所以飯不得下也。況又中氣大虛。已非一日。縱穀食强納。而胃氣不能敷布。脾氣亦欠健運。欲使心口不積聚滯塞。烏可得乎。鄙人今對於此症。細繹方書。考求治法。擬用製半夏三錢。川雅連八分。生黄芩二錢。乾薑一錢五分。潞黨參二錢。南沙參三錢。水炙甘草一錢五分。大麥冬三錢。生地三錢。白歸身三錢。春柴胡一錢五分。廣陳皮二錢。生枇杷葉二錢。（刷凈毛布包）引用黑棗二枚。生薑三片。甘瀾水煎成。加入白蜜一羹匙和服。此卽大半夏湯。合半夏瀉心湯加味也。取芩連之苦。二薑之辛。以開通其上。黨草黑棗之甘。以培補其中。且辛得甘以化陽。苦合甘而化陰。陰陽調和。雨澤自降。又加以歸地白蜜。專滋胃脘之陰。半夏麥冬。直降衝脈之逆。佐以柴胡陳皮。調肝脾而猶理其氣機。沙參杷葉。肅肺臟。卽所以行其治節。水用甘瀾。取乎有益脾胃也。可請臨時審定。變通加减。酌進數劑。以覘後驗。雖然。說理如是。奈令堂年逾五旬。而

問

素質又弱◎現加梗噎之患◎欲求收效◎竊恐綦難◎所幸二便如常◎ 大解未成羊屎◎此腸胃中津液◎尚未十分枯竭◎ 猶可勉盡人事◎竭力圖維◎然必須婉諫萱堂◎息勞戒怒◎怡悅情懷◎兼進藥餌◎庶克有濟◎一切破氣消積◎耗陰礙液◎ 及膩膈之屬◎俱不宜投◎管見如斯◎未識是否◎還以質諸有道◎

答

答一百　　鎭江章壽芝

補中益氣◎乃東垣治虛勞內傷之方◎太夫人十五年前◎患最險之虛損症◎此時清陽內陷◎營陰未傷◎宜乎補中益氣爲對症之品◎但可暫而不可久◎緣柴胡少陽經藥◎升麻陽明經藥◎升發太過◎陽結於上◎陰衰於下◎加以骨肉之喪◎愛女之病◎情志不展◎抑鬱傷肝◎肝失條達◎下刑二土◎夫脾爲陰土◎得陽始運◎ 胃爲陽土◎得陰方安◎脾既不能行運輸之職◎胃汁亦乏溶水穀之權◎正所謂津枯血竭◎而成噎梗之病也◎朱丹溪云◎氣有餘◎便是火◎火有餘◎便是痰◎ 二陳行氣化痰◎自然噎症稍瘥◎但香燥助火◎理應懊憹嘈雜◎ 至於病之部位◎却在心

口二寸之譜。正足太陰陽明二經地位。稠飯不能下咽。或一不慎。卽將胃口滯塞。氣火痰相結。氣既不通。痰火亦不能發泄。是以口液亦不能通過。或一伸欠或運動。卽恍然心下一鬆。乃通過矣。足見氣火痰三字已眞。若服剋削劑。則心下懊憹嘈雜。其理正與上文。香燥助火相同。噎乃膈之漸。五旬外人。精力已衰。誠難易治。若再以甘溫爲唯一獲效之品。刻舟求劍。眞弄假成眞矣。潔古老人曰。中焦之吐主於積。積者氣火痰也。此時雖未見吐。然亦意中事耳。經云。形不足者。溫之以氣。精不足者。補之以味。當此精血枯亡之際。宜以厚味塡補。助其生化。并服鎭肝之逆以扶脾土養胃之陰以清氣火之方。再加以天倫之樂。怡情靜養。庶乎有濟。鄙意如此。仍請　陳君酌奪。方列於後。

代赭石（先煎）　三錢　雲茯神（人乳拌蒸）　三錢　酸棗仁　三錢

旋覆花（絹包）　錢半　野於朮（米泔水浸炒）二錢　川貝母　三錢

瓦楞子（先煎）　五錢　淡竹茹（姜汁炒）　二錢　橘　絡　二錢

川鬱金 錢半 生冬瓜仁 四錢 川石斛 四錢

金橘葉 七片 甘蔗汁（冲服） 三錢

答一百 鎭江劉吉人稿

問答

陳君祖蔭令堂之疾。是胃陰不足下濟。將成疼痛隔食之象。前恙用補中益氣得效。是中陽素虛之症。後因大故悲傷。久病恐懼。漸及下焦。恐懼傷腎。腎陰不足。腎爲胃關。腎主納。今食有時不能下咽。現出格拒之象。噎症將成。病在胃之上脘。進補誠是。但補中益氣。純是升陽。不能滋養胃陰。胃陰之根在腎陰。但補氣有助熱升陽之患。補述病狀第二條。恍然心下一熱。乃能通過。三條。二便如恒。怕未必然。恐已成腸窄矣。此如細醬條矣。六條。夜眠口出淡水。此胃熱。則廉泉開也。楊君燧熙。以爲當平肝濡養胃陰。誠爲正論。然遠隔異地。脈舌未詳。今仰體孝子之心。貢一有益無害之方。以助孝養。食物宜常飲豬腰湯。以腰子一副。剝洗後。白水煨。臨飲酌以作料。但飲湯泡食物。勿食腰子◎或煨海參食之◎藥物用一六橄欖湯◎卽鹽橄欖一枚（洗去霜）◎甜黑橄欖六枚◎泡開水飲之◎代茶◎飲淡◎至無色味時◎如齒固◎可將甜黑渣六個嚼食◎鹽者卽棄去◎不可食◎此方雖平淡◎久服能建奇功◎凡遇孝子不敢輕用調胃承氣湯◎予卽以此一六橄欖湯代之◎有調胃承氣之功◎無調胃承氣之過◎治愈孝子慈母不少◎陳君其采納之◎如以上法太緩◎則補中益氣調胃承氣◎和合並進◎一升一降◎東垣之能事兼備矣◎但不可妄用攻伐氣分香燥健脾之品◎

問一百〇二　施惠康

稽東金鹿伯之妻◎年約二旬餘◎素體瘦怯◎出閣數年未孕育◎舊冬忽患一症◎臍孔出膿色黃稠水◎時痛時止◎延諸內外科◎有說濕熱化膿◎有說白帶錯路◎其說均爲不然◎惠學識淺陋◎束手無術◎想海內外必有高遠定見◎伏祈指我迷津◎則感佩無涯矣◎禱甚盼甚◎

問一百〇三　王壽芝

問

婦人臨盆一二日內。牛乳可服否。以芝管見。產後血液有虧。牛乳溫脾生血潤腸。用益母草湯以行惡。牛乳以生新。可能稱產後最滋補之良品否。

答

答一百〇三　周鎮

謹按錫地土卑多濕。益母草去惡血。除水氣。濕體多瘀則宜。燥體少瘀則忌多服。。矧產後大忌食滯。錫俗每食雞子多量。瘀積兩阻。誤補則成蓐熱。體寒濕少者。仿黟俗用赤沙糖。散寒去瘀。體寒則不嫌其溫。濕少則不忌其甘。尊意可飲牛乳。如血虛火燥。大腸乾涸者。其苔必薄。其便必艱。可以間服。惟牛乳之性。蘇恭以謂生飲令人利。藏器以謂宜溫和飲之。熱飲則上壅。與酸物相反。令人腹生癥結。錫俗每共酒與雞子混和蒸食。痰火旺者不宜。且產後并忌滑膩之物。因防瀉耳。牛乳能潤腸。痰多濕盛非宜。尊籍山多土厚。氣體與錫地不同。錫地水多。俗稱荷葉形。然體寒濕少者。亦可酌量用赤糖也。宜潤宜燥。各有喜忌。然否　正之。

問一百〇四　王壽芝

姪媳年近三旬。經來食冷。忽而天癸不行。居停三月之餘。他無所苦。飲食如常。不過大便六七日方解一次。乾結且艱。脈右寸關浮硬。長二寸不揚。來錫請張蕙生君。治用溫通法。服六劑不應。芝用東垣補血瀉火法。（大生地桃仁當歸山甲香附等）佐以通經調氣。亦不應。不知可加陸氏潤字丸否。

答一百〇三　周小農

謹按經停須察血虛血蓄兩大綱。來示未敘。因何食冷。當時有別感否。現下面色不黃否。小腹有痛如錐刺板滯不舒否。如無此證。卽血未乾結之徵。張潞云。三月不行。其脈右浮大。左反弱。當抑氣養血。今大便乾結且艱。六七日一行。血液不充。腸腑乾燥。拙意宜先充血潤府理氣。俟有蓄血見象。再行通導。是否候　政。方用全當歸。川芎。赤白芍。生地。大麻仁。蓯蓉。製香附。烏藥。雞血籐膠。再此證須察胃火旺否。體肥則防痰多。懸擬之方。恐不妥切。

問答

問一百〇四　開封李調之

中州風俗。善飲白酒。（卽蒸酒一名白乾酒）每遇宴會。動輒數十觥。盡醉方止。因此受病者甚多。吾友倪賈二君。平素嗜飲。近年常患臍下有一條硬起。按之活動。亦不作疼。惟有時胸腹之間微痛。或脹悶。心下跳悸。飲食無礙。二便如常。遍服除濕化導之劑。雖脹悶稍除。而少腹之磊塊。終不見減。脈息起居如平人。此病是否因於酒積。究竟宜服何品。能蠲除宿恙耶。敢以質之高明。

問一百〇五　前人

紅十字會。始創辦於某國。發起者係某君。嗣後我中國之紅十字會。於某年成立。經某君開創。近年進行若何。此事關於醫藥史。醫藥界中人。不可不知也。用特詢之

博學諸君。詳爲答覆。以貢諸同人。而備參考。

問答　三〇

問一百〇六　時逸人

社中諸道長。皆博通中外。學貫古今。東南名宿。會萃一區。逸心折久矣。恨不能凫翼階前。面承　敎誨。惟有擇歷年中疑竇數則。繕呈　貴社登諸報簡。乞諸道長不棄鄙陋。賜以教言。以發蒙解惑焉。不勝鵠立待命之至。

後學逸人頓首

(一)素問寶命全形論曰。夫鹹鹽之味鹹者。其氣令器津泄。王太僕註言雖多。大旨卽陰囊冷濕是也。逸素有此病。莫悟其理。乞說明其原因。及療法。

(二)逸每呵欠時。眼淚必落。春夏少愈。秋冬較甚。歷十年如一日。莫解其理由。

(三)素問上古天眞論曰。男子三八方眞牙生而長極。逸當去年十九歲時。兩邊眞牙已生。若謂氣血有餘。而逸體素薄弱。誠管見之惑障也。

(四)衛生公報第二十期中。載有人於夜間。用手指擦眼。誤沾精液入目。遂至於盲。又聞諸醫界前輩云。人精有大毒。昔有婦人謀死親夫者。用人精一杯。灌之立死。逸聞命之下。未敢確信。亦莫解其理由。望海內哲士教之。

(五)敝處有潘某者。業外科。年五十餘歲。酒色是躭。且有烟癖。身形瘦削如柴。一日風雪中行跌撲。遂致不起。路人扶之歸。見身形已短少尺餘。歸家後。臥病月餘乃死。聞當死之時。身形不滿三尺。短縮如斯。誠爲怪事。此乃十年前之事。吾鄉人至今。尤資爲談料云。(逸按人身骨格。生長堅硬。豈有短縮之理。誠百思不能解也。)

(六)俗謂老年生子無日影。施公案載一老翁。年已八十。忽生一子。族人皆不信。僉謂其妾有外姦。遂鳴於官。施公曰。老年生子。置日光下。當無日影。裸兒試之。果然。族人乃服。(逸按此事近於妄誕。天下豈有血肉之體。置日光下。而竟無影者乎。逸誠學識淺陋。不敢自信。望海內高明哲士。釋我疑竇。

問

答

（七）舍戚朱某之女。週歲時。壬子年九月間。患時症。延醫用發散之劑。汗出熱退。病已愈矣。次早兩腿卽柔弱如緜。似無骨者。又延醫治之。醫云。此乃病退身弱。延數日自愈。及延數日後。兩腿柔弱如初。其家爲破數百金療之。無醫弗用。無藥弗投。醫治三年。毫無效果。已視爲廢人矣。逾四年後。發牙疳而死。距聞臨死之際。腿或能行。死後檢其雙腿。堅硬異常。甚於鐵石。是理非思想所可及者。說者謂由寃孽所致。豈其然耶。

（八）同居有任子蘭幼子桂生。方三歲時。患暑濕化熱。醫者誤謂驚風。用抱龍丸治之。服後熱勢雖退。而頭遂炸裂。大於平人之頭五倍。四肢筋攣。手足皆廢。飲食便溺。均須人維持。但神色記憶言語。等於平人。今年此子已十六歲。病勢仍然如此。逸理想久之。而不得其解。乞說明其病機之理由。及治療之方法。是禱。

（九）衝任督三脈之特性若何。以及與人體中之關係若何。祈剴切辨之。

（十）繆氏經疏。謂交腸一症。乃氣亂於中。故大小便易位而出。用五苓散治之。喻氏謂大小便皆從前陰而出。屬血枯於內。治宜大補其氣血。（逸按此二症。據近日解剖學例之。似覺不合。不識果有此理否。抑古人之臆說歟。祈高明者決之。

問一百〇七　吳仁源

謹啓者。舍弟仁淸。今庚已二十有六。飲食不主消化。無論何物。食後必胸痞作酸嘔噦等症。近來戒魚腥油麪。食淸淡薄味。及稀粥之類。亦皆停滯作酸。敬求。高明先生賜一善法。俾得遵服而起沉疴。則感激無涯矣。

問一百〇八　前人

謹啓者。鄙人現年三十有一。平素無嗜好。茶酒烟皆惡之。惟時受鬱怒操勞。而成肝胃氣痛。時發時止。不以爲意。漸致腹部如有痞塊。入暮流行攻觸。且漉漉有聲。並嘔吐酸水。完谷不化。俗云早食暮吐也。纏綿年餘。二便不利。六脈弦濡◎舌苔微白◎舊臘中旬某醫◎擬一淡滲分利法◎方用猪赤苓車前滑石木通澤瀉等味◎服之兩劑◎病增遺精不寐腰背痠痛◎久仰　貴社熱心濟世◎衆口稱揚◎故敢瀝具病狀◎敬求　諸大名家特別心裁◎方法超羣◎先爲懸擬一方◎俾得服之稍瘥◎再行着人請　先生　駕臨舍間診治爲感◎肅此佈達◎敬請

道安◎　鄙人吳仁源鞠躬

前呈病狀有未盡者茲特補叙於後

按此病痛苦◎在於痞氣◎痞氣攻觸◎則反胃大作◎痞氣不攻◎諸恙悉除◎痞氣而成◎諒有食滯氣鬱◎水濕內蘊所致◎中西藥歷治有年◎如服左金丸◎川朴◎半夏◎伽楠香◎狗寶等味◎　兼用攻瀉法◎　如消痞阿魏丸◎河間舟車丸◎雷火針◎西醫藥水針◎以上所治◎皆無效驗◎敬求　高明先生◎擬一消痞方法◎佐以安胃爲妥◎

答六十二　施惠康

問 張汝偉君下問小兒一症。有寒熱二三日。頭面遍體。即發似癍以痘。一種溫毒。究其病情。發於天花未苗之前。的是胎䕃遺毒。適感時邪所致。挾少陽相火上行。發時不及清解。新邪微而伏毒深重。中有小孔即內陷之勢已成。出血水者。熱毒陷於血分也。其色紫殷。血熱之甚也。眼合而清肝。開竅於目。伏毒既不能上宣而解散新邪。反內陷而助賊。目為火戶。故羞明鼻塞。見血瘀熱停蓄於清竅。少腹偏右如瓠。硬痛異常。此胎毒結穴臍旁。乃少陽來往之界。且有紫塊自破。血出即死。火毒內竄。死期致速。根本既傷。故命休矣。治法宜辛凉輕宣化解鹹苦敗毒洩邪。佐以芳香甘寒。散之潤之。不致火毒內灼。可免小兒夭殤。擬方候裁。

答 羚羊角　八分　銀　花　三錢　川黃柏　三錢　鮮生地　四錢
野菊花　四錢　連　翹　三錢　生甘草　一錢　鮮石斛(鉄皮)　三錢
大水連　八分　紫　草　錢半　粉丹皮　錢半　金汁水(冲)　一錢

預備法　眞犀黄　行軍散　六神丸　香焦　雅梨　鮮忍冬籐　茅草根
漂海蛇　荸薺　淡竹葉

問一百〇九　直隸冀縣史香久

鄙人廿五歲十月中。大口吐血一次。後則痰血不止。在津經醫無效。時好時發。去年九月時。歸里靜養。又於冬至節。大口吐血三天。後則隨止。今少腹疼痛。甚則下痢。不能飲食。此腹痛由去歲六月間卽有。不過有輕有重云云。

答一百〇九　周小農

下痢不食。起於血症後。難治。古云。上病過中。確爲忌欵。矧不食也。擬先和脾歛肝醒胃止利。方列於後。

杭白芍　五錢　扁　豆　八錢　炙烏梅　一錢
伏龍肝　一兩五錢　紅　棗　七枚　陳倉米　一兩五錢
查　肉　四錢（用赤沙糖七錢同炒至糖焦成炭）

問　答

問一百十一　　　　時逸人

敝處近日時疫蔓延可畏。夏歷正月念外起。死者已數十人。（中略）疫初起嘔吐頭昡。心悶腦脹。頃刻週身經絡拘急。發痙攣而死。自起至死。不過三四時。因杜撰一方。用麻黃三錢。細辛一錢。熟附子五分。煎湯灌之。一劑後週身大汗。頃刻熱症全現。舌燥唇焦。大渴不解。脈搏呼吸八至以上。幾如陽狂。急以承氣下之。溫飲其半。冷飲其半。週時後大便通。黑垢去。全身頭面出小紅點。用辛涼甘淡有全愈。（中略）惟用附子。人多見譏等云。祈從速普告國內同志。俾注意研究。

答一百十一　　　　周　鎮

己未之春。當溫而反寒。蘇屬多雨。錫邑曾有重霧氣穢。儀徵發現春瘟。諒由寒邪束縛。熱遏不達。由陽明衝腦襲絡。風氣通於肝。故一見痙攣卽危。（木疫）時君之用麻附辛。諒在春之交。溫通表分。清邪得洩。復通穢濁。濁邪得下。餘邪由營絡而發紅瘮乃減。今時已驚蟄。氣候又溫。當變通其例。懸擬一方。以備商榷。

青防風一錢（治寒風身痛四肢攣急）嫩浮萍三錢（入肺發汗袪風行水透瘮）晚蠶沙五錢（溫經治風痺去濕）黑山梔三錢（入肺解伏熱清血凉肝）桑枝（治風寒濕痺）已出汗去防風浮萍　加忍冬藤三錢（入血散熱毒）竹茹錢半（清肝胃）鮮薄荷一兩（辛凉達表）通濁善後相機辦理

答九十一　逸人

來示敬悉。逸據理想之。此症恐屬外傷風邪。搏入血分。治宜去風活血。去歲所形之症。疑是少陽厥陰受邪。木失調達。凡寒熱迭作。紅腫而後。鬱伸氣泄。故旋次平復。經誤用育陰諸法。邪深入矣。今歲所形之症。疑是太陰脾經受邪。脾主肌肉。故病如斯也。此病治之非難。取效亦捷。但逸未審形色若何。苔脈若何。病勢若何。以及受病之何時。發病之何日。祈陳君直叙後。再爲斟酌。

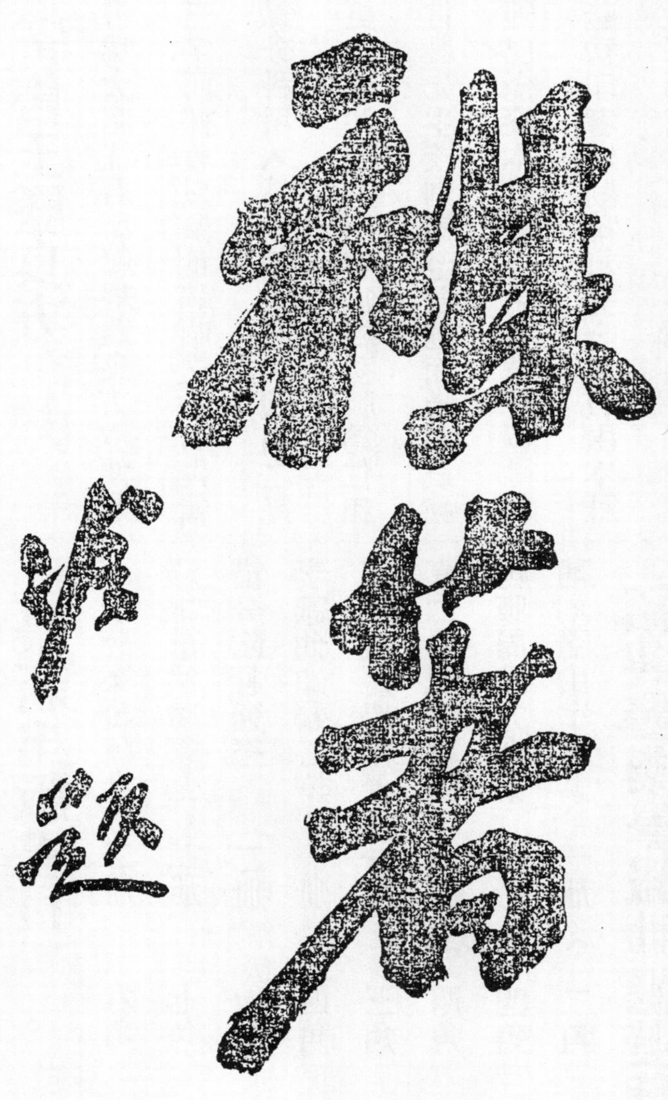

歷代名醫傳畧卷六

虞山許昭輯錄

遼

直魯古

直魯古吐谷渾人。初太祖破吐谷渾。一騎士棄橐反射不中而去。及追兵開橐視之。中得一嬰兒。卽直魯古也。因所俘者問其故。乃知射橐者嬰之父也。世善醫。雖馬上視疾。亦知標本。意不欲子爲人所得。欲殺之耳。由是進於太祖淳欽皇后收養之。長亦能醫。專事針灸。太宗時以太醫給傳。嘗撰脈訣針灸書行於世。年九十卒。（遼史方技傳）

耶律徹魯

耶律徹魯字撒不椀。其先本五院之族。始置宮分隸焉。徹魯精於醫。察形色卽知病原。雖不診候。有十全功。統和初爲大丞相韓德讓所薦。官至節度使。初樞密使耶律斜軫妻有沈疴。易數醫不能治。徵魯視之曰。心有蓄熱。非藥石所及。當以意療。因其聵聒之使狂。用泄其毒則可。於是令大擊鉦鼓於前。翌日果狂叫呼怒罵力極而止。遂愈。治法多此類。人莫能測。年八十卒。（遼史方技傳）

金

成無己

成無己者。聊攝人也。家世儒醫。性識明敏。記問該博。譔述傷寒義。皆前人未經道者。指在定體分形析證。若同而異者明之。似是而非者辯之。釋戰慄有內外之診。論煩躁有陰陽之別。譫語鄭聲。令虛實之灼知。四逆與厥。使淺深之類明。自發熱至勞復。凡五十篇。目之曰明理論。所謂眞得長沙之旨趣也。其自叙曰。制方之體。宣通補瀉輕重澀滑燥濕十劑是也。制方之用。大小緩急奇耦複七方是也。是以制方之體。欲成七方之用者。必本於氣味生成而制方成焉。其寒熱溫凉四氣者生乎天。酸苦辛鹹甘淡六味者成乎地。生成而陰陽造化之機存焉。是以一物之內。氣味兼有一藥之中。理性具矣。主對治療。由是而出。斟酌其宜。參合爲用。君臣佐使。各以相宜。宣攝變化。不可勝量。一千四百五十三病之方。悉自出而始矣。其所謂君臣佐使者。非特謂上藥一百二十種爲君。中藥一百二十種爲臣。下藥一百二十五種爲佐使。三品之君臣也。制方之妙。的與病相對。有毒無毒。所治爲病主。主病之爲君。佐君之謂臣。應臣之爲使。擇其相須相使。制其相畏相惡。去其相反相殺。君臣有序。而方道備矣。方宜一君二臣三佐五使。又可一君三臣九佐使也。多君少臣。多臣少佐。則氣力不全。君一臣二。制之小也。君一臣三佐五。制之中也。君一臣三佐九。制之大也。君一臣二。奇之制也。君二臣四。耦之制也。君二臣三。奇之制也。君二臣六。耦之制也。近者奇之。遠者耦之。所謂遠近者。身之遠近也。在外者身半以上。同天之陽。其氣爲近。在內者身半以下。同地之陰。其氣爲遠。心肺位膈上。其藏爲近。腎肝位膈下。其藏爲遠。近而奇耦。制小其服。遠而奇耦。制大其服。腎肝位遠。數多則其氣緩。不能速達於下。必劑大而數少。取其氣迅急。可以走下也。心肺位近。數少則其氣急。不能發散於上。必劑少而數多。取其氣易散可以補上也。所謂數者。腎一肝三脾五心七肺九爲五藏之常制。不得越者。補上治上制以緩。補下治下制以急。又急則氣味厚。緩則氣味薄。隨其攸利而施之。遠近得其宜矣。奇方之制大而數少。以取迅走於下。所謂下藥不以耦。耦方之制少而數多。以取發散於上。所謂汗藥不以奇。經曰。汗者不以奇。下者不以耦。處方之制。無逾是也。然自古諸方。歷歲浸遠。難可評攷。惟張仲景方一部。最爲衆方之祖。是以仲景本伊尹之法。伊尹本神農之經。醫帙之中。特爲樞要。參今法古。不越毫末。實乃大聖之所作也。一百一十二方之內。擇其醫門常用者方二十首。因以方制之法明之。庶幾少發古人之用心焉。年九十餘。以壽終。

劉完素

劉完素字守眞。河間人。嘗遇異人陳先生。以酒飲守眞。大醉。乃寤。洞達醫術。若有授之者。及撰運氣要旨論精要宣明論。慮庸醫或出妄說。又著素問玄機原病式。特舉二百八十八字。注二萬餘言。然好用凉劑。以降心火益腎水爲主。自號通玄處士云。

（金史方技傳）

論曰。先文正公衡曰。近世諸醫有主河間劉氏者。劉氏用藥。務在推陳致新。不使少有拂鬱。正造化新新不傷之意。醫而不知此無術也。然而主劉氏者。或未悉劉氏之蘊。則刼效目前。陰損正氣。貽禍於後日者多矣。能用劉氏之長而無劉氏之弊則治庶幾乎。

張從正

張從正字子和。睢州考城人。精於醫。貫穿難素之學。其法宗劉守眞。用藥多寒涼。然起疾救死多取效。古醫書有汗下吐法。亦有不當汗者汗之則死。不當下者下之則死。不當吐者吐之則死。各有經絡脈理。世傳黃帝岐伯所爲書也。從正用之最精。號張子和汗下吐法。妄庸淺術習其方劑。不知察脈原病。往往殺人。此庸醫所以失其傳之過也。其所著有六門二法之目存於世云。（金史方技傳）

李慶嗣

李慶嗣洛人。少舉進士不第。棄而學醫。讀素問諸書。洞曉其義。天德間。歲大疫。廣平尤甚。貧者往往闔門臥病。慶嗣携藥與米分遺之。全生者衆。慶嗣年八十餘無疾而終。所著傷寒纂類四卷考證活人書二卷傷寒論三卷針經一卷傳於世（金史方技傳）

紀天錫

紀天錫字齊卿。泰安人。早棄進士業學醫。精於其技。遂以醫名世。集註難經五卷。大定十五年。上其書授醫學博士。（金史方技傳）

張元素

張元素字潔古。易州人。八歲試童子舉。三十七試經義進士。犯廟諱下第。乃去學醫。無所知名。夜夢有人用大斧長鑿鑿心開竅。納書數卷於其中。自是洞徹其術。河間劉完素病傷寒八日。頭痛脈緊。嘔逆不食。不知所爲。元素往候。完素面壁不顧。元素曰。何見侍之卑如此哉。既爲診脈。謂之曰。脈病云云。曰然。初服某藥用某味乎。曰然。

元素曰。子誤矣。某味性寒。下降走太陰。陽亡汗不能出。今脈如此。當服某藥則效矣。完素大服。如其言遂愈。元素自此顯名。元素治病。不用古方。其說曰。運氣不齊。古今異軌。古方新病。不相能也。自爲宗法云。（金史方技傳）

論曰。先文正公（衡）曰。近世諸醫。有主易州張氏者。張氏用藥。依準四時陰陽而增損之。正內經四時調神之義。醫而不知此。妄行也。然而主其說者。或未盡其妙。則暝眩之劑。終不敢投。至失幾後時而不救者多矣。能用其所長而去其弊。則治庶幾乎。

元

李杲

李杲字明之。鎭人也。世以貲雄鄉里。杲幼歲好醫藥。時易人張元素以醫名燕趙間。杲捐千金從之學。不數年。盡傳其業。家既富厚。無事於技。操有餘以自重。人不敢以醫名之。大夫士或病其資性高謇。少所降屈。非危急之疾。不敢謁也。其學於傷寒癰疽眼目病爲尤長。北京人王善甫爲京兆酒官。病小便不利。目睛凸出。腹脹如鼓。膝以上堅硬欲裂。飲食且不下。甘淡滲泄之藥。皆不效。杲曰。疾深矣。內經有之。膀胱者精液之府。必氣化乃出焉。今用滲泄之劑。而病益甚者。是氣不化也。啓玄子云。無陽者陰無以生。無陰者陽無以化。甘淡滲泄皆陽藥。獨陽無陰。其欲化得乎。明日以羣陰之劑投。不再服而愈。西臺掾蕭君瑞二月中傷寒發熱。醫以白虎湯投之。病者面黑如墨。本證不復見。脈沉細。小便不禁。杲初不知用何藥。及診之。曰此立夏前誤用白虎湯之過。白虎湯大寒。非行經之藥。止能寒腑臟。不善用之。則傷寒本病隱曲於經絡之間。或更以大熱之藥救之。以苦陰邪。則他證必起。非所以救白虎也。有溫藥之升陽行經者。吾用之。有難者曰。白虎大寒。非大熱何以救。君之治奈何。杲曰。病隱於經絡間。陽不升則經不行。經行而本證見矣。本證又何難焉。果如其言而愈。魏邦彥之妻目翳暴生。從下而上。其色綠。腫痛不可忍。杲云。翳從下而上。病從陽明來也。綠非五色之正。殆肺與腎合而爲病邪。乃瀉肺腎之邪。而以入陽明之藥爲之使。既效矣●而他日病復作者三。其所從來之經。與腎色各異。乃曰。諸脈皆屬於目●脈病則

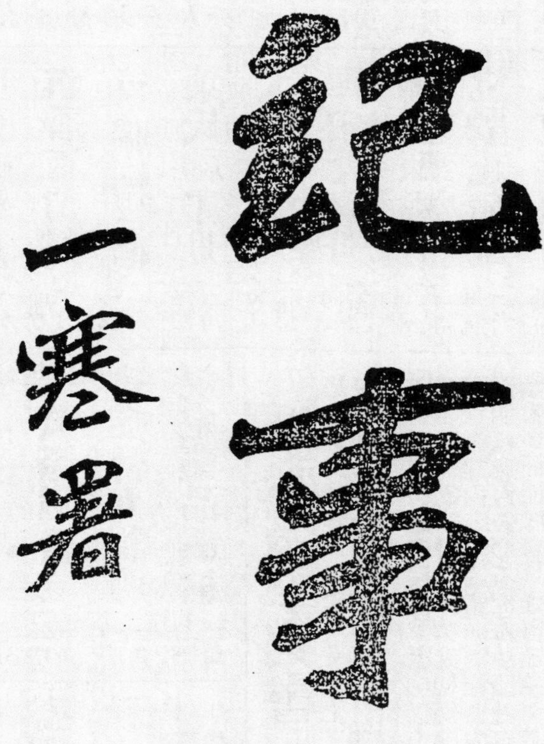
記事
一寒署

時令常備要藥及發行書目

消暑七液丹	每方三分四
立消痱子粉	每袋二分
滲濕四苓丹	每方二分
萬應午時茶	每方一分
查麯平胃散	每方分六
痧氣開關散	每瓶五分
急救雷公散	每瓶一角
霍亂定中酒	每瓶一角
回陽救急丹	每瓶二角
急痧眞寶丹	每瓶一角
瘧疾五神丹	每瓶一角
痢疾萬應散	每服四分
喉症保命藥庫	每具一元
沉香百消麯	每方分四
樟腦精酒	每瓶二角
葉氏神犀丹	每顆三角
太乙紫金丹	每顆二角四
犀珀紫寶丹	每顆六角四
開閉煉雄丹	每兩八角
立效止痛丸	每瓶三角
厥症返魂丹	每粒二角四
萬應保赤散	每瓶四分
金箔鎭心丹	每瓶三角
肝胃氣痛丸	每瓶二角

鴉片癮戒除法	二册三角
增訂醫醫病書	二册五角
痰症膏丸說明	一册一角
規定藥品商榷	上册三角
喉痧證治要略	一册六分
瘟痧證治要略	一册三角
秋瘟證治要略	一册一角

是書爲治今秋時疫之病源病理病狀診斷治療豫防各法皆屬經驗發明

潛齋醫學叢書十四種出版

是書係道咸年間王孟英先生之著述爲曹炳章君所搜藏復經曹君悉心勘校增以圈點付印行世茲將總目錄下○重慶堂隨筆○徐氏醫砭○言醫選評○霍亂論○女科輯要○願體醫話○柳洲醫話○潜齋簡效方○四科簡效方○古今醫案選○王氏醫案初編○又續編○又三編○歸硯錄等其內容無論審病辨症裁方用藥每老創闢新理然仍能根據古書而不泥古法隨機應變良由先生敏而好學讀書多而能融會貫通悟超象外故楊素園有云議論精透前無古人固是定評實爲吾當今有志研究中西醫藥學者皆不可不讀之書也　每部十六册精裝兩函定價二元五角七折實洋一元七角五分外埠加郵費一角二分半附增秋瘟證治要略一册是書係治今秋時疫之經驗各治法亦由曹君炳章所編○徐君友丞作序刊行之

發行所紹興縣西橋南首
和濟藥局啟

縣警所致本分會公函

（催報診病表）

逕啓者案查本所前製有醫院醫生診病日報表發由各醫院各醫生按日塡報查核在案乃近查各醫院各醫生遵照塡報者固不乏人而延不塡報者亦屬不少甚且有以近來時疫肅清因而停止塡報者不知本所前項日報表之規定原爲統計本縣各區人民每年患病之狀況並以覘醫生治療之合法與否非專爲調查時疫計也相應函達　貴會查照請煩轉知各醫院各醫生一體遵照前發表式按日塡報勿再遺留延誤以憑查核再各醫生姓名住址本所不及週知並煩代爲詳查見復尤紉公誼此致

紹興醫藥學會

紹興縣警察所啓

楊厚齋君致胡會長書

（結束魯姓事）

瀛嶠先生大鑒前日承　勞玉趾無任感激魯事已由單遠薌先生出來與廉臣先生懇說前途已願默認勸弟得了便了弟既承廉兄勸說祇得遵命想廉兄早與先生接洽矣弟本今日親謁台端鞠躬道謝緣施診局輪弟到班無暇分身明日申刻弟略備小菜務請　駕臨一叙勿却是幸在座者皆施診局諸同志也肅此敬請
道安　弟名正肅

徐相宸君致報社主任裘吉生君函

（上略）貴報在華醫界中資格最老行銷甚遠改革藥品一事倘能盡力提倡弟與上海藥界熱心者當然扶助進行總以數年之內有確實可用之新藥書貢獻於全國爲度藥學之說屹然立定而後醫學始可措手矣俞生回里頗喜投稿然學力尙淺有未妥處望　推愛敎之本期報匆匆一閱略有所見拉雜陳之於下與其作淺陋無謂之三字經不如編分部正式之醫學書與其編辭源不如先審定名辭時逸人君論咳嗽用杏仁之遺害甚佳然害有甚於杏仁者旋覆花枇杷葉桑白皮苡仁

皆時醫所常用而實足以製造弱症華人肺病之多强半皆此等藥造成弟處所診弱症肺病最多所見由此而成者蓋不下十之六七也弟嘗欲將時醫通套治法看似乎淡而誤人實甚者一一揭出卒之未易悉數請俟異日陸惠春君現今時疫之研究不主膜原而居肺此論甚是而葱姜芎蘇飲則又絕對非治疫之劑其次羌獨荆防芎蘇凡可用此等藥者決非時疫定係風寒然治風寒亦必冬令與寒體可用姜桂若在春季或非寒體亦所弗受後列中寒症則當在題外不宜羼入請節入下期以免遺誤讀者(下略)

李調之君來函

按醫藥一道關繫人命失之毫厘謬以千里貴社進行事務殷繁而排刊者難免有誤謹就所見更正於後願盡區區義務之役諒貴社長與諸君子所樂許尤善投稿　諸公嗣後凡關於醫藥諸名詞總宜本之經

典切勿用一方之言俗便稱呼以免學者有含混傳訛之處則幸甚矣

李調之謹啓

第九卷第一號醫藥學報正誤表

社論門

一三頁　第六行　第六字之珀字　宜改拍字

問答門

一一頁　第十行　炙有著　有字係誤

一七頁　第八行　肺陰焉得不喘乎　非陰字誤卽喘字誤

一九頁　第五行　迎方而解食量亦覆原狀　方字係刃字覆字宜寫復字

雜著門

七　頁　第二行　以防其辛發　辛字係卒字

一〇頁　第六行　河南銀　宜改河南銀花

報價表

新報	册數	定價
全年	十二册	一元
半年	六册	五角半
一月	一册	一角

代派或一人獨定十份者八折五十份七折郵票抵洋九扣算空函恕復

舊報	定價
一至十三期	五角
十四至十七期	三角
十八至四十四期	八角
四十五至九十二期	四元八

郵費	
中國	加一成
日本台灣	加二成
南洋各埠	加三成

廣告價表

等第	地位	一期	六期	十二期
特等	底面全頁	八元	四十四元	八十元
上等	社論前全頁	六元	三十三元	六十元
普通	各襯紙全頁	四元	二十二元	四十元

注意　所稱全頁即中國式之一單面外國式之一配奇如登半頁照表減半算

●天津東門南盧氏醫院附設醫葯衛生淺說報廣告

本報自放大後現已出至第五十八期凡自四十九期以後訂全年者報費一元半分之郵票二角四分如索以前舊存之報須再補寄郵票二角四分卽行奉上茲將本報宗旨體例及門類列左

一宗旨　研究醫藥提倡衛生使國民有正當之醫藥知識得享衛生之幸福

二體例　白話與淺近文言兼用以期雅俗共賞

三門類　分演說駁議學說札記專著叢鈔語錄雜纂小說新聞顧問函件十二門

敬送衛生書報廣告 不取分文

本會實行慈善遐邇咸知今年仍照舊章登報廣告印送婦嬰至寶衛生雜誌急救良方防疫妙法及種子保胎急救難產等方如欲得此贈品只用名片函索卽爲寄奉伏維公鑒

浙江餘姚東門外衛生公會分會啓

第九卷第四號
九十六期己未四月出版

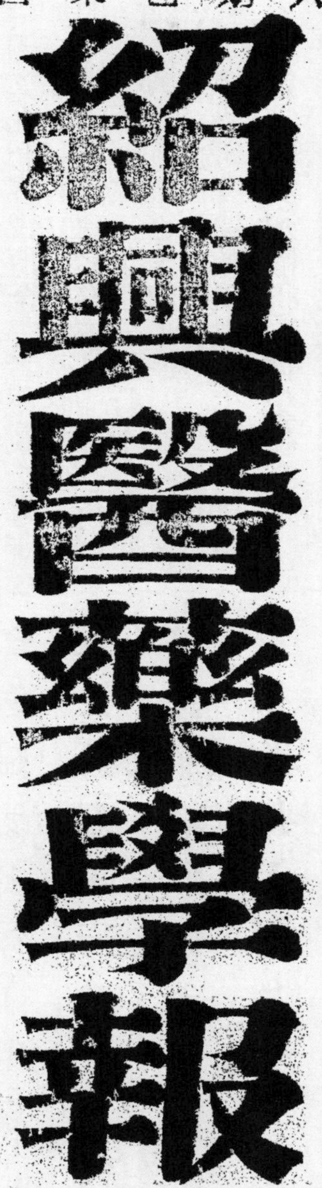

神州醫藥學會紹興分會發行
中華民國郵政特准掛號認爲新聞紙類

紹興醫藥學報第九卷第四號目次（原九十六期）

黄土化疫湯　前人

時疫野談　戊午冬鎭江袁綠野稿

爲儀徵時疫蔓延之忠告　己未春時逸人稿

儀徵醫俗弁言　前人

證治叢談(續九十四期)

辨時君逸人咳嗽用杏仁遺害説　南京包農輔

論汗　常熟張汝偉

論肺脾同病之根原及療治方法　前人

辨諸躁狂越皆屬於火論　逸人

論天然療法　前人

五虚五實皆主死　鎭江袁綠野

辨冬傷於寒春必病溫冬傷於寒之寒字當作熱字論　俞志勤

流通醫藥書籍有限公司進行事畧（十三）

（公司章程及第一次至十二次事略佈告均載前報）

江西蔡星山君續附四股滙到洋二十元無錫周莘農君附六股滙到洋三十元紹興姚曉澄君附六股收到洋三十元紹興裘吉生君續附十股收到洋五十元均分別掣給暫行股單〇醫藥叢書第二集出版計六種（一）李冠仙知醫必辨全（二）市隱廬醫學雜著全（三）莫枚士研經言卷二（四）羅謙甫治驗案卷下（五）吳鞠通醫案卷二（六）惜分陰軒醫案卷二定價仍一元六角外埠加郵力一成〇國醫百家第四種葉子雨先生遺著伏氣解一册定價三角第五種胎產指南二册定價六角二書均已出版〇無錫周莘農先生來函云蒙惠贈合刋五十册除敬領三十册餘移贈社中爲派報多數轉贈之用〇江蘇陸晉笙君自濟南寄到校正舊著景景醫話一册擬刋入醫藥叢書〇李調之君自河南寄到新著秋燥論一册擬刋入醫藥叢書〇醫藥叢書第三集刻工將竣特先預告

寄售新到醫書

廣益良方　一册　三角
衞生彙刊　一册　三角
虚勞要旨　二册　四角
養生三要　一册　二角
灸法集驗　一册　一角
草藥新纂續編　一册　一角

第九卷第二號正誤表　李調之

社論

	誤	正
一七頁第六行	歷學治革醫學沿革	
一八頁第八行第八字	杜	杜
一八頁第八行第十五字	汲	泥
一八頁第十一行	正更	更正
二三頁第一行第八字	勿	匆
二三頁第五行第十五字之第字下遺落一(三)字		
二四頁第二行第十三字	昉	仿

雜著

	誤	正
二二頁第五行第二十一字	散	歌
二六頁第六行第二十九字	踪	蹤
三三頁第八行第九字	難	離
三三頁第八行第十五字	車	走

證治叢談

三二頁第七行之末多一用字

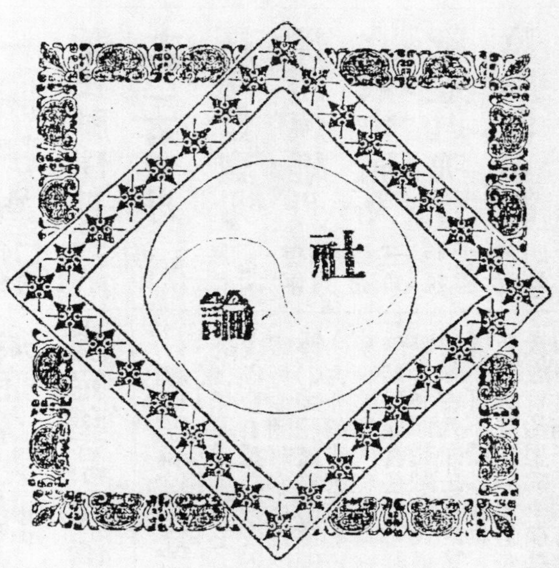
社論

時令常備要藥及發行書目

消暑七液丹	每方三分四
立消痱子粉	每袋二分
滲濕四苓丹	每方二分
萬應午時茶	每方一分
查麯平胃散	每方六分
痧氣開關散	每瓶五分
急救雷公散	每瓶一角
霍亂定中酒	每瓶一角
回陽救急丹	每瓶二角
急痧眞寶丹	每瓶一角
瘧疾五神丹	每瓶一角
痢疾萬應散	每服四分
喉症保命藥庫	每具一元
沉香百消麯	每方四分
樟腦精酒	每瓶二角
葉氏神犀丹	每顆三角
太乙紫金丹	每顆二角四
犀珀紫寶丹	每顆六角四
開閉煉雄丹	每兩八角
立效止痛丸	每瓶三角
厥症返魂丹	每粒二角四
萬應保赤散	每瓶四分
金箔鎭心丹	每瓶三角
肝胃氣痛丸	每瓶二角

鴉片癮戒除法	二册三角
增訂醫醫病書	二册五角
痰症膏丸說明	一册一角
規定藥品商權	上册三角
喉痧證治要略	一册六分
瘟痧證治要略	一册三角
秋瘟證治要略	一册一角

是書爲治今秋時疫之病源病理病狀診斷治療豫防各法皆屬經驗發明

潛齋醫學叢書十四種出版

是書係道咸年間王孟英先生之著述爲曹炳章君所搜藏復經曹君悉心勘校增以圈點付印行世茲將總目錄下○重慶堂隨筆○徐氏醫砭○言醫選評○霍亂論○女科輯要○願體醫話○柳洲醫話○潛齋簡效方○四科簡效方○古今醫案選○王氏醫案初編○又續編○又三編○歸硯錄等其內容無論審病辨症裁方用藥每多創闢新理然仍能根據古書而不泥古法隨機應變良由先生敏而好學讀書多而能融會貫通悟超象外故楊素園有云議論精透前無古人固是定評實爲吾當今有志研究中西醫藥學者皆不可不讀之書也 每部十六册精裝兩函定價二元五角七折實洋一元七角五分外埠加郵費一角二分半附增秋瘟證治要略一册是書係治今秋時疫之經驗各治法亦由曹君炳章所編○徐君友丞作序刊行之

發行所紹興縣西橋南首

和濟藥局啟

社論

讀日本醫學博士便藥處方輸出清韓而有感言

古黟王壽芝

孟氏軻云。人必自侮而後人侮之。國必自伐而後人伐之。以神明之冑。與邊陲之裔並伍。外人親視薄待。已見一斑。人立世界爭競場。會文野階級。視其人科學進步與否而分。弱闇團體。周旋於强智團體間。往往被其攻併。觀於印度波蘭則愚被智滅之小影也。其土地目為貨藏。其性命輕若奴隸。豪奪巧取。使異族不恐之而且德之。

讀日本醫海時報二節。以見外國便藥之不足恃。欲我同胞猛省。查日本醫學博士諸氏之言。便藥無益無害。不審方劑為何物。而遽署名者有之。特約僅售於清韓地方。今乃亦發賣於日本內地。彼便藥者營業之食言。諸氏因此毀損名譽。謀恢復之。金杉英五郎氏。得井上氏之介紹。約明製藥僅行於支那。授以無益無害塗布方。觀二氏之便藥便方。其蓄意可知。三島國以丸丹行銷我國。徒吸取脂膏。國人以其裝璜華麗。價廉物美。便於携帶。珍如懷中寶丹。而我之臥龍蟾酥等痧藥。多廢棄不屑用。舉足繁盛商場。高標廣告。繁若日星。而我之藥品。闃寂無聞也。因我國醫藥。既分兩途。醫家少科學之識。僅向故紙推求。藥業本轉販之流。略諳雷公炮製。窮其弊。醫用參朮以回生。藥舖有心牟利。以贋鼎之品應之。醫用犀黃以療殆。藥舖不能收藏。以黴壞之物供之。病人不起。問之醫。醫遵古方以治病。而醫不任咎。質之藥舖。藥舖將本就利。有何責任。相關國家。既無醫藥行政干涉。雙方俱可優遊自得。而他族見我如斯。羣以仁丹補腦自來血等補品。以誘我富貴家長壽耶。擲有用金錢。買片時痲醉。食之者曰他族化學配製。葛仙翁之鑪藥。不過是也。噫。愚孰甚焉。彼以便藥便方欺誘我。愚弄我而已。我國不振興醫藥則已。我國而欲振興也。醫與藥宜合為一途。仿醫院藥劑師售藥。不至如秦越人之視肥瘠。或遵古法選道地之藥材。或設學堂研高深之理化。眞僞當前。庶不抱明珠薏苡之憾耳。

新舊蠡管詹言

王壽芝

莊生云。生有涯而知無涯。人落塵寰。不過數十年。寒暑。電光石火。以有涯之歲月。求無涯之學問。不掛一漏萬。則顧此失彼。誰能重瞳異質。左目讀直書。右目觀旁行。貫穿華歐。剷除中外之見哉。不佞蠡管窺測。爲醫者中質人多。好古有得。無暇課異域之本。從新畢業。又難洞秦漢之書。各主其主。門戶長分。欲乳水而融和之。又苦無知彼知己之全材。所以中醫學堂。甚鮮完全之課本。故部章所定。行軍所聘。崇西術而棄中醫。若仍從理想上揣摩。而不參實驗上進步。譬如藥彈鎗械。乃殺人之器。不精益求精。不能制敵強國也。診斷藥材。乃救人之事。不精益求精。不能起死回生也。然則如之何而後可。鄙意仿古人讀史讀經也。剛日溫故。柔日知新。雙方並進。參以經驗。見淺見深。任人自擇。不僅與舊學商量。亦可與新學鬬智。何必斷斷於新舊之辯論乎。

覆時君書

周逢儒

逸人同社兄大鑒。去冬源讀君之辨論。其中有可疑之點。恐天下人讀君之辨。而誤會源說。故復發爲末議。作商

覆時君書

權之陳述。區區管見。自知不能純粹無瑕。必爲同社諸君所共諒。至第三號果見[illegible]

君與逢儒辨難書等。讀之不禁大喜過望。何也。蓋源自幼仰承經訓。少切磋問難之良朋。今不期一紙風行。神契千里。抑亦奇矣。若仍欲發揮祖國舊學之精神。不可雜以意氣之爭執。保存之說。非徒斤斤於言語之間也。譬之一國將亡。其國民僅以空言保存。而不致實力於其間。國欲不亡。豈可得乎。故保存云者。不必拘泥形迹。人各研究其學問。如經所謂正心修身。而天下遂治也。總之見仁見智。斷不能人心皆同。周易繫辭云。二人同心。其利斷金。同心之言。其臭如蘭。人欲保存中國舊醫學。而各持一說以相訕誚。用我法可言保存。用彼法不足以言保存。呶呶不休。外人袖手旁觀。吾兄弟鬩牆。待力盡而取伐之也。吾國國粹可立亡矣。

君學淵博。下筆千言。源自愧譾陋。本不欲再與

君辨。因恐天下之人。誤解

君說。故不敢默然無言。彼此宗旨具在。同社諸君。當有所鑒別也。周源上

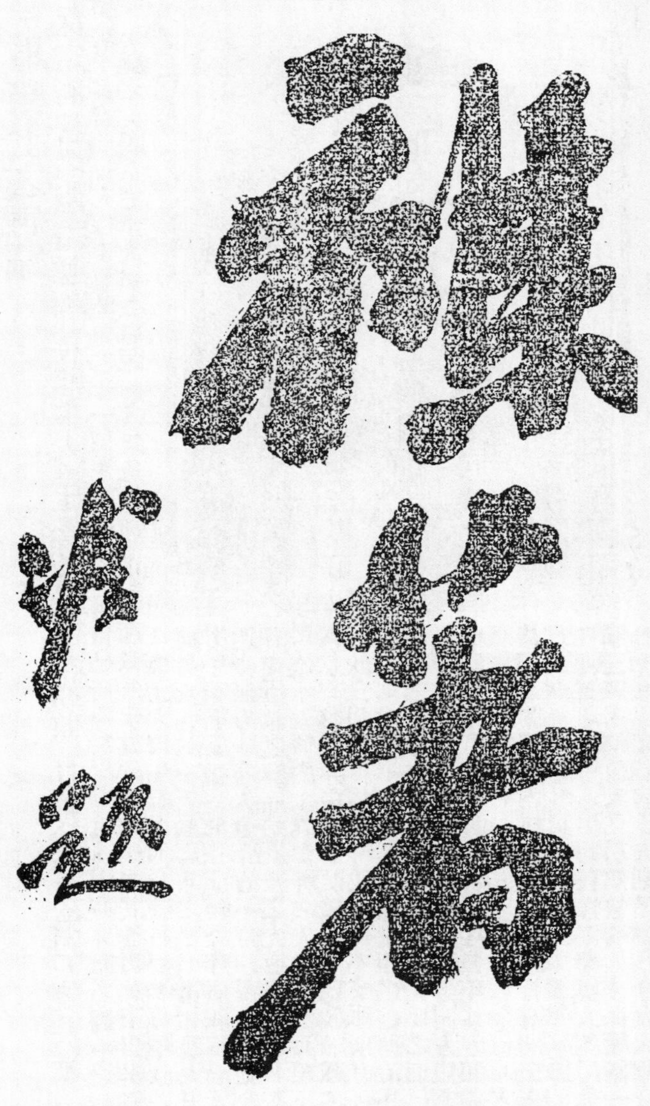

馬醫士之病婦

保定府著名西醫聲稱韋廉士大醫生紅色補丸如何有益於彼之病人

西醫馬子英君前曾充保定府陸軍二十一標軍醫現下告退自己行道於保定府城中亦係諸名醫中之稱揚天下馳名英國韋廉士大醫生紅色補丸為療治血薄腦疲所致各症靈藥者之一也其來書如下

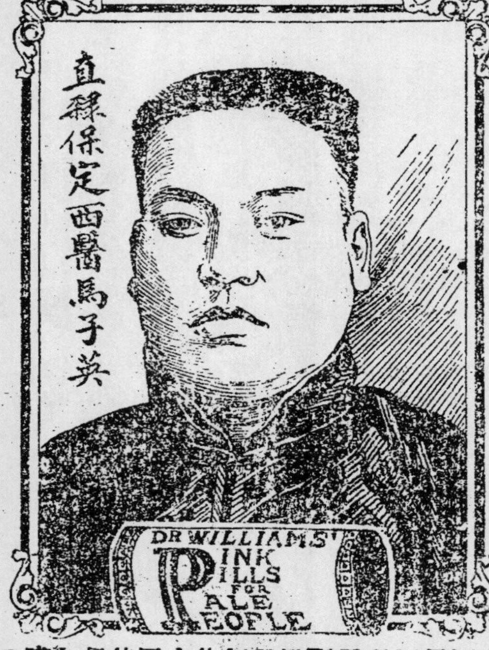

自英國韋廉士大醫生紅色補丸發行以來每年救我國男女同胞不下數萬人之衆余常用是丸凡男子腦筋虧損腎部各症腰腿疼痛四肢麻木週身無力肺病失金肝胃不舒以及一切虛弱各症屢試屢驗而婦女服之尤有奇效近有寄居修水縣城內宋君肇祥之夫人素患月經不調忽有忽無亦白帶下腰酸腿痛四肢虛腫不思飲食强食反酸嘔吐並作夜不安眠所有種種虛弱之狀筆難盡述屢請中西名醫調治毫無功效宋肇祥君亦束手無策只得聽之而已後經其同鄉子君介紹於余遠就診開方服藥十餘日稍有把握因其所住客棧不甚方便擬回修調治請余[illegible]一常方以使照服余想此方甚不易開因其內部無一處完全皆有病症人已虛弱極難命其購服韋廉士大醫生紅色補丸照單服之可也伊即往保定華英大藥房先購三瓶用罄後太見功效嘗新人來保續購一打九瓶用完各病全失刻已數月飲食大增身體强壯宋君肇祥來函謝予並述其夫人已有三個月身孕矣此非余之功實紅色補丸之奇效也今特介紹同胞如有血薄氣衰等症服之無不藥到病除也韋廉士大醫生紅色補丸乃是補血健腦之聖藥無論男女老幼均屬相宜凡經售西藥者均有出售或直向上海四川路九十六號韋廉士醫生藥局函購每一瓶英洋一元五角每六瓶英洋八元郵力在內

胎產指南序

徐蓮塘

胎產一科。古無專門。內難傷寒及諸名家。間有附論。語焉不詳。論其宗旨。不外任督二脈及子宮等。爲最注重。診治與病情。異乎男子。至臟腑陰陽。生尅制化。六淫病情。則證治略同。惟其胎前產後諸法。自不容混。蓋氣血動靜虛實判也。大抵以安胎飲。生化湯。二者出入加減。神明變化。存乎其人。卒之臨時采用。偏少獲效。非方法之不善。實因胎產垂危。事多孔亟。治之者。胸無方針。率爾操觚以僨事也。苟能研究於平素。何至貽誤於一旦。此胎產學。所以不可無專書也。慈谿馮君少眉。爲孟河費哲甫先生之高足。學有淵源。與余爲莫逆交。馮君在慈數年。凡親戚故舊之求診者。治無不效。而於婦科尤得手。余羨其能。常問津焉。馮君不秘所藏。乃出胎產指南一書。以示余。披閱既竟。不覺撥雲見天。恍然心得。是書也。證治周詳。議論透澈。非尋常膚淺之書可同日而語。誠爲胎產主治之指南矣。但歷時久遠。傳書不多。若藏爲秘枕。

豈非湮沒不彰。商請馮君。願公同好。質諸裘君吉生。贊任發刊。以廣流傳。余知此書出。不脛而走。乃意中事。馮裘二君。造福於婦女。其功豈淺鮮哉。余不敏。爲誌其緣起如此。

中華民國八年四月慈谿徐蓮塘識於紫荊花館

致徐相宸先生函

逸人

相宸先生大鑒。前荷不棄。惠賜　教書。頓開茅塞。心感莫銘。於夏歷二月二十日。復上蕪函。託徐友丞先生轉交。諒邀　瀏覽。至以爲念。頃見紹報九年三月分。　足下致裘君吉生一函。論改革藥品事。　當與藥界熱心者。竭方提倡。扶掖進行。期限數年之內。有確實可用之新藥貢獻於社會。以藥學之說。屹然立定。而後醫學始可措手矣。逸聞命之下。極表同情。明知人微言輕。哆口妄談。徒貽隕越。但事關大局。中醫改革之成敗興衰。在茲一舉。醫界諸公。當共負完全之責任。理所然也。　不肖如逸。忝屬醫界之一份子。於羹牆之見。

拜前輩之光、略識端倪。得明道岸。爰不敢自藏鳩拙。而效喋喋之嗇夫。捫虱之風。頴端先假。倘三生緣訂。當約踐平原。作他年之十日遊。而共話衷曲焉。改良藥學。紹報七年一號。曹赤電君已詳論之。其編輯體例。分釋名、產別、採製、形態、氣味、成分、效能、主治、輔助、禁忌、發明、用量、備考、處方、等十四門。一一以實驗爲依歸。無事乎虛浮之套語。 倘實事求是。爲中藥之第一巨觀。逸敢預言也。惟時已隔二年之久。疑曹君已編輯完全。屢欲修函致問。奈爲俗冗所羈。未克一償所願。今因 足下提議。故連類及之。然曹君之初議固佳。而待夫研究商榷者。尚有數端。一曰成分。化學之實驗雖工。遇植物誠難措手。西法取金石。故化驗尚多可憑。若吾國之用藥。惟取根升梢降葉散梗通之特性而已。 足下有中華藥物學類性出版之預告。 逸素表同情者也。但吾國藥物。若不取成分。西人必笑爲理想之陳腐。 而專尚成分。其礙又若是。大抵姑妄言之。 姑妄置之可耳。一曰性質。如半夏性主降而質滑潤之類。亦爲

致徐相宸先生函

吾國理想之論。所不能少也。曹君未言。茲特補之。未審足下以爲何如。再此帙若成。當資爲寶鑑。宜定名爲中華藥物學。此外若 足下之藥物學類性。曹赤電君之規定藥品之商榷二書。亦皆當兼資參考。所不可偏廢。然更有急者。吾國近年通商大埠。西藥盛行。天津盧君抑甫。慨利權之外溢。有以中藥仿西藥製劑以代之提議。 逸亦素所贊同。編輯中華藥物學調劑學。決不容稍緩者此也。蘇州張叔鵬君創設中華製藥所。提精擇粹。遵古法而形西式。乃吾國藥肆改良先導也。常熟張汝偉君曾爲序其仿單。逸嘗欲修函往索。以素不相識。礙難冒昧。年來擬創辦製藥所。以中藥仿西藥之泡製而代之。 兼設藥品陳列所。藥品化驗所。以資考究學識之地。皆獨立經營。決不仰人鼻息。 蓋因吾國之眞同志者。寥若晨星也。奈鞅掌公廷。服勞家務。終朝碌碌。暇晷毫無。力所不逮。材所不通。有不得不姑擱置者。凡此數端。皆區區之意。 尚希 足下以研究而開導者也。書不盡言。餘音續復。 再此函本擬直接寄奉。 因爲通告起見。故由報社發表轉呈。諸希原諒。再大著有訂正鼠疫良方。徐友丞君。曾言此書。已經售罄。而敝友某君。急欲一閱。尊處如有舊藏善本。可否賜我一閱。閱畢卽還。决無訛誤。忝叨愛末。諒不至却拂也。專此致意。敬頌著安。

應徵求醫俗之迂談及病家改良之忠告

儀徵舊港鎭楊晉侯

嗚呼。今日之世界。改良之世界也。中外交通。華洋薈萃。農工商賈。無不精益求精。蒸蒸日上。愈改良而進步愈速。吾醫界亦然也。自西醫輸入。中醫日受擠排。患病者則厭舊喜新。業醫者則窮途日暮。一般中醫之士。無不言曰改良。而改良之聲呼遂高矣。要之中醫之改良固急。然病家之改良尤不可緩也。醫者因病而設。不過爲病家之代表。醫與病乃連帶之關係也。譬如一國之文明。非一人之文明。必須全國人民皆有文明智識。始稱文明國也。吾中醫之不振者。並非由於中醫拘古而不維新。實由於病家毫無醫學智識之所致。往往病家清濁混淆◎黑白顛倒◎不問醫之程度是否優劣◎但擇醫者時與不時耳◎(敝處此風盛行謂時水即能勝病)於是醫家則智者晦◎愚者反行◎醫界之黑暗◎大有不堪矣◎此種惡習◎鄉愚之人◎姑置勿論◎雖明達之士◎亦難免此習慣◎其不良也可知矣◎觀於西醫之昌明◎由於西人普有衞生智識◎能有衞生智識◎醫學自在其中◎此乃一定之理◎古人云◎十室之邑◎必有忠信◎三人同行◎必有我師◎擇善而從◎不善而改◎果能如是◎則智者自彰◎愚者自晦◎醫界之前途亦大放光明矣◎此則不過舉其一端◎他如求仙方◎跳巫驅鬼◎祈神擇醫◎請靈菩薩◎種種惡習◎不但不能有益於病◎且足貽害無窮◎誠可痛哉◎鄙人閱讀貴報第四十五期◎載有徵求醫俗之舉◎故特不揣冒昧◎略具芻言◎力闢其社會之惡習◎并將貽害之點說明於左◎不知 社長以為然否◎

(甲)求仙方 現今極盛之風俗◎莫過求仙方◎無論輕病重病◎ 初則均以仙方治之◎得獲倖免者有之◎自買其禍者亦有之◎試問仙方果是仙人之遺傳歟◎

抑仙人眞有仙機而轉危急歟◎非也◎凡仙方亦是由人臆造之單方◎不過竊取仙字之名耳◎古人云◎執成方而治病◎古今之大遺憾也◎醫家尙且戒執成方◎則仙方之爲害◎自不待言矣◎或曰◎仙方大概屬於淸描淡寫之藥◎無甚大關出入◎予則曰誤矣◎藥用淡而通神◎藥能對症◎雖砒礵亦是活人之妙藥◎不能對症◎雖甘草亦是殺人之利刃◎豈得謂無關出入之理哉◎如調理之病◎尙可遷延◎若危急之症◎片刻不能延緩◎（諺云救命如救火）以迅雷不及掩耳之急症◎付諸幽渺之仙方◎往往延期致斃◎如盲人騎瞎馬◎夜半臨深池◎誠可嘆也◎

（乙）跳香火　愚蠢之人◎一經有病◎卽請巫至家◎鳴鑼安神◎持鞭耍辮◎飛舞跳躍◎焚燒松香◎爲退鬼之法◎其形甚惡◎雖常人見之◎無不股慄然◎病者乃是病也◎果是鬼爲祟乎◎凡病人當以靜養爲佳◎雖言語尙嫌擾亂◎烏能任此凶頑恐嚇◎豈不輕者促其重◎重者促其死乎◎卽雖陽壽未終◎苟獲僥倖於萬

一。以後必帶心悸怔忡等症。或一聞響聲。則心無主也。此必然之理。蓋病者百脈空虛。感觸最易而最深。爲終身難除之患。忠告諸病家。切勿蹈此惡習也。

（丙）拈神鬮　往往有餘之家。每至病劇之時。延請數醫診治。自不能甄別醫者優劣。遂决諸神前。果在神前拈着何人之方。何方則遵守之。此乃自貽伊戚之門。凡病自當擇醫而治。亦無庸卜諸神前。試問菩薩果能爲醫家甄別耶。此皆不得而知也。然而以生死之攸關。恃諸空洞之神鬮。豈非以人命爲兒戲哉。稍有智識之人。亦必不信。卽雖請醫診治。决不可延請多醫。醫者愈多。而病者之心愈加紛亂。蓋醫者關於名譽。不得不各邀其功。意見必不能統一。病者則立蹈危機也。可不愼哉。

（丁）靈菩薩　敝處發現一種可驚可駭可笑可悲之事。爲他處决無者也。本城東區鄉間。有一妖婦。自稱老菩薩化身。故號之曰老菩薩。（又呼之靈菩薩）

其人約三十餘歲◎其形甚怪◎并可替人看病種種諸術◎人往求者◎每日其門如市◎當在百人以上◎其看病之例若何◎往求者◎出錢三百六十文◎名曰開香堂◎點起香燭◎妖婦則卒然顛仆臥地◎喃喃自語◎令求者跪在於旁◎聽病原◎（滿口純是京調）或首聲高呼◎病者來心不虔◎先罰燈油數十斤◎然後再行看病云云◎（二三十斤不等）病者決不敢違抗◎（所罰之油均用缸盛其厚利可知往往受罰者居其多數）頃刻間復行站起◎用手指甲在病者患病處◎（或手脈等處）痛掐數十次◎以掐出紫疙瘩爲止◎謂菩薩施用神針之故◎（又名曰指針）許多迷信深者◎據云不甚疼痛◎亦有疼痛難受而呼叫者◎用藥則香灰一包◎或出乎王道之外◎甚至雖藥舖所無者◎（如狠虎草神仙草）此乃病家就醫之形狀◎仍有一種菩薩出診之說◎出診當在夜間◎每夜所診◎亦在數十人以上◎凡夜間出診時◎妖婦則於晝間或預日告於有病之家主◎晚間則擺香案迎接◎至次日爲至◎病者仍臥於床◎謂菩薩看病◎不拘時間◎

亦毫不知覺◎然有何憑證◎滿屋香氣極旺之時◎則是老菩薩來矣◎出診之價值◎倍於醫家出診之價值也◎此種惡習◎可謂出奇特別◎罕見罕聞◎令人可笑亦可悲也◎其爲害之處◎無庸叙述可知矣◎以表面言之◎與我馬牛之不相及◎實際言之◎大爲醫界前途之障礙也◎鄙人曾欲干涉◎因恐傷於地方之感情起見◎爲先父阻止◎自今仍抱不平◎特誌目覩情形◎以供諸一笑云爾◎

致上海各報論時症

己未春徐相宸稿

大主筆先生大鑒◎天氣暴暖矣◎流行之症◎非惟不減◎較前更烈◎不佞前日之論驗矣◎西人謂之痒症◎名義原因◎仍爲普通社會所弗解◎請仍以華醫名詞言◎似較易曉也◎今之時症◎與前半月實大不相同◎其見證不必有寒熱◎其病盛於裡◎有頭暈嘔惡肢麻◎極似痧氣◎其舌苔濁膩而厚◎亦與痧氣無異◎施以宣刮◎卽時現深紅色◎又與痧氣同◎亦有吐瀉交作者◎亦有神昏者◎其病源則

穢濁之氣◎由口鼻而內走心肺腸胃◎故傷人甚速◎既不可誤認傷寒◎而妄投溫散◎又不可誤認春溫◎而專事清寒◎惟有芳香祛穢◎清解熱毒◎最爲合法◎嘗見用荆防而鼻衄不止神昏譫語者矣◎又嘗見用山梔黃芩茅根蘆根苦寒抑遏而氷伏者矣◎又嘗見橘半朴麯溫燥刼津而焦燥者矣◎又嘗見枇杷杏仁桑皮苡仁引邪下陷者矣◎種種流弊◎難以枚舉◎一言以蔽之◎則凡醫者診治現今盛行之症◎當細心分別◎不可籠統施治◎蓋往年時症◎治籠統之法◎不過遷延不愈而已◎惟現今之時症◎則往年籠統之法◎往往有意外之變◎如夏正二十日◎派克路◎益壽里◎常州屠衛生君之夫人◎由甚輕之時症◎而變危篤之痰喘◎醫者猶不知治其所以致變之由◎拋却前事◎而專醫痰喘◎以極峻烈之三子湯投之◎越四小時◎病無轉機◎屠君乃轉而求余◎蓋屠君前年曾患單脹大症◎爲余治愈◎而不知余亦能治時症◎然其夫人一誤再誤◎雖有善者◎無從爲力◎越宿而逝◎狀甚慘也◎廿一日邵可歆臣君◎亦以誤治而變連珠發呃◎余初不治其當然◎

而治其所以然◎不知若憑証為不切◎爾藥必服◎然脈象雖太過◎神氣未壞◎治之得宜◎猶不至於有意外也◎（當時有以丁香柿蒂進者後竟不起不知其究竟何去何從也）此皆最近之實事◎當其初病◎醫者所用極其普通平淡◎自以為無害◎庸詎知其變端有非彼意料所及者乎◎以初病甚輕之症◎服普通平淡之藥◎猶有意想不到之變◎則凡重於此者之性命◎其危險更何待言◎須知醫之治病◎必當知其病之所由起◎與病之所由變◎以普通平淡為巧◎則輕者可以變重◎以救急不問病原為切◎則病人之性命危矣◎醫家治病◎相習而不改◎病家擇醫◎亦樂取其普通與平淡◎不知天之生病◎乃不肯一成不變◎年年有異◎所以年年時症初起◎從無一起即滅之事◎待醫家與病家已識得病源◎知其治法◎而病魔早已返駕矣◎不治方來◎但治過去◎此時症之毒燄◎所以年盛一年歟◎噫◎

黃土化疫湯論（即中華衛生公會印送兼傳通治瘟疫屢驗奇方論）

徐相宸

欲知治疫之法。當先知疫之原理。如曹赤電君首述種種。乃致疫之原。（與鄙人前復汕頭何約明君疫有九因可互參）即鄙人所謂濁•鬱•穢•毒•火•之所由來也。故鄙人每治時疫。多主導濁•開鬱•逐穢•解毒•清火•雖極重之症。亦有愈者。（有時疫之新治驗兩則已寄紹興醫學報披露）簡言之。即所謂清必兼開。大開門戶是也。疫狀已顯。不得已用以救急。（參看前著時疫三大險症等篇）而此方則時疫將發未傷時之極平和極神奇之方。鄙人極端贊成。可以放胆服用。無須顧慮者也。茲將方藥用意。與曹君有出入者。縷晰言之。以貢海內諸明哲參考。

萬物土中生。萬物土中滅。百凡毒質。無物可化者。一得土則自化爲無。此黃土之善於化毒也。故黃土當重用。爲此方之君。

白明礬。西醫謂其善於殺虫。吾則以爲善於化濁。凡水之汚濁不可飲者。入以礬而攪之。卽澄清而可飲。舊時治霍亂痧脹諸藥。其力極速者。無不有白礬◎凡發痧脹◎單服白礬◎亦能向愈◎其能治痧◎即其能治疫也◎（痧脹亦時疫之一）凡是濁氣所成之疫◎無不可以用白礬◎第醫者多不察耳◎當以之爲臣◎

銀花甘豆◎解毒湯也◎時珍稱大豆解百藥毒◎又合甘草◎其驗乃奇◎黃豆治痧◎其效與明礬等◎黑大豆則專主解毒◎甘草得土氣之全者◎銀花淸解毒火而甘者也◎凡藥之善能解毒者多甘◎蒲公英紫地丁善能解毒◎皆以甘◎故此當爲佐使◎

如上所論◎輕重攸在◎無可顚倒◎故當改定名稱◎曰黃土化疫湯◎至其分量◎當然改定◎計

純黃土一兩（須用極潔淨無雜質及微生者坎地深取則純矣）

明白礬三錢（礬字不可寫錯但須知此物乃南貨店中所買入家常用之物卽無誤矣）

黑大豆五錢（小者乃馬料豆穭豆斷斷不如大者解毒宜生用必不當炒）

粉甘草三錢（生用去皮不可用東洋貨須道地國貨）

金銀花五錢

或疑方已見效◎何必再改◎不知小豆炒過◎不合藥學原理◎或又謂既不合理◎何能見效◎不知大段既合◎不在一味之不如法也◎況不如法不過是法未完善◎並不是藥性反對◎經我一改◎則君臣佐使◎皆堂堂正正◎可爲經方◎而不得更謂之單方矣◎原方君臣未配准◎故有一劑不愈◎當須再劑◎一經配准◎則一劑便得不煩再進也◎原方名稱既不簡括◎並欠大方◎故亦僭易之◎

時疫野譚

戊午冬鎮江袁綠野稿

蓋聞孽自人爲◎災由天降◎今歲夏秋以來◎久旱無雨◎非止一方◎燥氣偏亢已極◎以致時疫流行◎家家戶戶◎傳染頗劇◎且無一人能免者矣◎靡不以天災目之◎予則曰否◎乃人自爲之耳◎何也◎鄙人潛居山野◎徧覩田家屋舍窄狹◎入門

豚栅鷄棲牛欄糞厠◎居之上席◎一種穢惡臭氣◎須掩鼻而過◎此係鎭江土人習慣風俗◎雖大聲疾呼◎牢不可破◎他處有無◎非予所知◎在氣壯體强者◎邪不勝正◎在氣弱體衰者◎正不勝邪矣◎或與衞生一道以講求◎奈聾盲其人何◎試以天時久旱而言之◎人居於燥氣之中◎呼吸出入◎皆燥火也◎日餐藜藿◎勤於農作◎內損其眞◎外勞其形◎况以澗溪池沼◎乾涸淤淺◎其中積水◎深不盈尺◎五色畢具◎渾濁汚穢◎不堪入目◎雖云臨渴掘井◎徒然無濟◎欲求清潔澄澈者◎須出門數里◎盡憚其勞◎人皆捨遠從近◎終日咽下◎惟此濁水而已◎其中毒質◎俾臟腑日受其害以自甘◎倘使顯微鏡而窺之◎不知其間有幾許微生虫也◎噫◎人乃血肉之軀◎並非鐵石◎終日遭此種種邪穢◎加以燥火外侵◎水毒內蘊◎乃外感內傷兼有之症◎幾成一時疫世界矣◎毋怪乎屢屢暴死◎而莫之救◎余故曰今年時疫非天災也◎實由人自醞釀而成◎豈非蓄之久而發之暴哉◎惟善衞生者◎庶可免之◎嘗閱本草綱目虫部所載◎溪毒◎射工毒◎沙蝨毒◎三者皆水

中物也。其毒甚烈。最易戕人生命。前賢李時珍輩。辨之最詳。茲不復贅。查溪鬼虫集解條下云。此虫惟蟾蜍鴛鴦能食之。鵝鴨能辟之。故禽經云。鵝飛則蜮沉。蜮卽射工也。因鵝乃善制射工者。綱目言鵝血飲之。并塗其身則已。竊謂飲毒水而患時疫者。有雜三者之毒乎。抑別有毒物乎。井海蠹天。弗辟謬妄。敢供一得。聊助一醫界諸君片刻之談耳。

附錄時疫證治十條

初起一二日。頭痛身痛。寒熱。無汗。舌苔白膩。不渴。大便溏泄。胸悶。咳嗽。脈象浮遲無力。乃燥寒傷於上焦氣分。以荆防蘇杏湯主之。得汗則已。

荆芥　防風　蘇葉　杏仁（炒去皮尖）　薄橘紅　法半夏　前胡　象貝母　生薑　大棗（去核）

初起一二日。頭痛身痛。寒熱。無汗。舌苔乾白。微渴。心煩。咳嗽。脈象浮數有力。乃燥風傷於上焦氣分。法當淸宣表邪。薄荷連翹湯主之。

蘇薄荷　淨連翹　京赤芍　蘇梗　桔梗　生甘草　炒杏仁（去皮尖）

薄橘紅　福橘絡　象貝母　鮮枇杷葉（刷毛布包）　生薑皮

服荆防蘇杏湯或已汗。或未汗。脈轉浮滑。大便或已實。或未實。咳嗽微喘。

熱勢反增者。清肺化痰飲治之。

霜桑葉　淡黃芩　牛蒡子（炒）　蘇梗　桔梗　枳殼（炒）　前胡　象貝

母　橘紅　杷枇葉（刷毛蜜炙）　白蘿蔔汁（冲服）　杏仁泥

服薄荷連翹湯或已汗●或未汗。咳甚熱增。大渴。便秘。有時譫語。脈來滑

疾。舌絳苔黃。不可再汗。清燥救營湯主之。

南沙參　知母　象貝母　元參　粉丹皮　川鬱金　光杏仁　瓜蔞皮

霜桑葉　橘紅　紫苑　炒山梔　鮮枇杷葉（刷毛布包）

初起喉痛。咳而兼嘔。一身皆痛。寒熱大作。無汗●微渴。舌燥唇焦。大便或

溏或結。脈息浮數而勁。速以解毒逐穢湯治之。

紫荊皮　貫衆　銀花　連翹　射干　殭蠶（炙）　藿香　川鬱金　薄荷尖　牛蒡子（炒）　桔梗　生甘草

服解毒逐穢湯不應。而反神糊譫語。咳喘氣急者。此穢毒太甚。急護心包以救肺。制火清金湯主之。

元參心　丹皮　知母　川貝母　瓜蔞子（炒研）　陳胆星（溶化和服）　天竺黃（先煎）　光杏仁　九節菖蒲　川鬱金　藿香　化橘紅　活水蘆根（去節）

燥火傷陰。誤投溫燥之劑。重刦津液。唇齒焦枯。舌色乾赤無苔。大渴引飲。神煩譫妄。脈象浮洪。元參地黃湯主之。

元參　鮮生地　天門冬　大麥冬（連心）　丹參　抱木茯神　炙遠志肉　花粉　西洋參　甜梨汁

屢服清燥之劑而不爲功。或雜藥亂投。或病家自誤。以致邪陷厥陰包絡。熱盛火爍金傷。時時譫語。神糊。喘促汗出。煩躁。危篤已甚。此內閉外脫之象也。

牛黃丸 至寶丹 紫雪丹 等並主之

陽明證用承氣法下後已大便。諸證皆已。而咳嗽綿延者。此氣血皆傷之症。速宜益胃土以生金。沙參保肺湯主之。

南沙參 北沙參 雲茯苓 甜杏仁（炒去皮尖） 馬兜鈴（蜜炙） 欵冬花（蜜炙） 桑白皮（蜜炙） 橘紅（蜜炙） 宋法夏 苡仁（炒） 枇杷葉（刷毛蜜炙） 香粳米

初起無熱症。用表藥已得汗。餘無所苦。而咳嗽痰喘綿纏不已。有如肺癆者。三子海蛤湯與之。

白蘇子（炒） 白芥子（炒） 萊菔子（炒） 海浮石 青蛤殼（煅） 白前（蜜炙） 百部（蜜炙） 象貝母 薄橘紅 光杏仁 苡仁（炒） 霜桑葉

枇杷葉（刷毛蜜炙）　白菓

以上十條。雖獲功效。奈出自臆見。且杜撰草草。井蛙之譏。知不免矣。仰醫界諸君哂政。

爲儀徵時疫蔓延之忠告

己未春時逸人稿

嗚呼。今何日耶。非己未年夏歷二月十五爲吾義徵時疫蔓延諸同胞罣罹慘禍之日耶。呻吟傳於比戶。啼哭應於滔途。幾令人有耳不忍聞。目不忍覩之慘態。嗚呼痛哉。凡吾同胞。皆國民之一份子。將來爲國爲家。希賢希聖。前途進步。未有艾也。今一旦疫禍暴加。同歸於盡。凡有生者可悲可痛之事。孰有逾於此者哉。執政者竟視爲膜外之事。痛癢無關。其存其沒。任其所之。令素無醫藥常識之病家。坐視病者之死亡。而手足失措。或則委命世醫。亂投藥餌。或則購買西藥。以病試方。肺腑無言。寃鬼夜號。滔滔舉世。其奈之何。僕忝屬醫家。目擊心傷。故將逐日來設身處置手揮目送之事。爲諸君略一告焉。

爲儀徵時疫蔓延之忠告

際茲時疫發生。染病者十人居九。但以鼻塞咳嗽之傷風小恙。治宜杏蘇前桔之類。飫聞厭見。夫人知之。儘可付之不必深論。其未敢默爾而息者。則頭脹心悶之猝加。痙厥昏狂之立至。癍疹之不透。閉陷之不起。氣逆嘔吐之頻增。呼吸短促之踵接。俄頃之際。反掌存亡。豈市井業醫輩。一紙煎方。十餘味之輕淡藥品。所能已哉。或者謂斯病也。其發也暴。其死也速。有令人不及施治之憾。然思患預防。儔非勝算。上工治未病。聖人垂戒深矣。殆已病也。六氣有偏勝之調。疫癘有猛悍之治。因物付物。有故無殞。任勞任怨。放胆直前。然非裕精當之深思。確切之診斷。誰具燃犀之照。克臻於此乎。倘逡巡瞻望。誤事因循。博一己謹慎之虛名。貽他人夭亡之實罪。圖私利。喪天理。豈軒岐傳道之本旨。以壽世壽人之學。作牟利之營業云耶。僕立此言。非敢妄詆業醫諸君。奈目覩薄俗。私衷憤發。所不能自已。爰不辭僭妄。將此疫之原因症治療法等。一一衍成蕪辭。分別如左。以供研究衛生者一助。

（原因）客冬深受嚴寒。潛伏於腦髓督脈之內。今感受時行之氣。故發病如斯。

（與東名流行性腦髓脊膜炎症相類）

（症狀）（初候）頭脹裂痛而眩。心悶煩亂。週身痲痺。嘔吐不止。煩躁無奈。

（中候）忽然戰慄。乃發寒熱。（有單寒不熱單熱不寒者有不發戰慄者）週身皆現癍疹。出而不透。頭筋及項筋背筋塞痛。皮膚頓失知覺。神識糢糊。不能言語。甚有手足失措。循衣摸床者。

（末候）呼吸短促。痰壅喉鳴。牙關緊閉。瞳孔陷落。筋肉縮短。經絡青紫而强直。痙厥倏來。閉陷立見。頃刻而死。

（經過）約五六時。速者三四時。至遲者。不過一二日之內必死。

（診察）色困形鈍。面槁唇枯。六脈沉伏。而細弱無力。舌質乾槁。苔色枯黑。口鼻氣穢。聲促痰鳴等症。

（病理）西法有黴生物之肆虐。腦氣筋之受害。成流行性腦髓脊膜炎。與斯症若合一轍◎然吾人既乏器械之檢查◎似未可以耳代目◎昧實際之徵求◎試以吾國理想之舊學純之◎腦爲髓之海◎髓乃腎之充◎督脈爲之運行◎通達於其間◎非西人之所謂神經乎◎血輪乏抵抗之力◎而病先入心◎氣胞失融解之能◎則病歸腦府◎頭脹裂痛而眩◎腦臟病也◎心悶煩亂◎心臟病也◎週身麻痺◎嘔吐不止◎煩躁無奈◎神經病之現象明矣◎（俗以嘔吐爲胃病或以爲肝病者皆非也試觀嘔吐者頭必昏眩異常徵之平人可知而西人用麻醉藥必吐以此比例燭照如神）殆戰慄作◎寒熱發◎瘀疹現◎經滯而絡瘀◎（經乃行血管絡乃迴血管不可不知）血色乃外見◎鑿鑿可徵◎昧者誤認爲胃熱外出◎方發散是務◎升麻葛根◎十神散◎三黃石羔之儔◎競競圖進◎抑知苦寒敗胃◎辛燥耗氣◎實足爲病樹幟◎無怪服此而死者◎相望而枕藉也◎且夫頭筋項筋脊筋塞痛◎皮膚頓失知覺◎神識模糊◎不能言話◎手足失措◎循衣摸床◎呼吸短促◎痰壅喉

雜著

鳴。牙關緊閉。瞳孔陷落。筋肉縮短。經絡青紫而强直。痙厥倏來。閉陷立見。何一非心腦之受病。爲神經之現象乎。（神經二字吾國譯作腦氣筋軀殼臟腑無處不有知覺最敏感應最速精神所注氣血所歸爲人身最要之區部卽吾國謂之督脈是也精細詳辨已見紹興醫報茲不贅）卽以診察而論。脈沉伏而細弱。舌枯槁而燥黑。孤陋寡聞之輩。幾何不望而却步。咄咄書怪也耶。試以斯理斷之。神經受病。而氣血皆困。血不充。故脈體沉伏而細弱。氣不布。則津不至。故舌質乾槁。汚穢惡濁。充滿神經。一髮千鈞之繫。不絕如縷。再加藥石亂投。惟有促其死耳。僕因此大聲疾呼。而忠告我諸同胞曰。斯病也。乃病也。非有奇異之可言也。若陰狐鬼蜮之伎倆。所難治也。諸君乎。欲得完全之治療。請觀下條之方論。

（治法）開裡。透竅。導濁。清熱。解毒。（際此邪勢充塞決非一法之所能已故歷

爲儀徵時疫蔓延之忠告

見世醫用一法治之毫無效果致延壞症多矣）

（方藥）麻黃二錢　浮萍一兩（鮮者）　麝香三分（研冲服）

牛黃二分（研冲服）　氷片五分（研冲服）　石菖蒲三錢（打）

羚羊五分（磨冲服）　犀角五分（磨冲服）　生石膏一兩（先煎）

生大黃五錢　芒硝三錢（後下）　木通二錢

車前子三錢（布包）　生萊菔汁一杯（冲服）生葱汁一杯（冲服）

依法煎服（徐氏方已見衞生醫報及紹興醫報）

（特方）取生葱數斤。絞自然一碗。略加生薑汁數滴。蒸温服。呑下麝香三分更妙。

（方論）應閉悶之需。理宜大開門戶。是方也。兼開表通裡。透竅導濁清熱解毒數項之長。尤多芳香靈異之品。以直走神經之道。敵元兇大逆之巨魁。舍此烏能奏效。雖然。紙上呆方。變通在意。膠執而拘泥之。焉足云醫。

且夫千里之馬。必待夫伯樂之善御。閱者諸君鑒諸。

（附方）行軍散　絳雪　玉樞丹　牛黄丸　臥龍丹等。亦可預備酌用。

（善後）摸棱逢迎之術。世醫優爲。僕不欲徒多嘵舌。但亦宜清滋肺胃。切勿大劑膩補。

（預防）愼風寒。節飲食。戒勞動。息憤怒。毋干天氣。毋犯時和。倘稍有小恙。亦宜調理兼週。愼勿因循貽誤。俾得熙熙皞皞。鼓腹承平。熟臥飽餐。天年樂養。僕當爲諸同胞額首慶矣。吾同胞勉之。

儀徵醫俗弁言

逸人

吾儀醫俗。極爲鄙陋。凡學醫之士。卽盡棄古書。謂書中皆刻版呆方。不適於用。懸壺之醫。皆抄錄其師氏臨症通治泛常清淡之藥。數十味而已。無論內傷外感之病。惟彙集十一三味泛常不切之藥以試之。此外則更無他技矣。父以授子。師以傳弟。積俗成風。如出一轍。故於讀書一項。視爲畏途。倘勸其讀書◎則彼必曰吾業此爲衣食計◎豈暇及學術哉◎此乃出於鼎鼎時醫之口◎若他醫則更不堪問矣◎逸立志整頓◎思有以補救之◎乃與同志數人◎研究善處之法◎擬創辦醫學會◎以期精求學識◎積極進行◎經旬之間◎得同志者◎約十五六人◎於是公推逸爲代表◎函致紹興分會索閱詳章◎本意章程一到◎卽便實行◎詎料有姜張二老醫者◎不學無術◎理道毫無◎堅不承認此舉組織◎同道中二十餘人◎以反對之◎所有贊成逸之設會諸友◎大半爲伊誘去◎所最可恨者◎彼等大言欺人曰◎醫會成立◎吾輩無立足之地◎則衣食從何而來◎終爲餓殍而已◎斯言也◎一唱百和◎同聲響應◎雖經縣長及巡警局長出示曉諭◎其如彼之頑固不化何◎逸孤掌難鳴◎喟然思返◎而儀徵醫會之名◎已成畫餅◎但失信於紹興分會矣◎然失信之愆◎本屬意外◎而原情略迹◎還祈　曲宥也◎此逸赧顏之處◎亦吾儀醫界陋劣之處也◎爰不敢自秘其醜◎將儀徵醫界之俗習◎調查齊備◎編輯成章◎錄登　貴報◎以供瀏覽云◎

辨時君逸人咳嗽用杏仁遺害說

南京包農輔

前閱貴報。第二號末頁。載有時君論嗽咳用杏仁之遺害一節。余反覆讀之。極爲欽佩。且極表贊同。時君誠有心人哉。然杏仁之過。固不可不言。而杏仁之功。亦不可不彰。攷杏仁有甜苦兩種。甜杏潤肺利氣。功能滌痰。（試以用過之杏仁泥洗滌油膩垢物則潔白如新此足徵其能去頑痰宿垢也）外臺云。日服杏仁茶一杯。（卽杏酪）七日後。其身必大汗。可以驅宿邪。並治一切風氣。蓋肺與皮毛相表裡。而毛竅亦爲肺司呼吸。准是以觀。則不能言杏仁功專治氣。而與肺無關也。且先賢有云。治痰先治氣。亦屬千古不易之論。觀是咳嗽之用杏仁。有由來矣。若夫久咳癆咳。則又當別論。自宜謹避之。因其尅伐無辜。恐傷本元也。且杏仁內有散油之毒質。甜杏雖含之微薄。然亦不免有損害肺臟之慮。因久咳癆咳。肺氣已極衰弱。何堪再受意外損害。至於苦杏。則富含自散油質。其功能雖較甜者略勝。而其毒性。亦較甜者猛烈。稍一不愼。遺害無窮◎誠如時君所云◎反足爲病樹幟也◎時君又云◎杏仁含有乳質◎用之非但不能化痰◎適以生痰◎此說理由◎似不甚充足◎蓋時君本修園生痰壅氣之論而立說也◎卽或有之◎亦言其害之小者◎實則傷損肺臟之問題◎其害當更甚於生痰百倍也◎余今以最可怖最可靠最簡便之試驗法◎爲研究藥學諸公言之◎想亦爲時君所樂聞也◎每苦杏二兩◎內含自散油毒質約四厘◎將此二兩苦杏◎入銅臼或石臼搗成泥◎以紙熨出此四厘之自散油◎能毒死一田雞◎每自散油二三分◎能毒死一人◎甚矣◎其毒之烈也◎可不懼哉◎桃仁亦然◎栢子仁含此質更重◎（要知凡屬子仁均有此種自散油毒質不過所含有多寡之別耳今此三仁乃其最著者故有去油之手續也雙仁桃仁之所以殺人者亦因其富含此質也）一先君曾於包氏研究錄初集中◎痛論三仁之害◎時君所云◎想係指苦者而言◎蓋同一杏仁◎而於甜苦之間◎有此莫大關係◎藥性可不研究乎◎惟吾國數千年來◎歷代名流◎均用之而無異言◎醫家病家◎胥認其爲治咳要藥◎嗟乎◎陰受其

害。至死而不悟。豈不痛哉。且本草立苦杏爲正品。反以甜杏爲果食。誤世誤人。良非淺鮮。今幸時君作疾聲之呼。吾願世之君子。其信時君之言。而加審愼焉。

論汗

常熟張汝偉

汗爲五液之一。風寒阻遏腠理。頭痛惡風。得汗卽解者。此風寒之邪。因汗排泄腠理而外達也。又或時當炎暑。熱度外迫。肌膚不密。涔涔汗出者。此暑熱之邪。因汗排泄腠理而外達也。又或伏暑之邪。乘新凉而發。戰寒轟熱。得汗淋漓。熱退身凉者。此時瘧之邪。因汗排泄腠理而外達也。得汗而解者。邪在衛分氣分。輕而易解也。得汗不解者。邪在營分血分。深而難出也。此言其常。不知其病之有變也。每見時醫立方。論日不論症。初起一二日。但見發熱之症。不問其爲傷寒傷風。濕溫熱病秋燥等症。一律惟牛蒡豆豉。羌活浮萍之屬。以開洩其表。而欲出其汗。然或屢表無汗。而肺胃之陽已傷。或汗出淋漓。

而心肺之陰告竭。或但頭汗出。釀成戴陽之症。或自汗不止。致見𧈪脫之變。至是而用固表收歛之藥。亦已晚矣。經云。汗爲心液。又曰。奪血者無汗。奪汗者無血。是則汗之一物。固由於血之化氣。皮膚軀廓之邪。一汗卽解者。血液清而氣機流利矣。若內傷之症。關於臟腑。汗之。適以傷表。見痙見厥。醫之誤也。而今之時醫。舍表無別法。而病家心理。亦以爲汗出卽愈。舉世皆然。習俗難破。不知其死於不當汗而汗者多多矣。苟能熟讀仲景之書。辨別世賢之理者。必不以吾言爲妄談。論甫畢。適裘君吉生。惠我醫藥叢書。內有王鞠坪先生所著醫學雜著。所論發汗一節。與愚見相符合。然言之透。理之玅。謂尤未能望其項背也。讀謌斯篇。而所見有相合者。請再向紹興醫報社。購一集叢書一閱。於學問所得。必有益耳。

論肺脾同病之根原及療治方法

張汝偉

肺位居高。其葉四布。有如華蓋。吸淸吐濁。氣賴以運。有喉管司吐唾。鼻竅司呼吸◎爲一身之槖籥也◎故肺能統氣◎氣能統血◎氣行血行◎血行脈和◎誠以肺朝百脈◎肺主空氣◎職是故也◎而肺又爲嬌藏◎嬌者易病◎是以碎則不鳴◎空則不鳴◎實則亦不鳴◎而咳嗽吐血肺痿肺痺肺癰肺脹諸症◎由是煩矣◎雖然◎土旺金生◎肺爲脾子◎治肺者◎其於脾臟◎必須顧及也◎蓋脾位居中◎其運四布◎坐鎭中央◎升清降濁◎食賴以運◎有胃管司飲食◎有二腸司糞便◎爲吾人之後天也◎故脾能統血◎血足精多◎精血旣充◎精氣乃全◎誠以脾爲坤土◎土生萬物◎職是故也◎以脾性喜燥◎最易聚濕◎是以濕則痰多◎積而成飲◎散則多成臌◎而浮腫氣逆喘咳脾泄脾傷脾風諸症◎由是多矣◎雖然◎金能制木◎木能尅土◎治脾者◎其於肺臟◎必須思維也◎肺脾二臟◎既有承制之關係◎復有生尅之奧妙◎聲東實於擊西◎走南刦以指北◎脾病治肺◎肺病治脾◎其亦猶是乎◎今試以金匱之言證之◎金匱曰◎肺痿◎吐涎沫◎而不咳者◎其人不咳◎必遺尿◎小便數◎所以然者◎以上虛不能制下故也◎此爲肺中冷◎必眩◎多涎唾◎甘草乾

薑湯以溫之。明明肺症。却用和緩治中之甘草。溫潤入脾之乾薑者。誠以辛甘合而化陽。脾得溫而肺寒亦止矣。其他如肺脹之用小青龍。肺癰之用甘桔諸法。治肺者。莫不兼治脾也。而脾病之溢飲。大青龍中有麻桂杏石。以宣肺清肺也。水飲之用枳朮。嘔吐噦之苓桂朮甘。肉桂五苓等法。又莫不借肺爲宣導之機。肺脾之臟。雖懸隔。肺脾之治。竟須臾不可離也。故探其根原。施其療治。決非頭痛治頭。脚痛治脚之可以已於事者也。

辯諸躁狂越皆屬於火論

逸人

貴報八年四月分。朱君貢三。有諸躁狂越皆屬於火論。頗爲淵博。洵無賸義。然篇後曾自記徵求辯論。想朱君少年英俊。虛心好學耶。抑學識優美。嗚此自眩耶。逸不敏。爰就耳目所及之處。與朱君討論之。諒不我棄也。夫內經一書。博而寡要。故先哲謂讀內經之道。宜知比例之機。千萬脫略之文。比例而觀。如一堂之傳授。即精微玄妙之處。亦莫不以神明測之矣。病機十九條。爲至眞要大論中最精確者也◎帝問以要道必行◎桴鼓相應◎猶拔刺雪汚◎工巧神聖之道◎岐伯對以審察病機◎無失氣宜◎且引上古大要曰◎謹守病機◎各司其屬◎有者求之◎無者求之◎盛者責之◎虛者責之◎必先五勝◎疏其血氣◎令其調達◎而致和平◎深乎哉◎聖人之言也◎已自爲詳註之矣◎夫註言之體◎宜簡明精當◎握要鈎玄◎所謂片言能折獄是也◎以大要之言◎借作病機之註◎洵盡善又盡美矣◎何先生不明此理◎故不憚穿鑿◎不憚附會◎東拉西扯◎蒙混成章◎此固前輩之註經之俗例未除◎而後人之習慣已深◎良可慨矣◎逸嘗嘆中國醫學◎以本經內經傷寒金匱爲主◎而歷來註家◎決少特見◎非支離◎卽穿鑿◎抄襲成風◎有如塵飯土羹◎徒存形式耳◎每欲將本經內經傷寒金匱諸書◎折衷西法之實驗◎而晰註之◎奈孤陋寡聞◎礙難執筆◎惟有自怨自艾而已◎噫◎吾國醫學之不光◎實醫道前途之魔障◎生命之夭札◎利權之外溢◎胥由是也◎逸自恨妙手空空◎挽回無術◎今與君辨論此篇◎聊伸素志而已◎豈祇爲諸躁狂越皆

屬於火之一論致辨哉◎

論天然療病法

逸人

無錫丁仲祜先生◎肺癆病之天然法一書◎論笑可治病◎引列泰西諸醫案爲證◎常熟張汝偉先生◎推廣其理◎謂喜笑可以開心氣◎和血脈◎與病情有重大之利益◎誠不愧爲天然療病法也◎但逸有私意◎以質問也◎曰◎喜笑果有利無害乎◎曰◎烏得無害◎素問陰陽應象大論◎及五運行大論◎皆謂喜傷心◎ 足見喜笑固佳◎但亦不可固當耳◎原即擴而論之◎ 內經載憂傷肺◎ 喜勝憂◎喜傷心◎恐勝喜◎恐傷腎◎思勝恐◎思傷脾◎怒勝思◎怒傷肝◎憂勝怒◎臟腑神志◎自用過當◎遂致於病◎亦仍以臟腑之神志調之◎而抵於平◎既得同氣相感之妙◎且免服藥之煩◎捷於逍遙越鞠輩之功效萬倍◎確爲天然療病之神法也◎ 雖云囿於五行生尅◎概屬理想之談◎然徵之於怒則不思◎思則不恐◎恐則不喜◎喜則不憂◎憂則不怒◎而確有把握◎果非實驗◎烏得若是其神乎◎其理如此◎其意可知◎逸竊

怪世之論醫者。皆謂中醫常理想。西醫優實驗。而不知內經之道。誠實驗之嚆矢也。門外漢之妄言。固無足責。爲醫者。隨人顰眉。自棄國學。附就外人。則吾國四千餘年之舊醫學。何日得昌明於二十紀之世界乎。逸不辭鄙陋。敢荷斯肩。將來表彰其理想之眞傳。發明其實驗之要道。想吾海內諸同志。亦共所願見而樂聞者歟。

五虛五實皆主死

鎭江袁綠野

膏油將盡。燈燭之光也必暗。絕滅可待。江河淤塞。流通之勢也必阻。泛溢可待。病之虛實。亦若是也。大抵邪氣盛則實。精氣奪則虛。自然之理也。然則邪之所湊。其氣必虛。不觀夫庸俗者乎。至虛有盛候。誤瀉之。則虛者益虛。大實有羸狀。誤補之。則實者益實。謬以毫厘。差之千里。生死反掌。可不畏哉。嘗讀玉機眞藏論曰。脈盛。皮熱。腹脹。前後不通。悶瞀。此謂五實。脈細。皮寒。氣少。泄利前後。飲食不入。此謂五虛。其時有生者。何也。漿粥入胃泄注止。

則虛者活。身汗得後利。則實者活。余也不敏。姑就管見試以五虛五實皆主死之義。一研究焉。竊思心爲陽中之陽。諸血皆屬於心。合乎離卦中虛之象。矧脈爲血脈。貫通百骸。玆脈盛不平。是孤陽無陰。心君邪實奚疑。皮毛者肺之合也。金受火刑。肺失清肅。鬱而爲熱。故皮熱也。腹脹者。邪困中焦。脾胃升降失司也。腎開竅於二陰。邪蓄下焦。則二便秘塞而不通矣。肝邪實。則氣逆而煩悶。神昏而瞀亂也。現象如斯。五臟皆實。內閉已甚。有項王垓下之勢。若夫脈細者。心營告乏也。肺虛則腠理不實。分肉不溫。玄府開而皮寒也。肝者。東方春也。萬物賴之以生者。今氣少是鮮有生機也。腎眞弗固。封蟄冬藏失職。故泄利前後也。胃爲水穀之海。脾乃倉廩之官。飲食不入。斯後天衰憊。直危如朝露矣。以上虛實各五條。皆至危至篤之候。內經謂醫者。果能超出萬庸。另具手眼。不難轉危爲安。乃曰漿粥入胃泄注止。則虛者活。其故何歟。水爲天一之元。土爲萬物之母。先後二天皆復。譬猶枯楊生稊焉。又曰。身汗得後利◎則實者活◎此先聖分明示人以汗下二字◎當汗當下◎毋失其時◎使其表裡皆通◎夫何實之有◎嗚呼◎誠哉軒岐秘奥◎未可草草讀過◎因悟仲聖痲黃發表◎承氣攻裡◎以及大小建中六味八味地黃等類◎昭垂萬世◎炳若日星◎皆歷刼不磨者◎或曰世人疾病◎千頭萬緒◎茫無涯際◎豈止是五虛五實已也◎子之所論◎特未窺全豹耳◎得無按圖索驥◎自逞臆說乎◎余曰唯唯否否◎世人疾病◎固弗止此◎然舉一可以反三◎其五實以汗下為主◎是急則治其表也◎其五虛以補脾腎為要◎實緩則治其本也◎庸詎知病變雖蠭起萬端◎抑能越乎標本虛實四字之範圍也夫◎

辨冬傷於寒春必病溫冬傷於寒之寒字當作熱字論

俞志勤

人之傷寒◎則為病熱◎其熱者◎由人身固有之陽氣◎鬱蒸而作熱◎非外傷之寒邪能作熱也◎蓋人氣極熱◎平時呼出濁氣◎吸入清氣◎故不覺其熱◎及至寒邪

外束。腠理緻密。呼吸之機不利。則濁氣不能出。濁氣不出。鬱於表則表爲之熱。用辛溫之劑開腠發汗。以袪感受之寒邪。而內鬱之陽亦得隨汗而外洩。故表熱亦隨而解也。苟當汗不汗。則陽鬱不得洩。迨內熱既盛。鬱蒸作汗。此際外寒雖却。而內熱不能自已矣。內熱則迫液外行而汗自洩。汗從外洩。則在裡之水液少。人身水火二氣。一盛則一衰。水少不足以濟火。則火亢而爲害。故傷寒中後段。必用瀉火退熱之劑。惟瀉火退熱之用。實爲治本身濁氣鬱蒸之熱。非治外傷風寒之邪也。至邪之傷於人也。必乘隙而襲。而人體之虛各殊。故外邪乘襲之經亦有不同。經云。中於面則下陽明。中於項則下太陽。中於頰則下少陽。其中於膺背兩脇者。亦中其經。其中於陰者。常從臂胻始。故論外感證首列表病者。亦止道其常。未及其變也。如少陰不藏。則外邪乘虛而襲入少陰之經。少陰爲水火發源之地。人生性命之根。寒邪入之則傷陽。陽爲陰寇。或則飛越於外。而爲亡陽假熱之證。或則寂滅於中。而爲腹痛陰縮之候。卽邪傷於經。裡症未急者。散寒亦必與溫臟並進。如麻辛附子湯之症是也。昔胥江張仲華治一人。於嚴冬產育受寒。臍下作痛。已越五月。而病不除。仍投細辛肉桂。可見寒入於裡。陽氣受傷。不能作熱。故雖越五月之久。而寒則溫之之法。仍相同也。乃經謂冬傷於寒。春必病溫。後人以冬傷於寒。傷而不卽病。其寒氣伏藏於少陰。久而化熱。隨春日時令之發泄外達。則爲病溫。雖寒傷於表。腠理緻密。陽鬱於裡。故爲病熱。若寒入於少陰之經。或者亦以陽鬱於裡爲解。不思人身之陽。自腎中上發。隨太陽經氣外達於皮膚之間。乃有溫膚熱肉之衛陽。隨太陰脾土內充於膏油之中。乃有消水腐穀之能力。若少陰受寒。腎陽不振。不能充達於太陽之經。則有其背惡寒之候。不能充達於脾土之內。則有下利清穀之機。其可起居如常。安然無恙。至春日而始病乎。雖發病之時。未可卽謂受病之日。如或當臟氣旺時。雖受挫折。而不自覺。及至臟氣受衰之機。而病狀乃現。或當臟氣餒弱。任邪之侮。正不鼓激。及得天時旺氣之助。而反抗始呈。章虛谷云。內經論諸痛諸積。皆由外感客邪伏而不覺。致侵入於內而成者。按內經諸痛論。除熱積作痛。及寒熱相搏而痛二條。餘皆因寒邪所致。然並無寒邪深伏久而化熱之語。 至以人身之痘毒而論。夫痘爲先天之慾火。伏於精血之中。與正氣混合。故未發之時。相安不覺。必觸遇天行之癘氣。或痘苗之引動而始發。烏可與外入之寒邪同日而語哉。且冬傷於寒。春必病溫者。明以春間之溫病。根於冬時之傷寒而來。是有冬月之傷寒。然後有春日之病溫。 何以有所謂傷寒則偏多於西北。而溫病則偏多於東南。兩說其能貫通耶。薛生白云。少陰不藏。木火內燔。風邪外襲。表裡相應。故爲病溫。陳平伯云。經謂冬不藏精。春必病溫。蓋以冬令嚴寒。陽氣內歛。人能順天時而固密。則腎氣內充。命門爲三焦之別使。 亦得固腠理而護皮毛。雖當春令升泄之時。而我身之眞氣內外彌綸。 不隨升令之泄而匱哉。縱有客邪。安能內侵。是內經所以致病之源也。又云難經以傷寒有

雜著

五◎有傷寒◎有中風◎有風溫◎有熱病◎有濕溫◎夫統此風寒濕熱之邪◎而皆名之曰傷寒者◎亦早鑑於寒臟受傷◎外邪得入◎故探其本◎而皆謂之傷寒也◎此解理尙近似◎但冬不藏精之人◎不過春易病溫耳◎若云必者◎亦未盡然也◎況溫病豈獨爲不藏精之過◎而竟無伏氣之爲患乎◎且夫不藏精者◎亦非專主房勞說◎吳鞠通云◎凡一切人事之能動搖其精者皆是◎如有則重裘厚帛◎暖閣紅爐◎雖無房勞◎而眞氣已然發洩◎又入室則如春日之溫煦◎出外則有冬寒之凜慄◎皮膚之間◎一暖一收◎因之熱氣潛伏◎蘊藏於裡者有之◎卽貧苦之人◎身間衣薄◎居處壁穿◎然或則飲火酒以禦寒◎藉火坑以爲煖◎熱氣之蘊釀◎亦常有之◎而冬月嚴寒◎水盛火衰◎喜得同氣之助◎熱氣之襲也◎相安不覺◎迨至春日寒水退衰◎木火自振◎客熱乃不能容◎邪正相激◎病遂發也◎故冬不藏精◎少陰內虛◎陽氣妄發◎熱舍於裡◎此則爲春日病溫之機◎雖昔王孟英以夏月之因熱以貪涼◎不得名之爲暑◎乃冬日之因寒受熱◎可得名之爲寒乎◎故予曰冬傷於

寒。春必病溫。冬傷於寒之寒字。當作熱字論。其然乎否乎。想數千年成案。一旦起而更之。狂妄之機。當所不免也。

證治叢談終

第九卷第五號

原九十七期己未五月出版

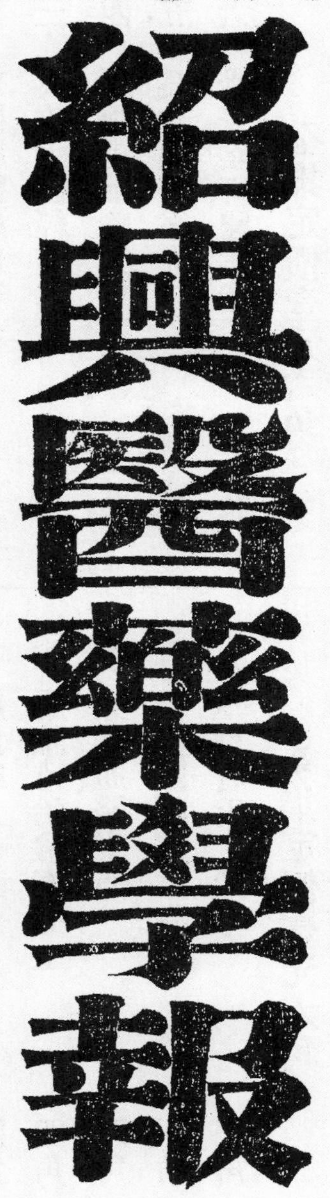

神州醫藥學會紹興分會發行

中華民國郵政特准掛號認爲新聞紙類

紹介名著

紓溪單方選紓溪外治方選重古三何醫藥爲吳郡陸晉笙先生所手輯合印五厚册用中國裝訂油光紙定價八角白連史紙定價一元其單方爲類一百三十五外治方爲類一百一十七共爲方五千三百有奇何氏方案爲一百七十二道即靑田何書田先生家三世治驗之錄書田先生居北幹山下號北幹山人陸定圃先生冷廬醫話盛稱之其著作世所欲覓而不得者先生與何氏世交因而得其遺墨而彙刋之今書已到社除分贈外所餘不多欲購讀者幸勿失於交臂　本社發行部白

第九卷第三號正誤表

李調之校

問答

二二頁第五行第十五字之饅字下遺一(首)字

三三頁第十二行第十一字穀誤谷

第九卷第四號正誤表

李調之校

證治叢談

三七頁第二行「肺又爲嬌藏嬌者易病」嬌字均誤作嬌

四〇頁第七行第六字固誤過

紹興醫藥學報第九卷第五號目次（原九十七期）

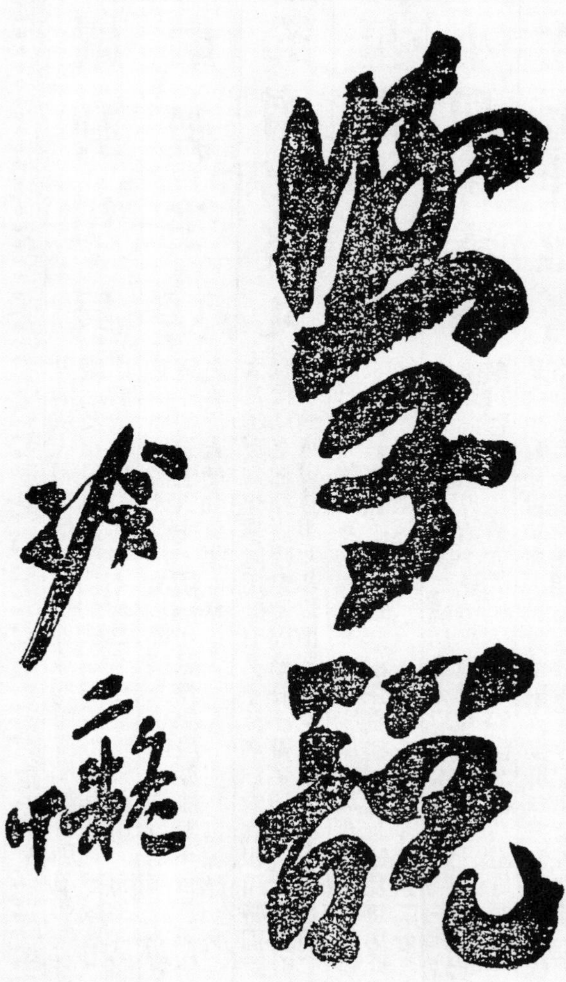
學說

和濟藥局時令要藥八種

巖製川貝

專治燥火頑老鬱結諸痰而成咳嗆哮喘癲狂痫厥等症并治中風痰迷及小兒急驚痰閉蝦蟆頓咳或喉中作水鷄聲或咳一而聲不出者或乾咳見血者不拘日久年遠均效如神　每塊洋陸角

巖製半夏

善治風寒濕水炒酒臭滯諸痰及痰飲痰喘痰痞痰涎並痰迷癲痰厥頭暈老人中風痰潮小兒驚風痰閉服無不效凡屬痰飲者服之咳從大便如魚鰾出愈　每塊洋一角

節齋化痰丸

大凡濕痰寒痰燥痰飲日久不治名曰老痰根深蒂固致肺胃二脉伏結名曰結痰膠黏堅固滑吐不盡名曰頑痰隨火上升爲狂爲癲名曰火痰急服此丸以消之奏效甚捷　每兩洋一角二分

星香導痰丸

此丹溪先生秘方治無火寒濕痰嗽屢效凡寒痰濕痰頑痰宿痰糊痰水痰老痰濁痰及一切氣滯生痰痰壅喘息等症急用此丸三四錢開水送下屢試屢驗　每兩洋一角二分

小兒保赤丹

小兒急驚風十與熱二端居多尤以痰迷清竅爲最多此丹開竅降痰鎮驚熄風專治小兒痰熱積聚胸膈脹滿不思飲食甚則氣喘痰壅目瞪口噤並治大人痰迷中風等證屢試屢驗　每瓶洋四分

立止吐血膏

是膏平氣和胃止血去瘀專治鬱火傷肝口吐狂血或痰中帶血及咯血嘔血唾血大便閉結脘腹串痛等症每用五錢或一兩開水調下日服二次以血除便通而止　每兩洋九分

噙喉王霜梅　每枚洋二分

咽喉之症最爲危急其原皆由風火挾頑痰痺而爲災呼吸之氣因之阻塞甚則腫痛難忍或小舌下垂大舌浮腫痰涎壅塞此喉風喉痺喉痧白喉單雙蛾等必有之症也即噙含此梅能立去惡痰毒涎

喉症保命藥庫　每具洋一元正

本局精選古今名醫治喉痧白喉喉痺喉蛾等症自初起至收功特效藥八種一一用瓶貯藏納諸一箱巧小玲瓏易於居家常備旅行佩帶并附喉痧證治要略一册皆發明病狀及用法以便對書用之

（開設紹城縣西橋南首）

青蘿蔔說補贅

儀徵盧育和

嘗讀寧報載有葛君蔚堂青蘿蔔說。育愛其頗切時用。有益衛生。茲特錄其原論曰。蘿蔔種類有四。青紅紫白是也。其味辛甘。其性平和。青蘿蔔者。味辛性微凉。產天津劉莊等處。對於肝胃邪熱。痰火便結。喉痛目赤。口渴神煩諸症。服之均效。功用勝於紫白紅三種。性質與梨略同。梨則甘潤而不辛。小劉莊蘿蔔則辛甘而潤。辛能散鬱藏氣發時。論曰。腎苦燥。急食辛以潤之。開腠理。致津液。通氣也。王冰曰。腎與肺通。故患喉症者。食一二片。立刻見功。未患喉症而防其患者。食之亦有效果。中麥麪毒者。嚥其汁即解。油膩凝滯者。食之便愈。功效不勝枚舉。本城夫子廟前賣者頗多。衛生家其注意也。

育不揣譾陋。再爲之補贅曰。青蘿蔔形長而圓。似葫蘿蔔狀。亦有但圓而不長。類紅蘿蔔者。惟皮色則皆青。現敝處均有。蓋此等物始由北地傳來。今多自種而得。小販每遇春暖時。輒與荸薺等同賣。兒多喜食之。其價每個約一二文。每斤亦不過二十文上下。居家可多買。切成條。用鹽微醃。蔴油調拌。以佐盤飱。最能解煤炭毒氣。免一切時疫喉痧傳染。吾同胞萬勿以價賤而棄之。是幸。

又按紫蘿蔔。須分兩種。一種產清江。其形長而圓。其色殊嫣紫。其內容亦滿佈紫紋縷縷。當春卽有賣。與青者同時。考其性味甘涼而微辛。亦能化痰清熱。功用當與青者同等。一種產泰縣。通呼紫蘿蔔。其實不紫。而獨呈天藍之色。此物他省絕無。可謂特別品。土人每於冬季恒親載南來。吾人以其形小而扁圓。(如荸薺狀)色藍而可愛。亦常購食之。其質頗堅實如栗。味甚可口。惟啖後則唇吻俱藍。直同靛染。再究此物之性質。亦甘而微辛。大涼。惜汁水不多。故醫家鮮用。

今育不避續貂之誚、而爲此煩言者。誠以近來天氣驟熱驟寒。况又雨晴不時。陰陽乖戾。常見發生喉疫。故謬作是說。願詳其青紫兩種蘿蔔之形狀與功用。不無小補云爾。

枳實檳榔山查萊菔子不可浪施論

盧育和

本草云。枳實有衝牆倒壁之功。檳榔有鐵石下墜之性。山查有磨積化肉之能。萊菔子有破氣消痰之力。之四味者。先哲未敢浪用。蓋以性力過猛。恐施之不當。反傷人正氣而取禍甚易也。試觀仲景之書凡二百五十六方。用枳實者僅有十二。如傷寒之大小承氣湯。一與厚朴硝黃以急下陽明之燥熱。一與大黃厚朴則微和胃氣。勿令大泄下。又麻仁丸。輔以杏芍等以治胃熱之脾約。大柴胡湯合柴芍芩夏等以除少陽之邪氣。四逆散佐柴芍甘草。以解少陰陽鬱之四逆。枳實梔子豉湯。領梔豉以治病後之勞復。金匱枳實薤白桂枝湯。橘皮生薑枳實湯。一與蔞薤桂朴。以治胸痺痞滿。一同薑橘以治胸痺短氣。又桂枝生薑枳實湯。佐薑桂以療心下痞而兼懸痛。枳朮湯。配白朮以散心下水飲堅大如盤。厚朴三物湯。厚樸四七湯。一隨厚樸先煎大黃後入。以治腹痛便閉。一與桂甘等並用。以治腹滿發熱表裡邪盛。於此可見古人立方之善。配合之精。逐邪而不傷正。誠萬舉萬當者矣

至若山查檳榔萊菔子。爲本經所無。故經方亦未見用。有之至後世藥學。始迨夫唐

枳實檳榔山查萊菔子不可浪施論

宋諸家。著作漸盛。製方漸多。而取用枳實檳榔山查萊菔子之處。亦形漸廣。若滌痰湯。若保和丸。若沉香化滯丸。若三子養親湯。若順氣消食化痰丸。若五磨飲。若木香檳榔丸。若達原飲等。皆不離此數味。茲舉其大概者言之。若習慣相沿之方。更難枚舉。之四味者。幾成爲飯菜日用之品矣。余謂苟係氣盛痰喘。咳嗽。痞悶。滯痛。食積。瘧痢諸症。形體壯實者。自當採用。若稍涉於虛。卽宜斟酌。何今時之醫。一遇病者有胸次微悶。不辨內傷外感。痰滯有無。年之老幼。體之强弱。動以枳實檳榔山查萊菔子等味。任意亂施。毫不審愼。且每味分量少則錢半。多至三錢。一若人之有疾。中脘必停食滯肉積。非此等重劑破積不爲功。是故一派尅削。提筆卽來。大書特書。肆行無忌。甚且無方不有。無病不投。嗟乎。吾見夫一服而後。邪氣內陷者有之。增劇致危者有之。(吾友張君之子、生甫數月、先天素薄、乳食又缺、二月間偶患傷風、發熱咳嗽、延專科某治之、藥用二陳湯、加葛根薄荷、雜入枳實檳榔靑皮山查萊菔子等味、各一錢五分、連進三帖、病增便瀉肢冷氣喘神脫而亡、殊可悲也、)變爲脹滿者有之。

成癆損者有之。其遺害種種。可勝憫哉。

或有難之者曰。如子之言。直廢此諸藥而不用乎。且峻厲之品。有甚於此者正多。如山稜、莪朮、甘遂、芫花、大黃、芒硝等。皆是。何子獨不言。而偏斷斷於此數味。是何理乎。余應之曰。稜莪硝黃之屬。世醫尚知其峻。固未見常用。惟枳梹等類。則舉目皆是。鋪張滿紙。積習成風。牢不可破。吾固不得不置喙一辭。以期破除惡習。若云竟廢絕不用。則殊非本意。不聞諸內經乎。曰、無實實。無虛虛。又曰、有故無殞。亦無殞也。蓋凡藥物。用苟得宜。雖砒石皆能挽命。施失其道。卽甘草亦足傷生。豈可膠柱鼓瑟。因噎廢食乎。

抑猶有說焉。氣虛挾滯。逕投枳實山查。何如神麯麥芽爲妥。痢疾初起。遽用木香檳榔。反引邪氣下陷。不若師喻氏逆流挽舟之法。取活人敗毒。升散最佳。感疫化瘧。雖方內宜加檳榔以辟疫。只須錢許已足。曷言之。蓋今日時代。迥非上古。論乎天。則風雨之不調。寒暑之失度。陰陽之乖戾。瘟疫之時行。論乎地。則水旱之迭經。濕燥之各巽。凶荒之未息。饑饉之頻仍。論乎人則稟賦之已虛。思想之極盛。境遇之困難。時事之多艱。凡此數端。皆足傷人氣血。奪人精神。消人脂膏。害人營養。不病則已。一病則如將傾大廈。一木難支。再加尅削之藥。以下咽。誅伐無過。而入胃元氣久傷之質。奚堪受此摧殘。雖曰毒藥攻邪。固遵經訓。然舍本務末。亦奚以爲。（人之生存、以元氣爲依歸、病之進退、視元氣爲進用、病邪纏繞、元氣必傷、醫藥但輔助其天然之能力而已、）余有鑑於斯。非敢好辯。實因時制宜。不得已而爲是論。蓋自課以自警。且願以警人。想同社諸君子。當亦贊成鄙說。共起而匡救時醫浪施此等峻藥之弊。亦屬造福病家之一端乎。

按審症用藥。理所宜也。余年幼未涉時事。初不識有所謂籠統冒昧。惑世欺人之術。近年來稍稍問津。覺荆棘滿目。嗚呼。活人之學。化作殺人具矣。今讀前輩盧君育和此論。不禁感慨係之焉。

時逸人書後

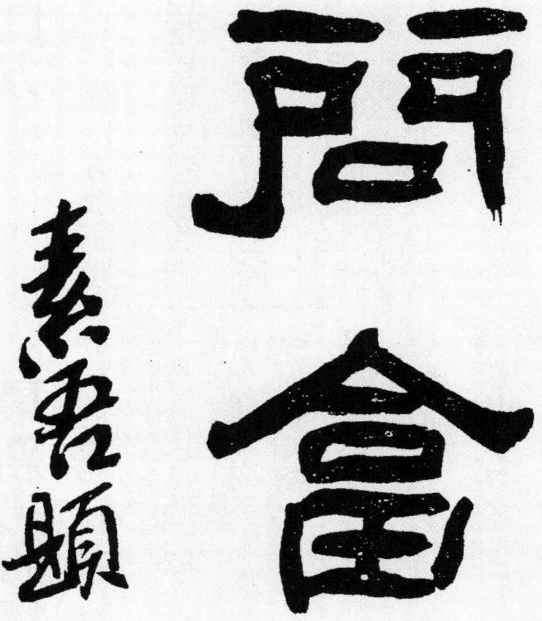

寄售玉歴良方

本書爲大昭汪君所輯經驗良方取便賤驗三字而採收以濟世經昭文俞君復輯續錄分科增入越數年俞君又續補之每方更加以注期選用者無誤初版爲仁和金肖農先方校刻轉至吾越而蟲蝕鼠嚙損毀已極經本社裘吉生君備價購得將家藏初印者校勘補刻完全出版由本社發行每部四册定價大洋四角外埠加郵力一成

本社發行部啓

最新出版書目

評校薛案辨疏全	二册	六角
羅謙甫治驗案全	二册	七角
惜分陰軒醫案	二册	六角
李冠仙知醫必辨	一册	四角
市隱廬醫學雜著	一册	三角
曹仁伯琉球百問	一册	四角
再版周氏方合刻	一册	四角
補刻隨山宇方鈔	一册	二角

紹興醫藥學報社總發行

●各處大書坊均有寄售

答一百　鎮江袁綠野

令堂年逾五旬。平日操勞太過。據述早年虛損。頻服參蓍等補劑而愈。兼以補中益氣法頗投。由此凡內傷外感。輒投前法。靡不應手而效。後以虛損之質。悲哀屢屢。情懷抑鬱。以致肝陽內動。犯胃氣逆。故胃脘作痛也。其兼症嘈雜懊憹者。心脾營乏也。行氣破積之品。宜乎罔效。仍以補中益氣尙合者。僅得治脾之功。特未顧及肝胃耳。所以漸次食遇乾稠之物。食管中卽作梗噎。此其明徵也。昔葉天士先生云。脾宜升則健。胃宜降則和。仲聖急下存津。其治在胃。東垣大升陽氣。其治在脾。先賢遺訓。昭昭可考。且納穀在胃。運化在脾。但徒以參朮之守。升柴之升。治脾誠爲良法。治胃未能無憾。此後遇勞或怒。則加劇。而胸膈脹滿。疼痛嘈雜。甚且湯水亦難下咽喉中。若有物阻。其故何歟。令堂初病陽虛脾弱。已經治愈。現病實由情志失暢。心境凝然。肝木之氣。逆行犯胃。貫膈冲咽。病在胃之上脘。非初病也明矣。內經以五志所動。皆從火化。朱丹溪先生又謂氣有餘。便是火。斯病原因。諒非前法所能治矣。膚見顯然陽升太過所致。使胃失下行爲順之旨。胃汁因之耗盡。似此沈疴。欲圖救治。務宜洗心滌慮。須令怡悅情懷。若專事藥餌。藉草木之功能。吾恐鮮克有濟也。謹按原問大旨。揣測病情。聊擬二方。以供採擇。惟慚河伯之言。自知海若必笑於其旁也。

擬晚進煎方

合歡皮　三錢　佛手花　一錢　鮮青菓　三枚拍碎　金鈴皮　錢半

枯射干　三錢　霜桑葉　錢半　廣鬱金　錢半　金橘皮　三枚

潤元參　三錢　粉丹皮　錢半　製香附　錢半　鮮　藕二兩煎湯代水

擬晨進丸方

大生地　二兩　金石斛　二兩　淮小麥　二合　茺蔚子　一兩

明天冬　二兩　柏子仁　二兩　女貞子　二兩　杭白芍　二兩

問答

淸阿膠　二兩　　雲茯神　二兩　　旱蓮草　二兩　　小胡麻　二兩
左牡蠣　二兩　　遠志肉　一兩炙　紫石英　三兩醋煅　龍眼肉　二兩

右藥晒乾。微焙。研末。用龍眼肉煎湯。溶化阿膠。和藥末爲丸。如菉豆大。每淸晨服三錢。開水下。

答百〇二　　時逸人

臍空出膿色黃稠水。時作時止。按此症非小腸成癰。卽因寒濕凝結。臍築揪痛所致。但此症經過期甚遠。預後不良。逸嘗目覩一淮安人。患病與斯症相仿。一二年後。臍突出尺餘。腫大如斗。將腹內之大小腸及膀胱等。皆貯入其中。終朝植立或倚立。不能坐臥。雙手惟捧此贅瘤。飲食便溺。需人維持。百苦煎熬。有求死不得之慨。亦云慘矣。但未卜與尊問之症。將來果如出一轍否。執事爲醫界前輩。諒有成竹在胸。自行主政可也。

答百〇四　　時逸人

經來食冷。而致停行。延三月有餘。惟覺大便不爽。脈右寸關浮硬。皆氣滯之徵。排泄機頓。法宜淸宣肺氣。昔薛君炳問於先哲陳勉亭先生曰。因便秘而與潤下之品。譬如舟擠於城口。復益一舟以楗之。勢必愈塞。盍倒拔而疏通之。遂口占曰。桔梗杏仁各二錢。白芥子五分。如言以與病者。俄焉大下。霍然愈。此往事之可師者也。

答百〇五　時逸人

因飲酒之故。而致臍下硬起。按之動而不痛。惟有時胸腹之間微痛。或則脹滿。心下跳悸等症。按酒性辛熱。烘肝灼胆。薰腦冲肺。習染旣久。無不備受其害。如咳血痔漏淋濁黄疸等等皆是。獨於結塊一症。世所少見。然非少也。實緣人不知之耳。玆將逸近年來所目覩二事。爲執事略一陳之。愛仁醫院中西醫生。詹君素庵。逸之同學友也。一日便臨其處。見其爲農民老翁診治。最後乃行手術。聞其所言之症狀。與執事所問之症相彷。觀其割剖得脈管一條。長

問

二寸餘。大於平人之脈管五倍。作深黄色。堅厚異常。用一千五百倍顯微鏡察之。其寄生物。有植物。有動物。種類甚多。筆難悉數。後雖用洗滌縫接。等等手術。當時已平復如初。嗣後之死活存亡。已無暇調查之矣。又有敝友李成者。家甚豪富。烟酒是躭。臍下形一硬塊。已二載有餘。歷醫調治。行氣活血透絡化堅之品。飽服無遺。而毫無效力。及逸視之。六脈沈濇。舌質鮮紅。而諸症之應診。固自若也。於是處滋液潤絡之品。用連茹絳覆湯。川連新絳絲瓜絡玫瑰花竹茹旋覆子鬱金葱管等。加鮮生地光桃仁南沙參連心麥冬諸品。外用葱蜜拌搗。敷患處。一劑知。二劑已。此固孟浪圖功。然非獨秉燃犀。誰克深談至此。姑爲連類而及。聊資比例之一助云。

答

答百〇七　　時逸人

據云如此。則令弟此症。乃屬消化器病。因足陽明胃。失燥氣天然運行之能力。治宜補助固然。但内經有微者逆之甚者從之之訓。治法有培激之分。决不能因其消化力乏。而食清淡薄味。任其放棄。尤無全健之日矣。倍之者。如蒼朮芡米麥麪等類。激之者。如香附良薑等類。然此病起於情慾俱多。仍當以息勞爲要。此又兼及神經。倘能行催眠術。尤能事半功倍。謹呈管見。裁奪施行。此答。

答百〇八　時逸人

始則鬱怒操勞。繼則肝胃氣痛。終則腹部凝結成塊。病已經年。現今入暮。則流走攻觸。而諸症皆作。此本屬氣分之病。與消痞攻瀉淡滲火針等法。決無相涉。若急欲消痞誤矣。拙意以和中爲主。平肝理肺爲佐。庶乎近矣。逸於丙辰春。亦患肝胃氣痛。與執事所患之症相仿。但臍下按之跳動應手。尚未成痞塊耳。乃朝服歸芍六君子丸五錢。（歸芍用桂附製）暮用甜杏仁乳一杯。終日用玫瑰花泡茶飲之。閑暇之時。必誦讀古書數百遍。以和氣。（至中氣大動爲度）此法最爲緊要。初行時。甚覺苦難。殆一二月後。卽行漸次平復。身歷之途。故言之親切。執事其細審之。率意直陳。以供研究之一助。

答百〇三　　　　張汝偉

女子臍中出水。拙荊初來時。亦有此症。孕育之後。即見痊愈。然過勞卽發。余每用黃柏研灰摻之。卽愈。金君夫人。年二旬愈。尚未孕育。孕育之後。或可痊愈。推其原因。實先天不清。肝旺濁多者居多。緣臍帶繫於胞腎。爲生身之命根。上不能吐痰以泄。還而走於下也。宜常服夏枯草烏賊骨炒淡芩淡秋石敗龜板川黃柏海蛤散等品。

答百〇四　　　　張汝偉

臍下一條硬起。因飲酒而起。確係酒入脾絡。成爲窠囊。酒積之症無疑。固非平淡輕清之品。可以起沉疴。然治酒積者。有專方。如荳蔻葛根。如雞距子。如馬蹄殼。皆有消酒積之能力。然傷脾胃。而耗精液。前有一酒者。自晨至暮。非酒不可。粥飯等時常不食。後患胸腹緊痛。求治於某醫。某醫教其家人。禁其一室。不使食酒。而門外又置好酒無數。使其鼻嗅之。鼻嗅酒味。而胃開。欲食而不得食者月餘。一日。忽自心胃中出。大吐膩痰。痰中有一塊。如腰子大。堅硬如石。用刀破之。有血絲然。此即酒積之實驗。自後見酒即嘔。不能再飲一滴。飲食起居。仍無恙也。此事余前輩所目見。偉之所習聞者也。爰錄存之。以供李君之研究。并有以請倪賈二君一試也。

答百〇八　張汝偉

尊述之恙。由鬱怒操勞。致見腹有痞形。且漉漉有聲。並嘔吐酸水。完穀不化。早食暮吐。已成噎膈反胃之重症。原氣以化水。水以化血。血以化氣。氣即血。血即氣。氣即水。水即血也。氣有所鬱。不能化水。水有所停。不能化血。血有所積。不能化氣。氣愈鬱而水愈停。水愈停而血愈積。相承相因。已非朝夕。蘊釀既久。而痞氣成形。入暮陰旺陽衰。水陰用事。於是流行攻觸。漉漉有聲。脾土喜燥。積濕則不能相容。而肝木乘機尅土。氣避水以上攻。木隨氣以上逆。

於是嘔吐酸水矣◎飲食入胃◎輸送於脾◎脾鈍則完穀不化◎而血無氣化◎亦以之漸積◎血不能充養腸胃◎腸液少而二便不利◎六脈弦濡◎弦爲肝鬱◎濡爲脾濕◎舌苔微白◎濕而氣不疎也◎所服左金以下之方◎伐肝降氣◎利水消痞◎各有至意◎皆無效驗者◎有一問焉◎ 脅恙由氣鬱而起◎則此氣宜調而不宜降◎肝因水飲衝激而上泛◎則此肝宜和而不宜伐◎水因不能化血生津而停積◎則此水宜溫通而不宜滲利◎痞因蓄血而結◎則此痞宜通瘀血而不必攻水飲◎誠以氣一調而水自化◎水既化而血亦通◎血果通而痞亦消矣◎金匱曰◎治肝必先治脾◎今肝脾同病不事和◎而惟伐是圖◎是何異南轅而北轍◎背道而馳者也◎ 今附擬調和肝脾一方以利氣爲主◎復入蓄血消瘀之法◎如以爲然◎請嘗試之◎

越鞠丸　三錢(包)　　川芎　一錢(酒炒)　　廣鬱金　錢半

沉香屑　一錢(後下)　　旋覆花　新絳七分同包錢半　　單桃仁　三錢去尖皮打

廣橘絡　七分　　廣橘皮　一錢　　靑木香汁二分(磨冲)

代赭石 五錢(打先煎) 東白芍 川桂枝五分同炒錢半 藏紅花 錢半

引 戌腹糧錢半(包) 雞穀袋一個

答百〇七 張汝偉

仁淸之症。較乃兄稍輕。日久亦必相同。所幸阻隔在上焦。而未見痞形。擬用半夏瀉心法。佐以控涎。以滌其窠囊。而絕其根株。

薑半夏 二錢 括蔞仁 三錢(薑汁炒) 淡乾薑 五分

薤白頭 錢半(白酒炒)川毛連 四分 大杏仁 三錢(炒)

赤白苓 各三錢 淡吳萸 六分 川通草 一錢

益元散 四錢(包) 生熟苡仁各三錢

引 薑竹茹錢半 控涎丹四分(包)

答百〇七 鎭江章壽芝

令弟之恙。的是肝木犯胃。胃不納穀。脾陽式微。消化不及。水穀之精。不歸正化。漬濕生痰。木曰曲直。胸痞作酸。皆肝木失於條達之象。內經曰。諸嘔吐酸。皆屬於火。當以瀉心之火。火不尅金。金能制木。而肝遂平。佐以二陳扶土化痰法。俾得胸痞寬暢。嘔酸漸止。脾胃消磨日強。飲食自可日增耳。方用川雅連四分。薑汁炒淡吳萸六分。炒烏梅一錢。杭白芍三錢。法半夏二錢。廣皮錢半。野於朮錢半。米泔水炒雲茯苓三錢。金沸草（布包）錢半。白扁荳三錢。陳佛手一錢。水煎服。

答百〇八　章芝壽

閣下始因鬱怒操勞。而成肝胃氣痛。延期日久。漸至腹部痞塊。但腹部有上下之分。如在上部。決非痞塊。乃氣痰阻滯濁陰。流入絡脈。凝結如囊。而成積聚痰飲之症。果然血結痞塊。決無流行攻觸。漉漉有聲之象。且補敘條中。疊服消痞阿魏丸。河間舟車丸。等峻利攻瀉法。若是血結痞塊。焉無微效。至痞氣攻觸。則反胃大作。斯時必嘔吐酸水食物痰涎甚多。嘔吐淨後。稍息片時。痞氣必平。如是則非痞塊。尤爲顯明。然此症乃肝胃二經之病。無關乎腎。亦無濕熱爲患。某醫誤以淡滲分利。傷及腎陰。肝火引動相火。以致心腎不交。宜其病增遺精不寐腰背痠痛等症。鄙人細揣此症。藥非辛溫散結。宣通絡脈。不能奏效。方用白附子一錢。淡乾薑一錢。白茯苓三錢。野於朮（米泔水炒）二錢。杭白芍三錢。南沙參三錢。金沸草（布包）錢半。橘絡錢半。金橘皮三枚。紅棗三個。此即眞武湯加味也。外以消痞散結膏藥。黏貼患處。如是內服外貼。或可日入佳境。漸獲效機耳。

答百〇七　袁綠野

大抵納穀主胃。運化主脾。今吳君令弟。食入必胸痞。作酸嘔惡。雖食淸淡薄味。亦然。揣測病因。無一非土虛陽弱。倉廩之官失職。肝木因之來侮。木曰曲直作酸。故酸濁上攻不已也。奈苔脈未詳。姑擬苓薑朮桂湯加吳萸半夏。試服數劑。如有效。祈登諸報。以供硏究。

答百〇八　　前人

脅恙由於鬱怒操勞而成。肝胃氣痛。漸致腹部痞塊。入暮有形攻觸。是陽氣已衰。陰氣用事之候也。而漉漉有聲。嘔吐酸水。推原其故。必非眞有痞塊。乃伏飲凝於肝絡。肝病犯胃。由來有諸。甚且朝食暮吐。勢所必然。延經年餘。胃汁大傷。按小腸居大腸之上。胃之下。盛水穀而分淸濁者也。玆胃失下行爲順之旨。小腸失其本性之作用。以致水液不前。糟粕不後。二便安得而利乎。此殆經旨三陽結謂之膈之徵兆歟。再按六脈絃濡。夫絃者。肝邪實也。濡者。陰血衰也。舌苔微白。裡氣虛也。鄙人不辭狂愚。敢斷爲肝邪犯胃。胃汁大傷。將成膈症矣。奈何醫者以淡滲分利。妄用二苓車前滑石木通澤瀉等品。殊不知無濕可利。徒使精關虛滑。是誅伐無過之地矣。病增遺精不寐。腰背酸痛。理所宜然。如服左金丸等。尙無大害。其消痞阿魏丸。舟車丸。妄行攻尅。宜乎罔效。吳君之見。以爲痞氣爲患。欲商一消痞安胃方法。余甚非之。鄙見必須先以柔肝通絡。佐以安胃。庶可有效。不識高明以爲然否。

擬方

代赭石 八錢(醋煅先煎)當歸鬚 錢半 瓦楞子 四錢(煅)

旋覆花 錢半(布包) 桃仁泥 錢半 半夏 三錢(醋煑)

金鈴子 三錢 柏子仁 三錢 製香附 三錢

延胡索 二錢(醋炒) 福橘絡 一錢 台烏藥 二錢

新擠牛乳汁冲服一盃韭菜自然汁一杯冲服

答百〇七 盧育和

吳君令弟之恙。形色苦脈未詳。憑空論治。終嫌隔靴。今姑就食不消化。停滯作酸而論。想是胃陽之虛。有以致之。何則。考食後作酸一症。多由水穀之濕鬱遏而成。且有寒化熱化之別。如麥麯發熱。則成醋而酸。此因寒濕所化也。然寒熱之化雖殊。酸根於濕則一。濕何自而生。生於胃陽之不旺。胃陽之不旺◎則穀濕蘊釀而成酸◎書雖有吞酸吐酸病因之不同◎以愚意度之◎不過吞酸著其病輕◎吐酸者勢較重耳◎至令弟之恙◎雖食稀粥◎亦停滯作酸◎此胃陽大虛◎已可想見◎倘脈不弦數而沈遲◎舌不黃絳而滑白◎面不華色而晦黃◎口不涼飲而喜熱◎定是胃中陽氣已虛◎水穀之氣化爲寒濕◎蘊遏不宣◎以致食後胸痞作酸嘔噁諸症叢生矣◎今鄙人爲此一偏之言◎懸擬一偏之方◎聊供吳君採擇◎作按圖索驥之舉◎苟能對症有效◎是亦愚者千慮中之一得乎◎

太子參　二錢（米炒）　甘　草　一錢（水炙）　乾　薑　一錢
冬　朮　錢半　川雅連　五分　茅蒼朮　一錢（米泔水浸炒）
吳茱萸　一錢　雲茯苓　三錢　白豆蔻　八分（後下）
炙內金　二錢　製半夏　二錢　廣　皮　錢半

右藥水煎服　盧育利

答百〇八

貴恙由鬱怒操勞而起◎現肝脾胃皆病◎請析言之◎肝鬱不達◎犯及中胃則氣痛◎胃陽式微◎不能腐爛穀食則完穀不化◎且朝食暮吐◎兼嘔酸水矣◎脾不能行水升津◎則腹內水停◎漉漉有聲◎水與虛氣相搏◎則結爲痞◎痞氣攻觸◎致反胃大作者◎足見虛氣與濁陰之邪◎衝突於胃◎胃陽大虛◎無以抵制◎故穀食傾囊倒出也◎延至年餘◎而二便不利◎蓋以腎主二便◎開竅於二陰◎腎陰虛◎無以滋潤大腸◎腎陽虛◎不能蒸動膀胱◎故見症如是◎醫誤用滲利之藥◎病增遺精腰痛等症◎理固然矣◎再論虛痞氣痛◎曾用伽楠香以行氣◎恐氣更傷◎進舟車丸以攻水◎恐虛反甚◎他如消痞阿魏丸◎有食碱萊菔子◎未免尅削◎連翹蔞貝胡連等◎又嫌寒涼◎均與斯症不合◎以鄙見而論◎須從根本上圖治◎宜補腎溫中◎疏肝益胃◎蓋腎陽足◎則脾胃之陽皆旺◎肝氣達◎則胃中之氣自安◎再佐以扶正之品◎使正足能勝邪◎可望陰翳潛消◎虛痞默化而氣痛反胃嘔酸諸病◎焉有不向愈之理乎◎臆說若此◎未稔諸大明家◎以爲何如◎方用

熟附片　二錢　川桂枝尖　二錢乾切後下　雲茯苓　三錢

高麗參　一錢　水炙甘草　八分　製吳萸　錢半

白芍　二錢沉香五分煎水炒　春柴胡　一錢　廣陳皮　錢半

野於朮　一錢　製半夏　三錢　炒黍米　三錢

生薑紅棗爲引

外治法

陽和解凝膏藥油一兩◎（或觀音救苦膏亦可）攤於紅布上◎加上肉桂附片吳萸公丁香樟腦等爲末◎貼中脘穴◎（在臍上四寸）

答百十一　盧育和

時君逸人◎所問之症◎係伊在城施診時經驗◎前曾與育研究治法◎並談及是病◎多起於西北鄉◎與敝處東郭門外發生者◎稍有異同◎按初起嘔吐頭眩◎心悶腦脹◎想亦吸受寒疫之邪◎束縛其裡陽◎充塞乎腦部◎頃刻周身經絡拘急◎

不過三四時卽發痙攣而死。蓋以寒主收引。寒疫之邪氣。佈遍血管。自然周身拘急。迨至上犯於腦。腦氣告絕。神經無主。妄行抽動。故一見痙攣卽斃。鄙意以初起諸形證。兼有形寒。肢冷。脈沉細。苔白滑。主用麻附細辛。參以芳香透絡。最爲中的。至服後見熱象如狂。轉用承氣。得黑垢糞者。此乃無形之疫氣。已傳入臟腑。隨陽盛體質。而化爲毒火。灼及有形渣滓之徵。大便後。身現紅點。裡邪解。而餘邪亦從肌表外洩。辛凉甘淡。理應有愈。今就鰲見。答覆若此。尙乞海內外同志諸有道。示以特效方法。俾羅斯最危險最劇烈之疫禍者。得以起死回生。其功德之浩大。豈有涯哉。

問百十二　俞鑑泉

鄙人年前於本報問四十二。有古梅梁希曾先生栢軒所著治癧全書中。有外治點癧汁。計藥三味。係新礦灰八錢。乾餅藥四錢。辰砂五厘。用高汾酒化藥。取藥上所浮之汁一分。取點癧邊。自能消散。其乾餅藥下自註云。又名梘砂。潔白如雪者佳。惟乾餅藥不知何物。鄙人閱其書。辨症能詳。處方且醇。實精內外症之名家。且云此汁點瘰甚効。斷不河漢斯言。書係其友人助資印送。出版已十餘年。似江浙間尙無翻印。今於友人處覔得原本。卽寄至報社相商。翻刻廣傳。一面再將乾餅藥又名梘砂之藥物。廣詢海內諸大醫生。以便施用。惟古梅地名。似在廣東諸縣。務望在大商場各醫士。向廣東藥肆。或粵東友人處。設法博訪賜示。實爲盼切之至。

問百十三　王壽芝

天氣忽煥忽寒。發現時疫。類似霍亂。外寒內熱不揚。嘔惡。芝管見以西醫十滴藥水。爲救急之方。俟病症稍定。向機進煎劑。中醫之雷火針及痧丸多不應。購之藥舖。爲時又匆促不及。高見以爲何如。（下略）

答百十三　周小農

春溫夏熱。秋凉冬寒。四時之常也。今春寒過甚。陰雨過多。重霧雪珠。冰雹疊見。不但麥苗被傷。人體感受。則伏熱內偪爲患殊險。聞西鄉之疫。發則惡寒體戰。熱甚神昏。告危甚速。卽天士先生所謂熱傳心胞。後人聚訟紛紜。此可證葉氏之說不謬者也。若儀徵之疫。變痙而危。則肝經受戕。（見本報三月問答中）鄙意治疫。須靈機活潑。明知外寒束縛。溫開切勿過甚。防伏熱之爲厲也。至伏熱雖甚。初勿冰伏。其邪從表而出。係屬正軌。鄙人不贊成大熱之藥。又緣近日診治流行性感冒。每見初大寒。瞬卽熱咳痰血。或鼻衄也。尊示疫有類乎霍亂。外寒內熱不揚。嘔惡。欲以十滴藥水爲救急品。拙意寒濕挾穢是標。其內未嘗無伏熱。今以鴉片樟腦酒類爲治純寒者。容或相宜。如挾伏熱。尚未允當。如實現吐瀉。是雜合之邪。必以兼治之方。如三合濟生丸。達表淸裡。偏於寒濕者最宜。此爲救急着想。故將該方錄上。署內症多。似可仿製。以備非常。（下略）

問百十四　史香久

問答

大札病原問症藥方均收◎（中略）以前吐血◎因積熱而發◎時常煩躁◎愈後◎因藥有三黃◎轉泄利◎初如水◎後如膿◎青黃色◎少腹疼痛◎一日五六次◎或三四次◎飲食每次兩茶杯◎曾因病食烟◎噯噫吞酸似止◎問外人◎皆令我食老雌雞湯◎可否◎豬肉可食否◎韋廉士紅色補丸可用否◎附上舊方四紙◎病由兩紙◎

（下略）

答百十四　周小農

前寄之方◎加陳倉米◎可作爲單治痛利之主方◎謹按（舊病）始因積熱◎曾有大吐血◎交節或發◎氣憤不舒則重◎今春左鼻微衄◎（新病）因誤服三黃◎傷中致瀉◎胃納甚少◎神衰蒙昧◎口流涎沫◎咳痰稠黏◎是肝旺脾衰◎至肺有熱◎則以進溫熱劑（肉桂附子故紙吳萸乾薑等）是◎攻下固非◎溫熱亦忌◎古云◎病久不治◎以胃藥收功◎茲宗其意◎參入潤肺實下◎

眞於朮　淮山藥　川石斛　扁豆　芡實　白芍

問答

茯苓神　炒苡仁　炒黃川貝　南棗　另生穀芽　伏龍肝煎湯代水

血燕根（另煎代茶過藥）

血症便血丸誡　誡忿怒（本原病易怒家人宜化解勿挑撥）　誡憂思　誡食辛辣（如糟酒烟胡椒辣茄丁香桂皮茴香芥等）　誡房勞（巳受室者節慾百日）　誡近火受熱　誡吃熱藥（如附子肉桂乾薑吳萸等防血衝）　誡吃攻下藥（如酒軍補丸滑腸油膩亦忌）　誡吃水菓生冷　誡吃不知方之藥

查洋烟性有毒◎耗氣傷血耗陰◎倘久吸◎癮日大◎有損無益◎　老雌雞有毒◎如欲食◎還如童雌雞◎（另有附方）　猪肉俟利止月餘◎以血精鹹肉去肥淨◎用香粳米粉蒸食◎　韋廉士紅色補丸◎不知其方◎此間有人服過有癮◎　所問飲食◎可以直省出產之品示知◎　今擬數種◎山東掛麪蓮心粉眞藕粉山藥蘿蔔豆腐衣海蜇木耳萱花芡實扁豆粥鴨腦湯鴨舌湯野鴨淡菜蒸猪腰（老者不用）雞子（囫圇不用）（另有煑法）

問答

問百十五　餘姚康維新

謹啓者。敝友舍我。姚北龍泉人。與僕摯愛友也。因患夢遺。於茲五載。奈乏良方調治。以至久病未痊。殊爲痛苦。用敘病由。徵求治法。蓋敝友當夢遺初發時。月遺三四次。因未經醫治。邇來乃月遺至八九次之多。且於左足膝部酸重。精神疲倦。而其將遺精之前二天。膝部酸重尤甚。且雙目祭視霧昏。夜膳後而覺紅熱。一俟遺洩。次晨雙目清寧。而亦不熱。惟環跳至膝部。酸重益甚。又前二年。因行步行房。疊耗元神。致左足陰股摺內。生一瀘䯣。形若胡桃。按之能動。行走維艱。易屈難伸。嗣後以虎骨木瓜酒。貼以胡慶餘堂萬應膏。服以養和湯(約服鹿角膏二兩餘)其䯣不大不消。旋貼硃砂萬靈膏二張。(此膏係敝邑回春堂出售)䯣形漸小。但敝友發育極早。在弱冠前後。不知自愛。戕傷元陽。近年雖知保衛。無如病根已種。夢遺頻頻。 如非力却病魔。難期精神復振。現年方二五。際此青春。正宜奮發上進。無奈今罹此疾苦。精力日衰。甚或夜寐不寧。日間神昏。悠悠忽忽。徒靡光陰。堂上爲之憂心。戚友爲之悲惜。樊與舍我。交情契厚。以其罹此疾厄。痛苦何堪。爲此詳叙顚末。想海內諸博學名醫。素秉仁心。伏乞不吝金玉。俯賜治療方針。俾其早日脫離苦海。非獨敝友之受惠無窮。卽敝人亦銘感無旣矣。

答百十五　周鎭

腎爲陰。主藏精。肝爲陽。主疏泄。戕伐早。則陰陽相火妄動。左股痠重。火鬱厥陰之明徵。厥陰主筋。諸筋統繫於肝也。夜則面覺紅熱。陽氣炎上而不固守。雙目霧昏。遺泄後反淸。明係相火上炎。疏泄後似已。陰精愈泄。陽愈飛騰。其所以火熱蘊肝者。若虎骨。若鹿角。弱冠服此。益助淫熱耳。古云。厥氣客於陰。則夢主內。夜寐不寧。病涉於心。治法。淸火安神。補陰濳陽爲大綱。忌閱坊刻感情之小說。遠女色一年。如已成婚。速宜自愛。獨睡最佳。否恐傷壽。丸方列後。

生地　四兩　熟地　四兩　鹽知母　二兩
鹽黃柏　二兩　龜甲　三兩　茯苓　二兩
茯神　二兩　炒棗仁　三兩　麥冬　二兩
山藥　三兩　芡實　二兩　蓮心粉　二兩
川斷肉　二兩　化龍骨　三兩（水飛）　牡蠣粉　三兩（水飛）
黑脂麻　二兩（炒）

右藥研和。用猪脊髓一碗。金櫻膏五兩。溶和爲丸。如菉豆大。晒乾。每晨空心鹽湯服三錢。漸加至五錢。下午五時晚餐未食前。再服一次。此方必須丸服。改湯不效。服後三月小效。一年大驗。每晚另用龍骨五倍子等分。研末。溫水研爲彈丸。放臍內。膏藥貼之。翌晚再用。忌食韭菜辛辣酒糟蝦米。一切動陽之物。

問百十六　袁綠野

敝地小兒初生。落臍後。皆以肉桂末摻膏藥上貼之。又用新靑布蘸米泔水。滿口擦抹。習俗先以黃連水或大黃水灌之。繼以甘草水兼白蜜灌之。名之曰開口。其後人中黃五福化毒丹等。紛紛雜進。以爲大去胎毒之計。僕敢質之貴社諸君。以上所述各藥品。與小兒有無損益。究以何者最爲完善。且小兒生下。最多臍風驚風等患。果能於初生開口時。獲一良方。除解胎毒外。兼能杜絕臍風驚風等患。或貼臍以何物爲妙。洗俗以何者爲佳。願貴社諸君。勿吝金玉。明以敎我。酌賜良方。普傳海內。俾天下嬰兒。不致夭殤。同登壽域。則不啻再生父母矣。蒼生幸甚。鄙人幸甚。

問百十七　袁綠野

大凡嬰兒以乳汁爲養命之資。其母倘乳汁不多。則兒無所恃矣。在富家則必另覔乳母。在貧戶則不然。彼平日衣食尙且難周。安有餘力顧及此耶。是故嬰兒吸乳不飽。惟以食物雜湊餵之。何暇辨及宜與不宜乎。但求其飽而已。因之小兒饑飽失時。百病叢生者。有諸。僕不慚迂腐。敢一申問焉。仰　諸同道仁育爲懷。妥定良法。以何物可與乳汁相等。且價廉而工省。俾貧者易於措辦。小兒亦可强壯。果有不頌其德者。吾不信也。

問百十八　盧育和

患時疫之人。雖知覺如常。而獨不能言語。究屬何經受病。敬乞　諸大名家指示爲荷。

問百十九　宣銕吾

鄙人自十八歲起。左足患脚氣。當時惟步履稍覺重墜。並無他項紅熱疼痛麻木等患。過夜腫消。日中仍發。故亦不甚置意。迨至二十一歲。足肚陰而有青筋突起。紫暗如瘀血狀。（大抵西醫之所謂靜脈管者）遇天令稍寒。攣急抽搐。頻作於行動之時。時有友人引診於紹興針科王傳經。王云係腎虛脚氣。持書以示。余閱後。以書與余症不符。非之。王復云。既無兼症。必純係脚氣。又以書示◎余一閱◎與症相符◎乃令其照診◎王以足踵起至膝上止◎連刺四針◎當時果復原如右足◎詎至次日◎仍復發如前◎於是心頗焦灼◎疑爲着痺◎連服蠲痺湯七八劑◎毫無效果◎復用夏枯草外洗◎亦依然如故◎以之相延又一載◎迄今足肚突起之青筋◎較前更多◎抽攣亦比昔愈甚◎又且累及上部左手◎頭部左面◎一如半身不遂者◎遍查中國醫書◎大抵均謂風寒濕積成痺◎或曰血虛生風◎然服秦艽防風羌活獨活防己萆薢當歸米仁茯苓牛膝等藥◎終未見效◎爲此奉懇有道諸君◎下斷何病◎賜一經驗所得外治之方◎（因病已遷延四五年內服湯藥恐力有不逮不如外治之收效爲捷）若內服有驗而且速之法◎亦所歡迎◎惠人以德◎鑄己之功◎想諸君子亦樂爲之也◎

附啓者一百〇七一百〇八兩問之證有鎭江中西醫士楊燧熙君寄到治法並藥物到社本社因未悉問者之地址故原函及藥物尙在社中希問者見報後卽將詳細住址開示本社以便卽日轉寄

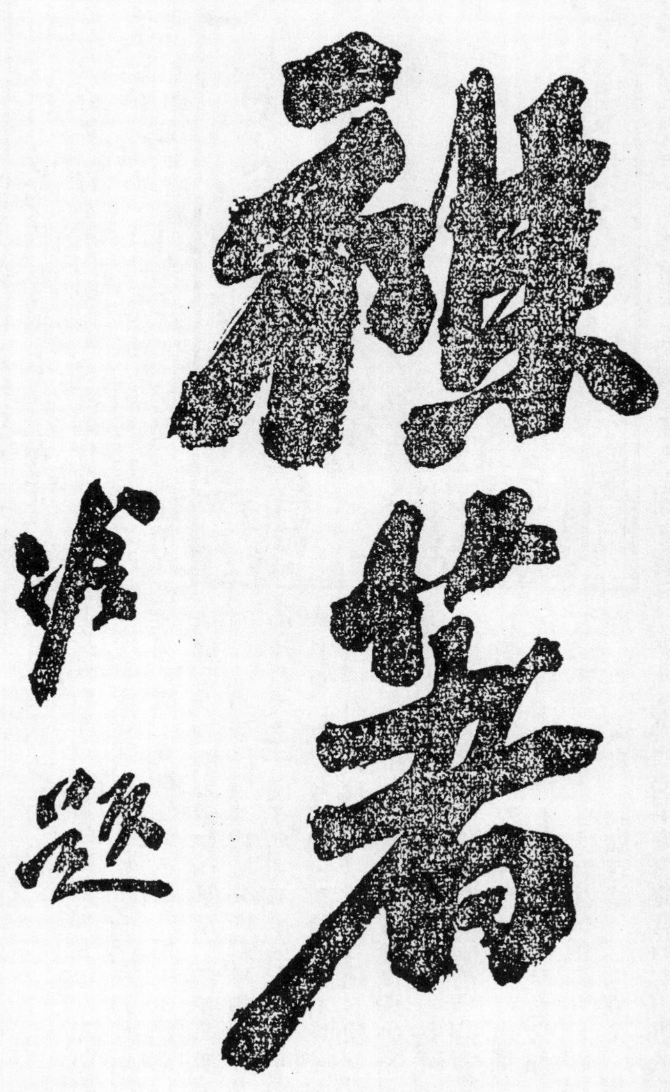

目從之。此必經絡不調。經不調則目病未已也。問之果然。因如所論而治之。疾遂不作。馮叔獻之姪櫟。年十五六。病傷寒目赤而頓渴。脈七八至醫欲以承氣湯下之。已煑藥而杲適從外來。馮告之故杲切脈大駭曰。幾殺此兒內經有言。在脈諸數爲熱。諸遲爲寒。今脈八九至。是熱極也。而會要大論云。病有脈從而病反者。何也。脈至而從。按之不鼓。諸陽皆然。此傳而爲陰證矣。令持薑附來。吾當以熱因寒用法處之。藥未就而病者爪甲變。頓服者八兩。汗尋出而愈。陝帥郭巨濟病偏枯。二指著足不能伸。杲以長針刺骫中。深至骨而不知痛。出血一二升。其色如墨。又且謬刺之。如此者六七。服藥三月。病良已。裴擇之妻病寒熱。月事不至者數年。已喘嗽矣。醫者率以蛤蚧桂附之藥投之。杲曰不然。夫病陰爲陽所搏。溫劑太過。故無益而反害。投以寒血之藥。則經行矣。已而果然。杲之設施多類此。當時之人。皆以神醫目之。所著書今多傳於世云。(元史方技傳)

王好古

歷代名醫傳略 一〇

王好古字進之。趙州人。官本州教授。性明敏。通經史。好醫方。師李明之。所著醫壘元戎十二卷。醫家大法三卷。仲景詳辨活人節要歌。湯液本草。此事難知。斑疹論。光明論。標本論。傷寒辨惑論等書行世。(古今醫統)

沙圖穆蘇

沙圖穆蘇。字謙齋。以御史出爲建昌太守。

危亦林

危亦林。字達齋。南豐人。高祖雲仙。遊學東京。遇董奉二十五世方脈。至公五葉。而學益備。技益工。所活者益衆。官本州醫學教授。刻苦凡十稔。編成世醫得效方十有九卷。(攖寧集)

葛應雷弟應澤

葛應雷。字震父。吳縣人。祖思恭。宋宣義郎。父從豫。進義校尉。皆攻醫。應雷幼習舉子業。學日進。宋亡。遂以家藏方書研精覃思。著醫學會同二十卷。推五運六氣之標本。

察陰陽升降之左右。以定五藏六府之虛實。合經絡氣血之注。而知疾病之候。死生之期。其處方製劑砭焫與他醫。異時浙西提刑李官判中州名醫也嘗因父疾自診之。復咨於應雷。聞其言論。父子相顧駭愕。曰南方亦有此人耶。盡出所藏劉守眞張潔古諸書。與之討論。無不脗合。而劉張之學行於江南者。自此始。扁其齋曰恒。謂醫不可無恒也。由平江醫學教授陞江浙醫官提舉。弟應澤仕平江路官醫提領。子正蒙字仲正。其業居杉瀆橋故第。所扁醫室曰復生堂。其座右銘曰。濟世之道。莫大乎醫。去疾之功。莫先乎藥。乃周丞相書。篆刻猶存。(蘇州府志吳縣志)

朱震亨

朱震亨字彥修。婺之義烏人也。震亨自幼好學。日記千言。稍長從鄉先生治經爲舉子業。後聞許謙得朱子四傳之學。講道入華山。復往拜焉。益聞道德性命之說。宏深粹密。遂爲專門。一日謙謂曰。吾臥病久。非精於醫者。不能以起之。子聰明異常人。其閒游藝於醫乎。震亨以母病脾。於醫亦粗習。及聞謙言。卽慨然曰。士苟精一藝。以推及物之仁。雖不仕於時。猶仕也。乃悉焚棄向所習舉子業。一於醫致力焉。時方盛行陳師文裴宗元所定大觀二百九十七方。震亨竊晝夜是習。既而悟曰。操古方以治今病。其勢不能以盡合。苟將起度量立規矩稱權衡。必也素難諸經乎。然吾鄉諸醫鮮克知之者。遂治裝出游。求他師而叩之。乃渡浙河。走吳中。出宛陵。抵南徐。達建業。皆無所遇。及還武林。忽有以其羣羅氏告者。羅名知悌。字子敬。世稱太無先生。宋理宗朝寺人。學精於醫。得金劉完素之再傳。而旁通張從正李杲二家之說。然性褊甚。恃能厭事。難得意。震亨往謁焉。凡數往返。不與接。已而求見愈篤。羅乃進之曰。子非朱彥修乎。時朱已有醫名。羅故知之。震亨既得見。遂北面再拜以謁。受其所教。羅遇震亨亦甚歡。即授以劉張李諸書。爲之敷揚三家之旨。而一斷於經。且曰。盡去而舊學。非是也。震亨聞其言。渙然無少凝滯於胸臆。居無何。盡得其學以歸。鄉之諸醫。泥陳裴之學者。聞震亨之言。即大驚而笑且排。獨謙喜曰。吾疾其遂瘳矣乎。謙得末疾。醫不能療者餘十年。震亨以其法治之。良驗。於是諸醫之笑且排者。始皆心服口譽。

數年之間。聲聞顯著。震亨不自滿足。益以三家之說推廣之。謂劉張之學。其論臟腑氣化有六。而以濕熱相火三氣致病爲最多。遂以推陳致新瀉火之法療之。此固高出前代矣。然有陰虛火動。或陰陽兩虛濕熱自盛者。又當消息而用之。謂李之診飲食勞倦內傷脾胃。則胃脘之陽不能以升舉。并及心肺之氣。陷入中焦。而用補中益氣之劑治之。此亦前人之所無也。然天不足於西北。地不滿於東南。天陽也。地陰也。西北之人。陽氣易於降。東南之人。陰火易於升。苟不知此而徒守其法。則氣之降者固可愈。而於其升者亦從而用之。吾恐反增其病矣。乃以三家之論。去其短而用其長。又復參之以太極之理。易禮記通書正蒙諸書之義。貫穿內經之言。以尋其指歸。而謂內經之言火。蓋與太極動而生陽。五性感動之說有合。其言陰道虛。則又與禮記之養陰義同。因作相火及陽有餘陰不足二論。以發揮之。其論相火有曰。陽動而變。陰靜而合。而生水火木金土。然火有二焉。曰君火。曰相火。君火者。人火也。相火者。天火也。火內陰而外陽。主乎動者也。故凡動皆屬火。以名而言。形質相生。配於五行。

故謂之君。以位而言。生於虛無。守位稟命。故謂之相。天生物恒於動。人有此生。亦恒於動。其所以恒於動者。皆相火助之也。見於天者。出於龍雷則木之氣。出於海則水之氣也。具於人者。寄於肝腎二部。肝屬木而腎屬水也。胆者肝之府。膀胱者腎之府。心胞絡者腎之配。三焦以焦言。而下焦司肝腎之分。皆陰而下也。天非此火不能生物。人非此火不能以有生。天之火雖出於木。而皆本乎地。故雷非伏。龍非蟄。海非附於地。則不能鳴。不能死。不能波焉。鳴也。死也。波也。動而爲相火者也。肝腎之陰。悉具相火。人而同乎天也。或曰相火天人所同。東垣何以指爲元氣之賊。又謂火與元氣不兩立。一勝則一負。然則如之何而可使之無勝負乎。曰周子曰。神發知矣。五性感動而萬事出。五者之性爲物所感。不能不動。爲之動者。卽內經五火也。相火易動。五性厥陽之火又從而扇之。則妄動矣。旣妄動則煎熬眞陰。陰虛則病。陰絕則死。君火之氣。經以暑與熱言之。而相火之氣。則以火言。蓋表其暴悍酷烈。有甚於君火也。故曰相火元氣之賊。周子曰。聖人定之以中正仁義而五靜。朱子亦曰。必使道心常爲之主。而人心每聽命焉。此善處乎火者也。人心聽命於道心。而又能主之以靜。彼五火將寂然不動。而相火者惟有扶助造化。而為生生不息之運用爾。夫何元氣之賊哉。或曰。內經相火注言少陰少陽矣。未嘗言及厥陰太陽。而吾子言之何也。曰足太陽少陰。東垣嘗言之。治以炒柏。取其味辛能瀉水中之火。戴人亦言胆與三焦肝與胞絡皆從火治。此歷指龍雷之火也。余以天人之火皆生於地。如上文所云者。實廣二公之意耳。或曰。內經言火者非一。往往於六氣中見之。而言藏府者未之有也。二公豈他所據耶。曰。經以百病皆生於風寒暑濕燥火之動而為變者。岐伯歷指病機一十九條。而屬火者五。此非相火為病之出於藏府者乎。考之內經。諸熱瞀瘛。則屬之火。諸狂躁越。則屬之火。諸病胕腫痛酸驚駭。則屬之火。又原病式曰。諸風掉眩。屬於肝。火之動也。諸風膹鬱病痿。屬於肺。火之升也。諸濕腫滿屬於脾。火之勝也。諸痛痒瘡瘍屬於心。火之用也。是皆火之為病。出於藏府者然也。噫、以陳無擇之通達。猶以暖識論君火日用之火。論相火。是宜後人之聾瞽哉。其論陽有餘陰不足曰。人受天地之氣以生。天之陽氣爲氣。地之陰氣爲血。然氣常有餘。而血常不足。何爲其然也。天大也。爲陽。而運於地之外。地居天之中。爲陰。而天之大氣舉之。日實也。屬陽。而運於月之外。月缺也。屬陰。而禀日之光以爲昭者也。則是地之陰已不勝夫天之陽。月之陰亦不敵於日之陽。天地日月尙然。而況於人乎。故人之生。男子十六歲而精通。女子十四歲而經行。是有形之後。猶有待於乳哺水穀之養。而後陰可與陽配。成乎人。而爲人之父母。古人必近三十二十而後嫁娶者。可見陰氣之難於成。而古人之善於保養也。錢仲陽於腎有補而無瀉。其知此意者乎。又按禮記注曰。人惟五十。然後養陰者有以加。內經年至四十。陰氣自半。而起居衰矣。男子六十四歲而精絕。女子四十九歲而經斷。夫以陰氣之成。止爲三十年之運用。而竟已先虧。可不知所保養也。經曰。陽者天也。主外。陰者地也。主內。故陽道實。陰道虛。斯言豈欺我哉。或曰。遠取諸天地日月。近取諸男子之氣。曰有餘。曰不足。吾已知之矣。人在氣交之中。今欲順陰陽之理。而爲攝養之法。如之何則可。曰。主閉藏者腎也。司疏泄者肝也。二藏皆

仲景著傷寒論後人遂謂長於治傷寒短於治溫熱其說然否

盧育和

仲景傷寒一書。爲六氣外感而發。並非專治傷寒也。何則。觀其立論。以六經爲綱。而風寒濕熱燥火之六氣。即以應之。六經中又分三陰三陽。太陽爲最外一層。主一身之主。六氣外感。而不由太陽而入。太陽經者。其爲人身最要之藩籬哉。設衞虛不固。邪得以乘。客於人身。首傷太陽。夫太陽本寒而表陽。中見少陰。若其人標陽不足。本寒偏盛。邪從寒化。則爲脈緊身痛惡寒之傷寒證。若其人陽氣偏盛。陰液本虧。邪從熱化。即爲發熱而渴不惡寒之溫熱病。正不必泥於內經。先夏至日爲病溫之說。苟執時令以定名。豈春令始許人病溫。而冬令便不許人病溫耶。況四時之外感。首傷太陽寒水之氣化。皆可謂爲傷寒。不得謂冬令始有傷寒證。而春夏秋即無傷寒證也。又仲景開章先分寒溫兩大門。以後即按經用藥。隨證立方。總之邪氣來歷雖殊。歸經則一。若見渴欲飲水。口乾舌燥。爲陽明經之形症。以白虎加人參湯主之。若見心中煩不得臥。爲少陰經之形證。以黃連阿膠湯主之。蓋太陽第二層卽是陽明。太陽底面。便是少陰。陽明之上。燥氣治之。少陰之上。熱氣治之。溫邪入自太陽。多傳陽明少陰者。以同氣相感。受之甚易也。惟是庸昧者流。一見太陽病發熱而渴不惡寒。莫辨其爲溫病。亦莫識白虎爲對證之方。而誤進辛溫發汗。及攻下火熏諸法。反助邪熱。以刦其陰液。未有不變爲身重多眠。神昏息鼾。語言難出之危候。或如驚癎時瘛瘲。身發黃而帶黑色之敗象。或小便不利。直視失溲之絕證者。傷寒第六節已詔示之。師不出方。非闕也。正欲使人以悟出治法耳。奈何後學畏難趨易。棄深就淺。喜讀孟英鞠通輩之溫病諸書。見載有銀翹桑菊。紫雪牛黃。增液清營。大小定風珠等方。鮮不誇爲珍異。目爲新奇。遂疑仲景傷寒論。雖有溫病一條。並無溫病一方。乃倡仲景長於治寒。短於治溫之說。豈知仲景爲醫門至聖。其智反出後賢下。有是理乎。且後世溫熱諸方。全從傷寒化出。如銀翹湯。卽竹葉石膏湯意也。玉女煎。卽白虎湯意也。新加黃龍湯。大定風珠。亦卽調胃承氣湯復脈湯之遺意。其間或多數味。或增減變制。仍不外乎聖法。吾得曰他人之賢者。丘陵也。猶可踰也。仲景日月也。無得而踰也。雖著傷寒。實賅六氣。不過舉一以名書。猶魯史錯舉四時之事。而若春秋也。至篇中三百九十七法。一百一十三方。已包羅萬有。變化無窮。匪特治外感。且能治內傷。卽如首方桂枝湯。本治太陽中風。而妊娠惡阻者。亦可用之。甘草乾薑湯。本治誤汗吐逆煩躁而厥。而吐血證者。亦可用之。炙甘草湯。本治傷寒脈結代心動悸。而虛勞肺痿者。亦可用之。麻杏石膏湯。本治發汗後汗出而喘。身無大熱而風溫病者。亦可用之。均極神效。類此甚多。難以枚舉。由是觀之。安得謂仲景治傷寒是其所長。而治溫熱是其所短乎。學者盍於傷寒論苦詣數年。然後再讀他書。則孰長孰短之是非。自不難立判矣。

此篇係辛亥年應上海醫會課藝所作也今不揣譾陋用以錄呈尙乞海內諸有道教正爲荷（自識）

醫藥雜著卷六終

報價表

新報	全年	半年	一月	代派或一人獨定十份者八折五十份七折郵票抵洋九扣算空函恕復
册數	十二册	六册	一册	
定價	一元	五角半	一角	
舊報	一至十三期	十四至十七期	十八至四十四期	四十五至九十二期
定價	五角	三角	八角	四元八
郵費	中國 加一成	日本台灣 加二成	南洋各埠 加三成	

廣告價表

等第	地位	一期	六期	十二期
特等	底面全頁	八元	四十四元	八十元
上等	社論前全頁	六元	三十三元	六十元
普通	各襯紙全頁	四元	二十二元	四十元

注意　所稱全頁即中國式之一單面外國式之一配奇如登半頁照表減半算

草藥新纂再版

諺云草葯一味氣煞名醫顧草葯之功效實較常藥爲速也本書羅列草葯百餘種首言形狀次言功用及用量服法條分縷晰閱之卽能瞭解每部一本定價大洋二角郵費一分郵票代洋九五計算以一分至三分爲限

經售處浙江紹興濶渚埠

天元堂藥局

●天津東門南盧氏醫院附設醫葯衛生淺說報廣告

本報自放大後現已出至第五十八期凡自四十九期以後訂全年者報費一元半分之郵票二角四分如索以前舊存之報須再補寄郵票二角四分卽行奉上兹將本報宗旨體例及門類列左

一宗旨　研究醫藥提倡衛生使國民有正當之醫藥知識得享衛生之幸福

二體例　白話與淺近文言兼用以期雅俗共賞

三門類　分演說駁議學說札記專著叢鈔語錄雜纂小說新聞顧問函件十二門

敬送衛生書報廣告（不取分文）

本會實行慈善遐邇咸知今年仍照舊章登報廣告印送婦嬰至寶衛生雜誌急救良方防疫妙法及種子保胎急救難產等方如欲得此贈品只用名片函索卽爲寄奉伏維公鑒

浙江餘姚東門外衛生公會分會啓

第九卷第六號

原九十八期己未六月出版

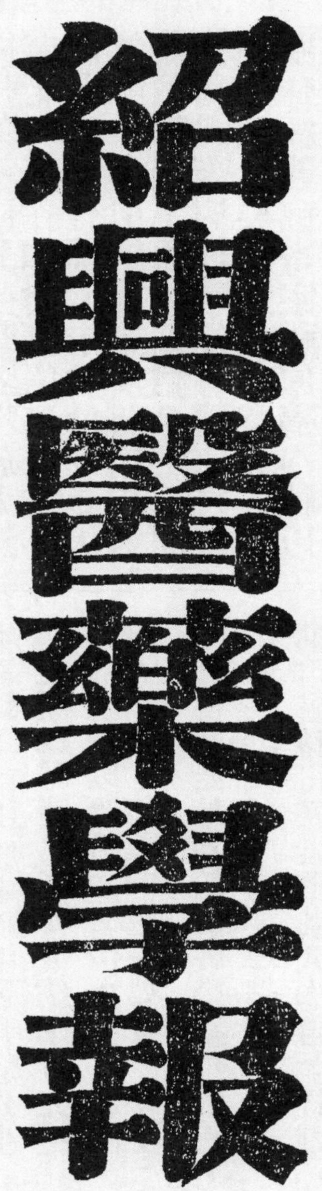

神州醫藥學會紹興分會發行

中華民國郵政特准掛號認為新聞紙類

◎國醫百家第四種伏氣解

揚州葉子雨先生醫名噪於大江南北其著作如增訂傷暑全書已由本社印行餘皆未曾付刊其伏氣解一書引經據典辨別精詳對於吳鞠通王孟英輩猶多辨正洵足爲國醫病理學極有價値之書稿爲社友吳傑三君錄寄又奉哲嗣仲經君鄭奇家藏原稿本社以先賢遺著固應及時印行而此書裨益醫家之診病辨症尤爲匪淺爰急付刊以廣流傳書已出版請速惠購白連史印中國裝一册定價洋三角紹興醫藥學報社發行

◎國醫百家第五種胎產指南

本書爲單南山原本越中錢升磯先生得之而成胎產名家寧波伊學曾先生又得之亦以治胎產名伊先生又將四五十年之經驗重加輯訂又爲蔡歐陳諸公得而始見刊於清咸豐初年版亡已久書鮮流行社友徐蓮塘君由友人馮君處轉得寄社書凡八卷自調經種子以至胎前產後常證異證無不法備方周且盡闢他書之偏弊都從實驗而立言洵爲胎產家之指南白連史印兩册定價洋六角紹興醫藥學報社發行

紹興醫藥學報第九卷第六號目次（原九十八期）

社論

問答

答一百十七　前人

答一百十八　徐相宸

答一百十九　楊晉侯

雜著

歷代名醫傳略卷六（續九十七期）

醫學嚶求錄　黃眉孫

駁張君汝偉駁食飯説

覆時逸人君函　徐相宸

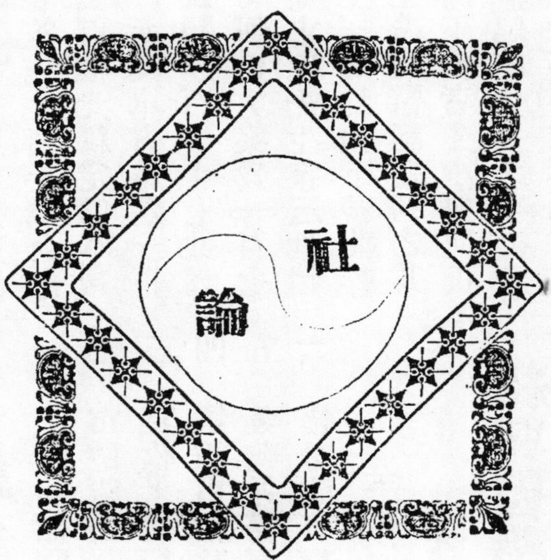
社論

紹介名著

紓溪單方選紓溪外治方選重古三何醫藥爲吳郡陸晉笙先生所手輯合印五厚册用中國裝訂油光紙定價八角白連史紙定價一元其單方爲類一百三十五外治方爲類一百一十七共爲方五千三百有奇何氏方案爲一百七十二道即靑田何書田先生家三世治驗之錄書田先生居北幹山下號北幹山人陸定圃先生冷廬醫話盛稱之其著作世所欲覔而不得者先生與何氏世交因而得其遺墨而彙刋之今書已到社除分贈外所餘不多欲購讀者幸勿失於交臂　本社發行部白

醫藥叢書第二集已經出版

計六種

一　李冠仙知醫必辨全　四角
二　市隱廬醫學雜著全　三角
三　莫枚士研經言卷二　二角
四　羅謙甫治驗案卷下　三角
五　吳鞠通醫案卷二　三角
六　惜分陰軒醫案卷二　三角

全集定價壹元六角

（外埠均酌加郵費）

紹興醫藥學報社總發行

●各處大書坊均有寄售

信陽州羅山縣查疫記

（醫士胡鴻基）　王壽芝錄

今春二月間。河南信陽州羅山縣一帶。發生流行性腦脊髓膜炎疫症。（俗名風瘟）。症狀爲頭部項部强直角弓反張、失語、發疹發熱等。患者重則數小時即死。輕者二三日始死。患者十分之八九多歸於死亡。此症係傳染性。甚爲可畏。自二月間始發現於羅山縣。迄今死亡衆多。難以計數。尤以年幼者爲多數。因此該地之美國敎士以及西醫。鑑於此症之劇烈。恐蹈昔年美國之覆轍。爲尊重生命起見。致電北京內務部。幷由北京美國醫學會代表。及駐京公使館。轉告內務部。請籌相當防禦。或制止方法。內部爲鄭重民命。並須研究是否爲流行性腦髓膜炎。乃特委派陸軍軍醫校俞樹棻先生。及鴻基。同往疫地實行調查。俾資設法防制。遂於四月十四號晚。由京乘京漢車前往。於十五日下午抵鄭州。換汴洛車抵河南省城開封府。與本省省長及政務廳長軍醫科長接洽後。旋由省長通靈飭疫地縣署招料。嗣後又往訪省城醫界中人。西敎士等。並詢省城內發現是疫否。皆云僅有二三。與腦膜炎症相彷而已。承省軍醫院各同志之招待。並得研究是疫之眞相。十八號晨。離開封乘車到鄭州。換京漢車於下午三時抵河南省之駐馬居。宿於車站附近之旅舘。該旅舘之門前。爲汚水之坑。臭氣非常難受。房屋又極惡劣矮小。汚穢之氣。實屬難聞。比南方旅舘之厠所尤甚焉。勉强休息片時。乃遷居間壁迎賓旅館。幸有矮樓一間。差强人意。晚餐後就臥。豈意睡不多時。覺得滿身奇癢。出而察之。始知臭蟲作怪。該處之臭蟲其大無比。匍行之速度如飛。實出人意外。故捉捕稍覺困難。查被撻而死者。是夜有一二百。考其來源。以處有二。一由床架。一由紙糊之舊壁。多至捉不勝捉。如是者共宿二宵。每日睡眠時間。只有一二小時。惟飯食尚可下口。此處魚肉鷄蛋價値極廉。生活程度極低。十九號晨。乘車至確山縣。離駐馬店四十里。下車後。步行約二里至確山縣城外。美國信義會醫院。訪美國費醫士。及主任醫生。得蒙殷勤招待。且得一切之報告。及染色之腦膜炎菌標本數枚。又蒙該縣知事請點。並派兵護送至站。途乘京漢車回駐馬店住宿。夜間之臭蟲。仍不稍放鬆也。二十號六時。乘車南下。

十二點。至信陽州下宿於信陽大旅館。該處係京漢路之大站。自通車以來。業已有年。車站一帶。尙未建築馬路。地方風氣甚爲陋塞。目中所見者。只有草篷。以及小本營業之苦百姓而已。至於內地道路之壞。已達極點。汚水穢物。堆積如山。其臭異常。無怪疫氣之爲害也。只有離車站一里餘之外。新由袁乃寬君獨力出資。現已建馬路及商場。已略有可觀。信陽大旅館亦建築之一。但祇能與南方中等旅館相彷。信陽州飲料之壞。已達極點。水之來源爲河水。作乳白色。如肥皂水。此亦致疫之一。因本地居民之有眼病者。百人中有九十九。以五里店爲最多。自信陽四百英里周圍。無一醫院。卽中醫亦不足分佈。西醫更不必言矣。且地方風俗亦甚閉塞。女子八九歲。卽纏脚。亦不知衛生爲何物。惟沿途失業者甚少。卽有亦是盲目者。此行余等飽嘗路途艱險之苦。況內地之交通。爲轎及小車。轎有四人二人之分。其式亦與南方稍異。內地之道路。卽南方之田岸。每逢下雨之後。交通勢必斷絕。幸少雨水。余等在信陽歇一宵。次晨卽由該縣知事派來護兵轎夫等護送。嚮道前進。九時起。午後三

信陽州羅山縣查疫記

時抵五里店爲一站。卽下宿於此。明日復前進。沿路所見者。爲往來之小車。滿載糧食貨物。道之兩旁。沃田連綿。麥已將熟。每一村巷。望之樹林間茅屋三四椽。點綴其間。宛然有世外桃源之槪。房屋均以黃土爲之。甚似水門汀造成者。一般人民不知普通衛生。每屋僅一窗一戶。或兩小窗一戶。且極矮小。與衛生上當然甚不合也。省城與信陽。余等從各方面調查結果。祇有二三人患腦膜炎症。且在二月間。現新患者絕少。足見是疫尙未蔓延至此。是可信也。下午余等借美國信義會五里店敎堂爲治病所。早由該會美敎士通告各居民之患病者。是日來敎堂乞治者。約有二三百人。余等一一爲之檢查。並隨時取可疑者之喉頭分泌物。接種於血液塞夫培養基。爲診斷之補助。約有三四十人。此外均爲眼病及普通病。非余等所注意調查者。惜旅行困難。器械藥品未曾多帶。甚覺難於應付。自二時至十時。共治百餘人。實已勞疲不堪矣。二十一號晨間本欲起行往羅山縣。適逢雷雨大作。遲至十二時。冒雨起行。路途泥濘。寸步難移。行六十里。轎夫挑夫等皆不能再行。許以厚償。方踏跙前行。轎夫跌倒。轎之傾翻者數次。幸未傷人。至下午九時。方抵羅山縣署。未到之前。天已黑暗。道路莫辨。不知高低。行路之難。過於蜀道。到署後。承知事殷勤招待。頗有賓主如歸之意。隨下宿於署內知事辦公室。然臭蟲亦不亞於駐馬居旅館。若下宿於本地客店內。勢必爲臭蟲之戰利品。受其宰割處分矣。二十二號。晤本地牧師及醫界要人。從事調查及檢查病人。更甚勞苦。回署後。檢查接種培養基結果。發現有疫者數十人。此時五里店接種培養基亦已發育。內確定爲腦膜炎者十餘人。二十三號。仍從事檢查。其結果因天氣漸暖。漸歸於消滅。但慮秋後恐再發現。故不得不要籌預防之道也。當擬就預防方法。交由該縣知事。並交與調查疫死者之表冊。由知事派員赴各鄉實地調查。竣事後。寄呈中央。以備參考。二十四號上午起行。限轎夫一天赶到信陽。計算轎夫挑夫護兵等共合有二十五名之多。亦可見交通之不便。來往之耗費矣。下午六時抵信陽。去時二天路程。此次一日赶到。行路遲速差異。頗甚耳。到旅館後。蒙道尹等來招待、二十五號爲信陽籌預防方法。晚由道尹知事等招宴。盡歡而散。二十六號。卽搭京漢車回京。此行余因携有貴重之腦膜炎菌種。不能在途逗遛。故逕返京。時在二十七號。上午八時。重履京師。宛然有回家鄉之樂。緣京師起居飲食。勝於河南內地不少。五月二日赴內務部面見總長。面陳一切。卽所以消差耳。帶回之菌種。現存於傳染病院。製血淸之用矣。

歐戰時。胡君在比國境英軍戰線之野戰病院。供職看護。救濟傷兵。備嘗艱苦。今春回國。在桑梓錫地演說戰地慘情。各國死亡之數共千萬。傷者十倍於死者。嗟乎。文明口頭。其行爲故如是乎。胡君回錫未久。又因北京陸軍軍醫院校之召。繼而往信陽查疫。信宿疲勞。頗難身受。以其學識經驗。在梓里供社會病家之求。名利亦可雙收。而必適異國。適京華。亦因醫事以濟人爲急務。治病必察眞相。爲要圖。乃中醫略負盛名。卽自滿其足。以爲天下莫予若。其一種夜郎自大氣概。吾實不願形之墨楮。無錫前知事王用先。患溫熱病。專差往蘇請御醫曹滄洲之子來診。蘇至錫火車極便。先議每日包診金二百元。詎至王知事病已篤。未開方而去。此一事也。舊年吾家兒患濕溫病。請蘇州顧伯平及曹滄洲之子來診。用一檢溫器。盛以錦囊。懸於胸前。等嘉禾章之炫耀。啓用畢後。並不知消毒。診治七次無效。由鄙人同顏醫星齋酌方獲全。此又一事也。睹中醫此等行爲。鄙人非效劉四罵人。實同賈誼流涕。願同儕讀胡君檢疫記。以醫爲天職。所有嬌滿惡習。有則改之。無則加勉。服膺周易滿招損謙受益之訓誡。則幸矣。古歙王壽芝附誌。

中西學不易溝通之一班

周逢儒

己未莫春之望。吾邑同鄉有賽會之舉。敝廬適當其衝。故不免作東道主。賓朋滿座。有客周君邦基字磐士。枉顧。初不知爲軍醫長也。暨而談及醫學。方稔其爲北京協和醫會之高材生也。癸丑之役。隷滬南十六團醫職。迨軍事敗後。醫療器械蕩然無存。僅以身免。言次若咎其命運之不濟者。據稱博醫會所出醫籍。半皆渠與同學譯譯。草創之中。多有不妥之處。因西文文法與中文文法不同。譯筆不能一以貫之。余聞之不禁大喜過望。以爲得此上賓。藉此問答。可證明中西醫學說之眞理也。客曰。

中西學不易溝通之一斑

中西醫學。萬難溝通。歐洲西醫。亦有兼參中醫書者。若既嫻中學後參西籍。必至盡棄其所學。余訝其言而詰之。則曰中醫雖有一二經驗之處。而皆以理想治病。不若西醫能確知其病竈之所在。余曰不然。西醫遇熱症。用冰袋解熱。不審熱之眞假。似太鹵莽。且中風一症。西名腦出血。曷知腦出血自有外風及內風之因。徒止其血不可也。西醫只知從實質上推求。不諳從精氣上度測。客曰是亦有理。至於中西醫理。各有精微。非一日所能盡其言。卽如瀉藥。大黃並無瀉性。不過戟刺胆汁。影響大腸。故胆病不可食大黃。余意肝胆實火。未嘗不可用大黃(如當歸龍薈丸是)若虛秘誤用多用。有亡陰之險。湯海秋詎非以是藥致命乎。因爲時不早。客卽曰吾所學者。西醫也。與中醫談醫。必不能合拍。故吾輩治一症。病人問何症。吾不與多談。僅曰病理非汝所能知。吾但治愈汝病而已。測其自高語氣。一若西醫已登峯造極。中醫萬萬不能望其項背者。然訊其近業。則已轉入商界。負此高上之技術。不向活人上求名利。反在貿易間爭蠅頭。令余大感不解者也。周源曰。金雞納霜磐士以爲治瘧之必驗藥也。然余見人用之治癰。不愈者有之。因而斃命者亦有之。治愈者少也。余嘗覩人之學西醫者。其排斥中醫。不遺餘力。推崇西醫。惟恐或後。可謂數典忘祖者矣。前清同治十一年。曾氏國藩遣派學生二百名。往歐洲留學。歸國時。茫然如適異國。不知爲故鄉也。今磐士亦若是也。故人之習西文者。必先以中文爲根柢。庶不爲外說所搖奪。學醫亦何異於是哉。已矣。余惟有從蘭遠先生讀經讀史法。剛日溫故。柔日知新。自行探討。後日如遇西醫。不敢昧與論談。以免扞格不入之嘆也。

推廣醫報之感言

儀徵盧育和

嘗思學問之道。個人陶鎔。則精神有限。合羣研究。則智識無窮。故先哲云。以文會友。以友輔仁。詩云。他山之石。可以攻玉。旨哉斯言。吾國自伊古以迄有清。號稱閉關時代。人民無進取之思想。學術少競爭之觀念。舉凡求學者。大都皆閉門獨坐。埋首案頭。終日孜孜。刻苦自勵。試問以一人之心思才力。由朝至暮。能得幾何。即雖聰穎過人。亦須費十數載之工夫。乃克臻於升堂之境況。醫學一道。則又師自爲授。家自爲

推廣醫報之感言

教。鮮朋友以切磋之同志而討論。欲求達於精微之域。不亦戛戛乎其難之哉。幸也今日歐風輸入。世界大同。民智開通。文明進化。學界則有學報。醫界則有醫報。朝刊一紙。暮達全球。使學者知所競爭。同人交換智識。其集思廣益。擴充見聞之法。不亦盡善盡美者乎。溯吾醫界創報之始。係前清光緒紀元周雪樵先生發起於上海。厥後他埠亦時有出現。及至今日。則醫報尤多。其內容非不佳。然皆側重西學。欲得一保存國粹者。則寥若晨星。惟紹興諸名宿所辦之醫藥學報。其宗旨主張。挽既倒之狂瀾。繫千鈞於一髮。發明舊學。闡揚國光。彙稿月刊。以餉同志。且諸家之鴻篇鉅製。滿紙琳瑯。使讀者不啻聚良友於一堂。雖天涯如咫尺。嘉言良法。可佩可師。（昔修園適友人自安徽來。遺以張心在附經一書。乃歎曰。數千里神交。不啻同堂時晤對。以今時比之。則又有醫報社。爲交通言論之機關。醫學報爲促進學業之導線。抑何其幸也。）然所可惜者。斯報雖行已數年。月出僅達千份。以吾國醫家數十萬計之。則閱者尚不足千份之一。是知未能普及明矣。豈非一大憾事也乎。雖然吾儕同志。

非不欲代爲推廣。以開通醫智。嘉惠醫林。奈頑固不化者流。最占多數。自封故步。勸導爲難。余揣其心理。或倖享盛名。覺經綸已滿腹。或久荒所業。視人命若弁髦。或鄙吝金錢。不思用途有益。或昏惰終日。轉甘從事嬉遊。有此數端。已足爲醫報前途之障礙。不亦深可悲耶。鄙人曾對於同道諸君。不憚苦口。每運廣長之舌。勸閱醫書醫報。並擬組會研究。爲生命之攸關。今日之急務。奈說者脣焦。聽者耳塞。誠如時逸人所云。倘勸人讀書。則必反對曰。吾業此爲衣食計。奚暇治學術哉。嗚呼。此敝處醫家之通病。夫復何言。夫復何言。育自知人微言輕。本無足怪。惟有返躬自疚。空喚奈何而已。然茹鯁在喉。終難忍默。私衷耿耿。未能忘懷。倘希海內諸同志。不惜鼎言。竭力鼓吹。俾斯報得以通行全國。凡業醫之家。固當各訂一份。以資研究而重生命。卽普通人民。亦可購取閱之。藉增醫藥衛生智識。如是則皆賴諸君子吹噓之功。亦區區素願所馨香祝禱者也。

提倡醫藥實驗談

楊晉侯

提倡醫藥實驗譚

余嘗讀醫書數十種。無不以理想推測。貫澈人身五臟六腑。及一切致病之由。療病之法。莫不皆然也。至於實驗之學。則僅所罕見。卽雖難經一書。可謂醫林準的。變而通之。神而明之。則可徵諸實驗。則不可觀於書中。雖有剖解臟腑之說。亦不過言其五臟六腑之部位。以及大小輕重長短之區別耳。而臟腑實在精奧之處。皆未發明。故不足爲後人之模範。迨至後輩名賢。疊出著書立論。皆中前人之毒。深入腦經。亦無不以五行生尅玄機妙理爲立說之提綱。而人身實驗之學。無一別開生面。故醫學愈趨愈下。相去之遠。豈可以道里計哉。以致歐風東漸。西醫乘機竊入。要之以理想言。中醫實超乎西醫之上。以實驗言。中醫遠不及西醫之精。然理想固爲醫家之至寶。而實驗亦爲醫家之要素。吾中醫之所欠缺者實驗耳。以鄙人觀之。中醫之欠缺實驗。其大端有二。一則醫學之欠缺實驗。一則藥學之欠缺實驗。醫學之欠缺實驗者。如人身臟腑百脈。若鐘表輪機。如不拆開看視。無以知其功用及致壞之由。是以西國准剖驗屍者。以教生徒。驗畢復令殮葬如法。故西醫皆明臟腑血脈之精。中

社論

國醫士。雖業醫數十年。所治者無不曰臟腑之病。試問臟腑何形。曾未見過一次。每遇奇異之症。終不明病源之何在。此皆由於無實驗之故也。前年中國政府已准醫士剖解罪犯刑死之人。或死於奇異之症。吾中醫自當悉心研究。既有理想。又有實驗。必精過西醫矣。藥學之欠缺實驗者。中醫自神農本草三百六十。歷朝增益至明季李時珍著本草綱目。所載幾二千餘種之多。誠藥物之大備。然余觀之今人之所當用者。不出數百以上。合綱目所載。僅達十分之一耳。其餘之藥。均棄置不用。未免有負前人著本草之初心也。要之凡一藥必有一種之特性。必能專治一種之病症。是故諺云。單方一味。氣煞名醫。卽此義也。吾揣其原。醫者並非不肯推廣用途。奈亦無常用之實驗耳。試觀醫者自幼學於師門。所見師氏用藥。僅在數百味以上。學生效而從之。而學生所用之藥。當在數百以下也。以故愈用愈少。甚至業醫者。雖藥之眞假優劣。尙且不能辨識。竟能名振一時。然藥者所以治病也。醫者所以用藥而治病也。醫藥如相輔而行。且不明藥之眞僞。而治重要之病。其可得愈乎。然而吾中醫用藥之實驗。種種不及西醫之精。譬如止血。用中藥不能驟止。定痛。用中藥不能驟定。用西藥則效驗可以立見。中藥重在草木。西藥重在金石。功效各有所長。西國藥物製法殊精。有數藥而製一藥者。有一藥而爲數用者。有煉取精英而去渣滓。服食一分功等一兩者。其他則有煉爲丸者。研成散者。釀爲酒者。煑爲膏者。熬爲膠者。升爲丹者。漬以水者。浸以醋者。榨爲油者。各隨所宜。筆難盡述。大概亦與中藥製法相同。惟中國此時不知精益求精。亦用取英去滓之法。甚至固有炮製之法亦不能認眞遵守。無他。此中國藥鋪之無道德。祇知牟利。製法遠不如西人之精。業醫者旣乏用藥之實驗。業藥者又失製藥之精。求欲不失敗。而豈可得乎。吾願　諸大醫士。對於藥物一學。當竭力講求。步步徵諸實驗。何藥有何種特效。確能治療何病。與他藥配合。能變化何種效驗。能同何種西藥奏一式之功。至藥鋪之無道德。亦嚴加取締。將中國固有之藥。使一味不致偏廢。啓後人用藥之實驗。再加以生理解剖。病理解剖。醫藥前途。則幸甚矣。

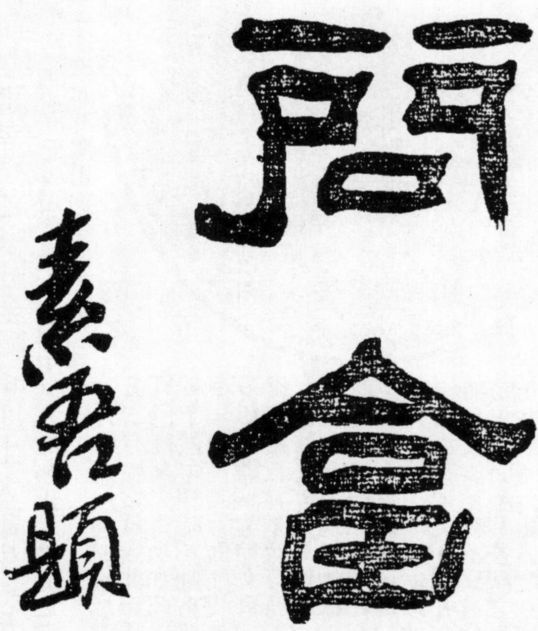

請觀浙江寧海有享康健幸福之家庭全賴韋廉士大醫生紅色補丸之功也

無論男女老幼如患血薄氣衰腦筋病乏服用韋廉士大醫生紅色補丸正是必需之藥也因其功效男女相同能使軟弱者轉爲强壯上夏季亦可服用週年四季毫無分別也

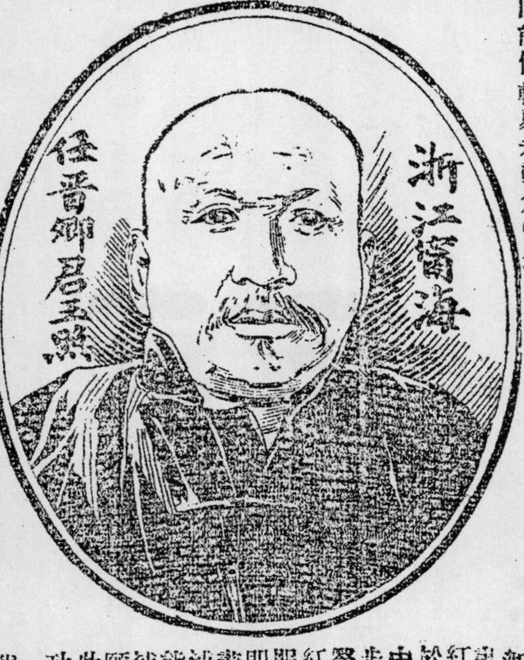

浙江寧海縣公署政務科主任任晉卿先生來書云有生之日無非感德之年韋廉士大醫生紅色補丸之奇功如此一切請觀其原函恭錄於下啟年輕時不知自愛身體受傷幾成癆瘵中年以後腰背酸痛夜睡不能轉側腳筋短縮步履艱難咳嗽時作耳鳴肝旺飲食日減中國醫藥療救無效束手待斃後見申報載貴藥房紅色補丸有起死回生之功姑購半打照單吞服藥丸未盡病已轉機腰不痛足亦能步咳嗽即愈胃口即開實能起死人而肉白骨受惠無盡其時小媳等亦患婦科諸病當令吞服紅色補丸經調受孕數年以來連舉三孫是此丸藥能爲婦科聖藥也現在年已六十常以此丸爲補品故能精神不衰有生之日無非戴德之年顧天下同胞其各試之毋失此杏林仙藥也專此鳴謝

補血健腦之韋廉士大醫生紅色補丸功能補髓開胃利濕健脾曾經療治血薄氣衰諸虛百損　少年斵傷　腦筋無力　胃不消化　瘋濕骨痛　山嵐瘴瘧　皮膚諸患以及婦科各種疑難疾病尤著神效凡經售西藥者均有出售或直向上海四川路九十六號韋廉士醫生藥局函購每一瓶英洋一元五角每六瓶英洋八元郵力在內

奉送小書

茲有精美衛生小書名曰血之疾病以及忠告婦女如欲索取即須寄一明信片至以上所列地址原班郵送

答一百十六　　　　　　　　　　　　盧育和

懷孕之婦。苟未經過夏令。平日亦不恣啖辛熱煎炒等物。且又無瘡瘍諸患。則所生之嬰兒。未必皆有熱毒。無取於黃連及大黃水灌之。蓋恐其苦寒傷胃。瀉下損氣也。但以甘草水飲之足矣。拭口法。以胭脂蘸茶清遍擦齒舌亦妙。洗浴當依時令。夏日可用銀花甘草之屬。冬月改用蘇防葱莖之類。春秋時。單用潔水亦可。惟斷臍之際。須謹防風寒。習俗多以肉桂末摻膏藥上貼之。至開口時。有何良方杜絕臍風驚風等患。育按單方雖多。然終不敢贊成。何也。考臍風一症。多由風寒襲入於臍所致。夫臍爲生命之根蒂。當其兒在胞中。尙屬先天。臍帶用事。司呼吸。通丹田。接氣海。卽丹經所謂祖氣也。迨一出母腹之外。口鼻用事。啼哭數聲。已落後天。惟此過渡時代。先天從此終。後天從此始。萬一臍門未閉。風寒賊邪。從臍帶驗受。直入內臟。蒂固根深。試問治先天之病。何處覓先天之藥乎。以故臍風之症。一經發作。必見腹脹臍腫。肢冷唇靑。

甚至口噤不能吮乳。臍上露出青筋。雖經醫治。終難挽救。預防之法。惟囑其妊婦於分娩時。切勿脫衣臨盆。須臥之於床。覆以厚被。待嬰兒瓜熟蒂落。 生於被內。與在母腹中暖氣一般。待其啼哭數十聲。或百數十聲。 呼吸之氣。全由口鼻出入。斯時上竅已開。下竅自閉。然後抱出洗滌。自免臍風之患矣。又驚風之症。首見於錢氏書中。西昌已力闢其妄。謂急驚風。卽傷寒之剛痓。慢驚風。卽傷寒之柔痓。慢脾風。卽太陰之傷寒症。蓋喻氏當時。尙無西醫病理學以證明。故立說似欠圓通。育不避僭妄。稍融會新舊以言之。 夫小兒之體氣如春。肝陽最旺。一感外邪。易化爲熱。觸動內風。或夾痰食。 致令邪熱由心肺胃三經。(此三臟皆麗於第十對迷走神經)上升於腦。以故神識昏迷。壯熱煩急。而紅唇燥。手足抽筋。卽俗稱之急驚風是也。 西醫治法。須減去腦內積血。用迦路米瀉鹽等藥以瀉之。 或服鈒溴以清其腦。中醫則用清熱滌痰鎭驚諸法。余按斯症。兼有外感之熱者當以梔豉蒡薄之屬。辛凉解外。積有痰熱內重。神迷抽搐者。當以牛黃淸心合礞石滾痰等劑。導熱逐痰。審症而施。自可愈耳。 又按慢驚一症。多由患急驚。過服峻利之藥所致。故見微熱。昏睡。露睛。抽搐無力。時作時止。大抵屬邪少虛多之候。宜扶脾胃正氣。佐以化痰淸理。 至若慢脾風一症。則多由久病見之。 或誤汗。或大吐大瀉後。傷其陽氣津液。以致血燥筋急。經絡無所榮養。故時而抽掣。(病理與霍亂吐瀉變爲轉筋同) 脾腎之陽大虛。不能行於四末。故手足厥冷。眞陽無以自主。 漸有脫離之勢。故時或搖頭。額出冷汗也。治法急以大劑理中。重加附子。以溫補回陽。庶可得生。熟讀傷寒三陰篇者自明。今袁君以小兒之臍風驚風等。爲最劇烈最危險最易夭殤之患。故問有何種良方。 可以杜絕焉。然臍風預防法。已如上所論。驚風杜絕方。書中成法雖多。恐不足恃。鄙見無識若此。尙希

諸有道另爲妥訂。是幸。

答一百十七　　前人

二五之精。妙合而凝。聚於子宮。氣以成形。官骸具備。是曰嬰兒。然嬰兒在胞中。尚屬先天。不食不飲。其所以由胚胎。而能發育完全者。全賴其母之腎中陽氣。與衝任血液。由胎盤輸送。以爲之營養也。（按舊說謂兒在母腹中叅看按語自明）迨至月數已足。胞破產下。後天用事。又賴乳汁爲養命之資矣。其母倘乳汁不多。在富家則必另雇乳母。或取新鮮牛乳。（按牛爲草食之獸其乳汁恐與人體不合）或購罐頭牛乳。（此種牛乳雜有他質且日久則變味腐敗）及代乳粉（此粉藥房有售不知何種原質所製）乳糕等物飼之。（此糕大茶食舖有係米粉和糖製成只可當點心）在普通人家。又多以米粉和開水調餵。（以秈米爲粉倘磨研不細而食則胃外徼管難於吸收若水調太乾則胃中壅滯難於消化）若貧戶則既無餘力以雇乳母。且又無餘資以購代乳諸品。惟以食物。雜湊亂投。冀其一飽而已。不知嬰兒脾胃。因此受傷。每變爲疳積蟲𧏾諸症。而服藥亦終罔效。吾見甚多矣。夫襁褓何辜。罹此厄運。興言及此。良用惻然。（余曩昔生兩子皆以缺乳亡）爰於上年。已悟得一物。以代乳食。不獨價廉而工省。且亦最爲靈便。凡居家每日之皆所必需者。其物維何。卽米飲是。（凡炊飯或煨粥俟米湯沸起卽取出注於器內備用至所餵遍數之多寡及米湯稀厚視兒月份以爲衡惟須限定時間燉熟飲不可和糖） 何以言之。嘗思人身乳汁。爲血液所化。血液又爲穀食所生。米飲乃穀食之精英。以之而代。是謂直接的作用。大有益於嬰兒。（此法已久傳於人照此施者皆見功效） 迨哺至三四月後。卽可易以粥食。由稀而漸稠。 及至週歲。時已足可食飯矣。然每見人家小兒。年已數齡。猶未斷乳。不獨兒體不能發達。且其母乳汁去多。氣血亦傷。猶憶戊申夏赴寧試醫。偶於友人案頭。忽閱家庭衛生一書。 今約略記及篇中所論。嬰兒未及週歲。卽宜斷乳。（按兒口略生數齒便能咀嚼穀食且胃中消化之力已强）至種痘亦宜在週歲以前。未斷乳時爲妙。（按兒小尙未諳人事易於忌口及調護一切且種痘之醫操刀點穴時兒亦不知畏懼免受其驚也） 今袁君意以貧婦少乳。問有何物。可與之相等。以救護嬰兒。足見綠野兒。體上天好生之德。懷慈善保赤之忱。育不揣學陋。拉雜瑣屑以答。未稔有一當否。尚希敎正爲荷。

按舊說謂兒在母腹中。其口啣接血管。吸食母血。又婦科書。載有腹中子鳴一症。皆屬謬妄之談。前南京郭演康先生。著有胎兒受食辨。登入寧報第七期。請參看自明。　育和附識

答一百十八　徐相宸

患疫之人。知覺如常。而口不能言。此爲常有之症。乃痧脹穢濁之氣。由口鼻而走肺。將入心而未入於心者也。夏秋之間。患者甚多。芳香開裡。隨進而愈。不佞所親驗而最奇者。述之頗有興味。可爲聞者告也。　上海租界。衛生行政。操於西人之手。故每年所辦時疫醫院。必以西醫主政。由來久矣。當上海時疫醫院創辦之第三年。去今已數年矣。　五月初開院。天氣極凉。並無濕霍亂。遂

數日◎有來求治者◎即知識如常◎口不能言之症也◎西醫治之數日◎毫無動靜◎不佞時與王筱堂君◎同盡義務◎將比較雙方之學問◎而求得一當也◎盡義務者◎時已一年有餘矣◎人棄我取◎亦頗有挽回得命者◎是日過之◎司事楊君以爲奇◎縷述以告◎余與黃君◎同往視之◎脈抑澀◎苔垢膩◎望而知爲痧脹也◎是楊君雖向余索自製痧藥◎急痧奪命丹◎（仿飛龍奪命丹而製成者）將以贈其鄉人而未寄◎余問其尚在◎卽囑楊君以二分分四服◎溫水送下◎明日下午又往◎楊君向余稱謝◎謂其人服藥不滿二分◎遂一小時◎即能開口矣◎余與黃君◎同往驗之◎良信◎問所苦◎答曰◎無矣◎西醫驗其病已愈◎三日後◎許其出院◎而未知其病何以得愈也◎余因此症◎益自信中法之不弱於西◎楊君亦欽服◎至於極點◎謂余尚有一人◎其病更奇◎請余視之◎則此人並無寒熱◎亦不吐瀉◎口能開◎食能食◎胸腹毫無所苦◎二便自通◎但出汗耳◎汗下如雨◎已三日夜不歇◎衣衾盡濕◎其所坐處◎地板上若灑水焉◎察其舌◎垢穢滿布◎但不甚膩◎亦不甚

燥。余以爲此暑熱。爲穢濁所抑遏。而不得洩也。以自製黃丸二粒與之。（方爲清開並用法自古所無爲辟瘟丹純陽正氣丸時待而設與紫雪行軍不同以兼有止瀉性質也）西醫治此人。用盡種種探驗方法。不得要領。是日囑其助手。留其大便以俟驗。則余之藥已服矣。藥有雄黃。顯而可見。西醫既驗得服過中藥。則嚴究其侍者。侍者恐余以義務而受西醫辱。極力秘之。不以告。事遂寢。余與黃君。見西醫不能容物。自此灰心。不願再預聞其事。然此病者。當日之汗。雖未卽止。亦未服西藥。二三日後。病亦自愈而出院矣。余與黃君。一年有餘。西醫心雖不然。尙無顯然反對之處。蓋因以前諸症。皆爲彼所棄。而此後一人。則方開院之始。彼求其故而不得。方在試驗中。未敢遽予以藥。而余先爲治之。故逢彼之怒云。此症本與上一症不相類。以其同爲疫。故連類而及之。亦我中醫與西醫短兵相接之紀念也。故誌之。現黃君在虹口漢璧禮路行道。可以爲證。

答一百十九　楊晉侯

尊恙以鄙人陋見揣之。並非脚氣。乃肝腎不足。氣虛下陷耳。所云初時惟左足步履稍覺重墜。並無他項紅熱疼痛。過夜腫消。顯見純是虛腫。或來或去。迨至廿一歲。足肚陰面有青筋突起紫暗如瘀血狀。此乃筋凝血滯之原。務其本皆由氣虛失其運行之職所致。血隨氣行。氣凝則血亦凝。氣滯則血亦滯。此必然之理。遇天令稍寒。則攣急抽搐者。血乃純陰之質。喜暖而不喜寒。得暖則散。遇寒則凝。血凝則筋無以榮養。筋無榮養。故攣急抽搐。考脚氣多感於身體厚重。多濕多痰之人。然亦斷無上行累及半身之理。遙揣　貴體大概屬於瘦弱之質。所服秦艽防風羌獨活防己萆薢等藥。一派驅風散寒。與氣血毫未顧及。總嫌尅伐過度。不能調劑。故終未見效。然　貴恙必須待至冬令收藏之氣。調治庶克可痊。夏秋之際。恐未必能驟愈。擬方以培養肝腎。助氣行血。疏筋活絡爲要。外治助用薰法。以升其氣是否得宜。尚希　主政。

內服方

潞黨參　三錢　淮牛膝　三錢　川續斷　三錢　京赤芍　錢半

大熟地　四錢酒炒　木瓜絡　二錢　補骨脂　三錢　撫芎　二錢

白茯苓　三錢　兎絲子　三錢　橘絡　錢半　川杜仲　三錢

製香附　三錢　粉甘草　八分　桑寄生　三錢鹽炒　全當歸　錢半

外薰方

土基一块◎在火內燒紅◎或瓷飯代燒亦可◎用木桶一隻◎內盛童便五六碗◎然後將燒熱土基◎放在桶內◎則童便立刻滾熱◎熱氣甚旺◎將脚安置桶內◎約薰半枝香時◎惟桶口用布蓋好◎勿令洩氣◎俟桶內熱氣已了◎可易溫水◎將脚洗凈◎每晚一薰◎但此方不過嫌其不潔◎然用之殊有特別效驗◎不須數日◎自無腫墜之患◎曾經先父治愈多人◎無不百發百中◎誠絕妙之方也◎閣下不妨一試何如◎

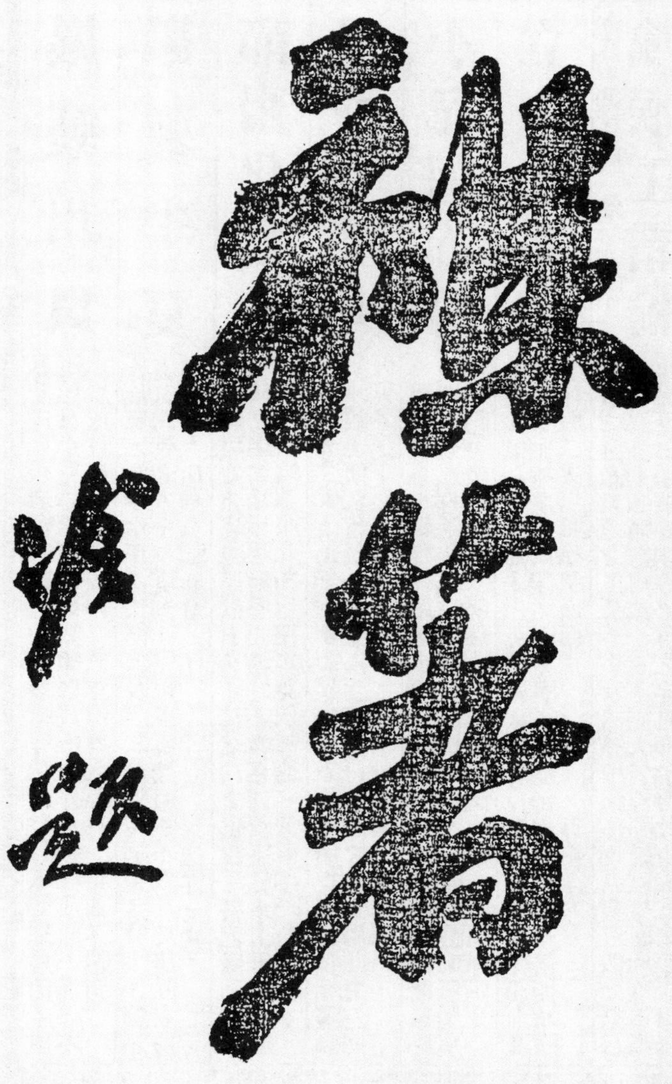

和濟藥局時令要藥八種

巖製川貝

專治燥火頑老鬱結諸痰而成咳嗆哮喘癲狂癇瘋等症并治中風痰迷及小兒急驚痰閉蝦蟆頓咳或喉中作水鷄聲或咳一而聲不出者或乾咳見血者不拘日久年遠均效如神　每塊洋嗆角

巖製半夏

善治風寒濕水炒酒臭滋諸痰及痰飲痰喘痰痞痰涎並痰迷痰癲痰厥頭暈老人中風痰潮小兒驚風痰閉服無不效凡屬痰飲者服之痰從大便如魚鰾即愈　每塊洋一角

節齋化痰丸

大凡濕痰寒痰燥痰涎痰飲日久不治名曰老痰根深蒂固致肺胃二脈伏結名曰結痰膠黏堅固滑吐不盡名曰頑痰隨火上升爲狂爲癲名曰火痰急服此丸以消之奏效甚速　每兩洋一角二分

星香導痰丸

此丹溪先生秘方治無火寒濕痰嗽屢效凡寒痰濕痰頑痰宿痰糊痰水痰老痰濁痰及一切氣滯生症痰壅喘息等症急用此丸三四錢開水送下屢試屢驗　每兩洋一角二分

小兒保赤丹

小兒急驚風十與熱二端居多尤以痰迷清竅爲最多此丹開竅降痰鎮驚熄風專治小兒痰熱積聚胸膈脹滿不思飲食甚則氣喘痰壅目瞪口噤並治大人痰迷中風等痰症試屢驗　每瓶洋四分

立止吐血膏

是膏平氣和胃止血去瘀專治鬱火傷肝口吐狂血或痰中帶血及咯血嘔血唾血大便閉結脘脇串痛等症每用五錢或一兩開水調下日服二次以血除便通而止　每兩洋九分

噙喉王霜梅

每枚洋二分

咽喉之症最爲危急其原皆由風火挾頑痰抑而爲災呼吸之氣因之阻塞甚則腫痛難忍或小舌下垂大舌浮腫痰涎壅塞此喉風喉痺喉痧白喉單雙蛾等必有之症也即噙含此梅能立去惡痰毒涎

喉症保命藥庫

每具洋一元正

本局精選古今名醫治喉痧白喉喉痺喉蛾等症自初起至收功特效藥八種一一用瓶貯藏納諸一箱巧小玲瓏易於居家常備旅行佩帶并附喉痧證治要略一冊皆發明病狀及用法以便對書用之

（開設紹城縣西橋南首）

有相火。而其系上屬於心。心君火也。爲物所感。則易於動。心動則相火翕然而隨。聖賢教人收心養心。其旨深矣。天地以五行更迭衰旺而成四時。人之五藏六府。亦因之而衰旺。四月屬巳。五月屬午。爲火不旺。火爲肺金之夫。火旺則金衰。況腎水常藉肺金爲母。以補助其不足。古人於夏月。必獨宿而淡味。競競業業。保養金水二藏。正嫌火土之旺矣。內經又曰。冬藏精者。春不病溫。十月屬亥。十一月屬子。正元氣潛伏閉藏。以養其本然之眞。而爲來春升動發生之本。若於此時不恣欲以自戕。至春升之際。根本壯實。氣不輕浮。尙何病可言哉。於是震亨之醫益聞四方。以病來迎者。遂輻湊於道。震亨咸往赴之。其所治病凡幾。病之狀何如。施何良方。飲何藥而愈。自前至今。驗者何人。何縣里主名。得諸見聞。班班可紀。浦江鄭義士病滯下。一夕忽昏仆。目上視。溲注而汗瀉。震亨診之。脈大無倫。卽告曰。此陰虛陽暴疾也。蓋得之疾後酒且肉。然吾能愈之。急命治人參膏。而且促灸其氣海。頃之手動。又頃而脣動。及參膏成。三飲之甦矣。其後服參膏盡數斤。病已。天台周進士病惡寒。雖暑亦必以縣蒙其首。服附子數百增劇。震亨診之。脈滑而數。卽告曰。此熱甚而反寒也。乃以辛涼之劑。吐痰一升許。而蒙首之緜減半。仍用防風通聖飲愈之。周固喜甚。震亨曰。病愈後須淡食以養胃。內觀以養神。則水可生。火可降。否則附毒必發。殆不可救。彼不能然。後告疽發背死。浙省平章南征閩粵還。病反胃。醫以爲不可治。震亨診其脈。告曰。公之病不可言也。卽出。獨告其左右曰。此病得之驚後而使內。火木之邪相挾。氣傷液亡。腸胃枯損。食雖入而不化。食既不化。五藏皆無所稟。去此十日死。果如言。鄭義士家一少年。秋初病熱。口渴而妄語。兩顴火赤。醫作大熱治。震亨診之。脈弱而遲。告曰。此作勞後病溫。惟當服補劑自已。今六脈皆搏手。必涼藥所致。竟以附子湯啜之。應手而瘥。浙東憲幕傅氏子。病妄語。時若有所見。其家妖之。震亨切其脈。告曰。此病痰也。然脈虛弦而沉數。蓋得之當暑飲酸。又大驚。傅曰。然。嘗因勞而甚渴。恣飲梅水一二升。又連得驚數次。遂病。震亨以治痰補虛之劑處之。旬浹愈。里人陳時叔病脹。腹如斗。醫用利藥。轉加。震亨診之。脈數而澀。告曰。此得之嗜酒。嗜酒則血傷。血傷則脾土之陰亦傷。胃雖受穀。不能以轉輸。故陽升陰傷而丕矣。陳曰。某以嗜酒前後溲見血者有年。震亨用補血之劑投之驗。權貴人以微疾來召。見震亨至坐中堂自如。震亨診其脈。不與言而出。使詰之。則曰公病在死法中。不出三月。且入鬼錄。顧猶有驕氣耶。後果如期死。一老人病目無見。使來求治。震亨診其脈微甚。爲製人參膏飲之。目明如常。時後數日。震亨復至。忽見一醫在庭。鍊礞石。問之則已服之矣。震亨愕然曰。此病得之氣大虛。今不救其虛而反用礞石。不出此夜必死。至夜參半氣奄奄而死。一男子病小便不通。醫治以利藥益甚。震亨診之。右寸頗滑。曰此積痰病也。積痰在肺。肺爲上焦。而膀胱爲下焦。上焦閉則下焦塞。譬如滴水之器。必上竅通而後下竅之水出焉。乃以發大吐之。吐已病如失。一婦人病不知。稍蘇。卽號叫數四而復昏。震亨診之。肝脈弦數而且滑。曰此怒心所爲。蓋得之怒而強酒也。詰之則不得於夫。每遇夜引滿自酌解其懷。震亨治以流痰降火之劑。而加香附以散肝分之鬱。立愈。一女子病不食。而北臥者且半載。醫告術窮。震亨診之。肝脈弦出左口。曰此思男子不得氣結於脾故耳。叩之則許嫁夫人。入廣且五年。震亨謂其父曰。是病惟怒可解。蓋怒之氣擊而屬木。故能衝其土之結。今茅觸之使怒耳。父以爲不然。震亨出而掌其面者三。責以不當有外思。女子號泣大怒。怒已進食。震亨潛復謂其父曰。思氣雖解。然必得喜則庶不再結。乃詐以夫有書。旦夕且歸。後三月夫果歸。而病不作。一婦人產後有物不上如衣裾。醫不能喻。震亨曰。此子宮也。氣血虛故隨子而下。卽以黃耆當歸之劑。而加升麻舉之。仍用皮工之法。以五倍子作湯洗濯皺其皮。少選子宮上。震亨慰之曰。三年後可再生兒。無憂也。如之。一貧婦寡居病癩。震亨見之惻然。乃曰。是疾世號難治者。不守禁忌耳。是婦貧而無厚味。寡而無欲。庶幾可療也。卽自具藥療之。病愈後復投四物湯數百。遂不發動。震亨之爲醫。皆此類也。蓋其遇病施治。不膠於古方。而所療皆中。然於諸家方論。則靡所不通。他人靳靳守古。震亨則操縱取舍。而卒與古合。一時學者。咸聲隨影附。震亨教之。亹亹忘疲。一日門人趙良仁問太極之旨。震亨以陰陽造化之精微。與醫道相出入者。診之。且曰。吾於諸生中未嘗論

雜著

至於此。今以吾子所問。故偶及之。是蓋以道告。外徒以醫言也。趙出語人曰。先生之醫。其始槖籥於此乎。羅成之自金陵來見。自以爲精仲景學。震亨曰。仲景之書。收拾於殘編斷簡之餘。然其間或文有不備。或意有未盡。或編次之脫落。或義理之乖舛。吾每觀之。不能以無疑。固略摘疑義數條以示。羅尙未悟。及遇治一疾。震亨以陰虛發熱。而用益陰補血之劑療之。不三日而愈。羅乃嘆曰。以某之所見。未免作傷寒治。今震亨治此。猶以芎歸之性辛溫。而非陰虛者所宜服。又況汗下之誤乎。震亨春秋既高。乃狗張翼等所請。而著格致餘論局方發揮傷寒辨疑本草衍義補遺外科精要新論諸書。學者多誦習而取則焉。震亨簡慤貞良。剛嚴介待。執心以正。立身以誠。而孝友之行。實本乎天。質奉時祀也。訂其禮文而敬泣之。事母夫人也。時其節宣以思養之。寧歉於己。而必致豐於兄弟。寧薄於己子。而必施厚於兄弟之子。非其友不友。非其道不道。好論古今得失。慨然有天下之憂。世之名公卿多折節下之。震亨直陳治道。無所顧忌。然但語及榮利事。則拂衣而起。與人交。一以三綱五紀爲去就。嘗曰天下有道。則行有枝葉。天下無道。則辭有枝葉。天行本焉。辭從而生者也。苟見枝葉之辭去本而末易務。輙怒溢顏。而欲得逸焉。震亨之卓卓如是。則醫又特一事而已。然其講學行事之大方。已具太史濂所爲震亨墓誌。茲故不錄。而竊錄其醫之可傳者。爲震亨傳。庶使後之君子。得以互考焉。卒年七十有八。學者尊爲丹溪先生。

論曰。昔漢嚴君平。博學無不通。賣卜成都。人有邪惡非正之問。則依蓍龜爲陳其利害。與人子言依於孝。與人弟言依於順。與人臣言依於忠。史稱其風聲氣節。足以激貪而厲俗。震亨在婺。得學道之源委。而混迹於醫。或以醫來見者。未嘗不以保精毓神開其心。至於一語一默。一出一處。凡有關於倫理者。尤諄諄訓誨。使人奮迅感慨激厲之不暇。左邱明有云。仁人之言。其利博哉。信矣。若震亨者。殆古所謂直諒多聞之人。又何可以醫師少之哉。

王國瑞

王國瑞。婺源人。

齊德之

齊德之。爲醫學博士。充御藥院外科太醫。

周漢卿

周漢卿。松陽人。醫兼內外科。針又神。鄉人蔣仲良左目爲馬所踶。睛突出如桃。他醫謂係絡已損。不可治。漢卿封以神膏。越三日復故。華州陳明遠瞽十年。漢卿視之曰。可針也。爲翻睛刮翳。欻然辨五色。武城人病胃痛。奮擲乞死。漢卿納藥於鼻。俄噴赤蟲寸許。口眼悉具。痛旋止。馬婦有娠。十四月不產。尫而且黑。漢卿曰。此中蠱。非娠也。下之。有物如金魚。病良已。永康人腹疾。痀僂行。漢卿解衣視之。氣衝起腹間者二。其大如臂。刺其一。砉然鳴。又刺其一。亦如之。加以按摩。疾遂愈。長山徐嫗癇疾。手足顫掉。裸而走。或歌或笑。漢卿刺其十指端出血而痊。錢塘王氏女生瘰癧。環頭及腋。凡十九竅。竅破白瀋出。將死矣。漢卿爲剔竅母。深二寸。其餘烙以火。數日結痂愈。山陰楊翁項有疣如瓜。大醉仆階下。潰血不能止。疣潰必死。漢卿以藥糝其穴。血即止。義烏陳氏子。腹有塊。捫之如罌。漢卿曰。此腸癰也。用大針灼而刺之。入三寸許。膿逐針迸出有聲。愈。諸暨黄生背曲須杖行。他醫皆以風治之。漢卿曰。血澁也。刺兩足崑崙穴。頃之投杖去。其捷效如此。

歷代名醫傳略卷六終

醫學嚶求錄

紹興醫藥學報社同人著　同社裘吉生編輯

駁張君汝偉駁食飯說（原文見九十四期本報）　黃眉蓀

人有疾病。或宜食飯。或不宜食飯。與病人有絕大關繫。余著食飯說。而張君駁之。但其說揆之於情。準之於理。又不能愜於余心。余又再駁之。此大有價値之研究也。經此一番辨論。眞理自明。使醫界有所準繩。而治病不爲飮食所誤。并使病家亦恍然於其病某症。可食不可食之理由。以對待病者。其爲益豈淺鮮哉。未始非張君之力也。玆將張君所言者。逐條駁之。

其一曰。余謂廣福二省人。凡有外感。戒食粥飯。不論病症。習以爲常。有得病七八日。至十餘日。尙不敢食飯。唯食番薯以度日。此予原文也。張君謂卽此數語。已覺前後矛盾。已云外感。戒食粥飯。何得又云不論病症。習以爲常。噫嘻異哉。張君不知外感百邪。所包甚廣。有宜戒粥飯者。有不宜戒粥飯者。何得不論病症。以戒粥飯爲常事。此正一氣相接。何得云前後矛盾。余統言得病。並未說熱病。而張君妄度余意。謂專指外感熱病。六七日至十餘日不退。則是馬嘴牛頭。兩不相對。未免失之誣矣。此余所不能已於言也。且夫外感之病。不宜戒粥飯者亦多矣。吾請先言瘧。瘧有日日發者。有兩日三日發者。有纏綿一三月者。若不令食飯。雖不病死。亦必餓死。其次爲痢症。多由暑熱而發。堅壁淸野之法。初一二日。未嘗不可用。若纏綿十餘日。又將若何。且不能食爲噤口痢。最爲難治。則雖內有積滯。爲時已久。食飯有不用顧忌者。又其次爲脚氣症。雖由於受風受濕。然腸胃無病。小便大便如常。其勢又非三五日可愈。亦將不令食飯乎。又其次爲咳嗽症。始於外感。終於虛癆。咳至一二月久者甚多。又將不令食飯乎。又其次爲遍身骨疼。手足痿痺。此爲風寒濕熱而成痺。然飮食消化如常。便溺亦無他異。又將不令食飯乎。予所謂其外百症。無不可食飯者。大意指此。諸如此類。更僕難數。以上數者。獨非外感乎。張君謂有發熱之內傷。無不發熱之外感。誤矣。外感百邪。不發熱甚多。卽如上所舉各症。發熱者有之。不發熱者亦不少也。大凡風寒暑濕燥火。陰陽風雨晦明。古皆謂之外感。不專指發熱一端。若專指發熱爲外感未免舉一漏百矣。且外感之陽氣深陷。不能戰汗。其達表透邪之法。且飲熱粥半碗。以助汗出。傷寒論具在。非可杜撰。又陽明篇。以能食不能食。分可下不可下一條。仲景亦未嘗禁食也。

其二曰。予謂時疫之症。不可食飯。往往病已漸愈。因食飯而增重。張君則謂若如黃君言。時疫雖痊愈後。尙不可食飯。其他發熱病。皆可食飯乎。且以時疫爲外感發熱之一種。噫誤矣。時疫自時疫也。外感發熱。自外感發熱也。惡得將時疫。包入外感發熱中。而不爲之分別乎。時疫則因時而起。外感發熱。則隨時皆有。其異點一。時疫蔓延。爲傳染之病。外感發熱。爲個人之病。其異點二。時疫由地氣薰蒸而發。外感發熱。由天時不正而受。其異點三。固不可混同施治也。且時疫之病。余謂雖漸愈。亦不可食飯。張君述余言。則謂雖痊愈。亦不可食飯。痊者全也。故内從全。漸字與全字。字義各別。所差甚遠。願張君一細思之。又謂其他發熱病。皆可食飲。則是張君探索余意之言。亦與余旨大相矛盾。余固明言發熱之病。不可食飯矣。何得而反言之也。則又誣余矣。余與張君。在醫界中頗負名望。言論一有不愼。其貽笑大方。損失自己名譽者。其患猶小。其鼓吹荒謬之言論。貽誤病人。使至輕者重。重者死者。爲害絕大也。余願與張君共勉之。古語云。不可因噎廢食。噎尚不可廢食。有病又豈可廢食。況病症多端。有可食者。有不可食者。若一律斷食。不論何症。余竊期期以爲不可耳。

其三曰。余原文爲其次爲發熱之病。胃火上炎。得飯食以助其燄。其勢愈張。此皆不得食飲。其外百症。無有不可食飯者。張君則云。所謂發熱。究指何症。其餘百症。又是何症。令人驟然見之。不知作何解釋者。夫余固明明言發熱之

雜　著

症矣◎下句卽胃火上炎◎其爲溫熱陽邪◎有斷然者◎如此明白◎尙何可疑◎至云其外百症◎不過泛言各樣症候◎謂爲內症也可◎謂爲外症也亦無不可◎似不必拘泥太甚也◎下文卽發熱之病◎七日之後◎亦無不可食飯者◎此正承上文發熱而言◎接句卽病久勢輕◎故食飯無礙◎爲病已輕減者言之也◎不意余言病輕◎張君反言病重◎謂六七日後◎爲兩感◎爲留戀◎爲逆傳◎若再進食◎解衣包火◎噫嘻◎無中生有◎百思難解矣◎余言病勢已輕◎一尋常之病退思食耳◎其禁食之時期◎已經七八日◎故有饑火中燒◎增重火勢◎非日食番薯◎可以度日之說◎張君則言病勢增重◎故有脾胃消化之機先鈍◎與胃熱甚而心中嘈雜◎欲食不能等語◎認題已差◎故所言各異◎所謂一子差◎滿盤錯矣◎夫疾病何常之有◎無論何症◎七八日後◎有全愈者◎有增重者◎有輕減四五成者◎有似愈而非愈者◎病情多端◎不一而足◎非僅發熱之症爲然也◎苟不論病論症爲權衡◎則病輕思食之人◎又經七八日禁食之後◎爲醫者猶力持戒食粥飯之說◎豈不貽誤

病人耶。

其四曰。余言飽悶痧暑諸症。初起時。清餓數日。於腸胃消化。極爲有益。過久則非所宜。誠以飽悶痧暑諸症。數日之後。若非增重。亦必輕減。病重者。雖令食亦不能食。病輕者又將禁絕其飲食。寧非大謬。張君謂卽或日久。有病則病當之。萬不因食而虛等語。尤迂闊而遠於事理。吾觀腹脹一症。氣機凝滯。最難速愈。因外感之濕邪。濡滯者多。牢結者亦不少。纏綿一二十日。至一二月者有之。痧暑之症。或兼風兼寒。兼濕兼積。每每痧暑已退而諸病流連。此愈彼生。反反覆覆。纏綿一二十日。至一二月又有之。可謂有病則病當之。萬不因食而虛乎。吾恐一月不食飯。又不食雜糧。先餓死矣。不止虛也。至言后稷教民稼穡。非以對付病人。不可不食飯之說。尤與題無關。並不干后稷之事。更言脾胃薄弱之人。平時飯量已不甚佳。有病而强與之飯。是愈傷之也。嗟乎。吾以爲最可哀者。莫若脾胃薄弱之人。疾病最易感受。若不問爲內傷

雜著

爲外感。一切禁食。豈不誤哉。且外感之病繁多。不能一概禁令食飯。設病症與食飯無關。而絕其穀食。對於脾胃薄弱之人。爲害不淺矣。

其五曰。張君謂東垣脾胃論。並不言有病必食飯。然亦不言凡有病症。無論何病。皆不可食飯也。余文引此。見當論病症。不可戒絕粥飯。以傷脾胃。語意淺顯明白。而張君下句。則謂黃君語意含糊。其初尚外感內傷之不辨。而今則但言忽不令食飯云云。此三句余不知其當作何解。將謂其文爲外感內傷之不能辨歟。則余文中間。論外感內傷。頗爲明晰。且將世人之誤內傷爲外感者。痛言其害。無外感內傷之不能辨之理由也。將謂其人爲外感內傷之不能辨歟。則遠隔萬里。通訊艱難。能辨與否。張君又何從知之。將謂作食飯說。當先行論內傷外感歟。然該題目又食飯爲主。病症爲客。篇中有論及之之處可矣。無先行論內傷外感之必要也。此句承上又不能。起下又不可。無端插入。殊屬費解。至言平居無病之人。飲食亦宜有節。所謂節者。不令過饑。不令過飽之謂也。張君則謂夜飯減數口。足以致長壽。王晳龍圖造食物。必至精細。食不盡一器。年至八十餘。若由是言論之。則食少者皆能長壽矣。有是理哉。內經謂飲食自倍。腸胃乃傷者。時而食多。時而食少。故傷腸胃。若平日食量極好。飲食倍人。益見精壯。食腸拓大。何致有傷。至若年老能食。更爲有壽之徵。余多見能食之老人。而少見不能食之老年。飲食之養補。關繫緊要。則食少足致長壽之說。自然不成問題。可見讀古人書之不可泥如是。更若東坡與客食未飽。便舍其箸。此不過節飲食之常。與世之遇有客至。有酒有肉。食量自倍者異耳。飲食惟求其均勻。乃可養生。並非少食自可養生也。由是而言。平居無病。當求飲食以衛生。及至有病。反斷其衛生之飲食。論之於病體。揆之於人情。皆有所未合。故吾謂初時食飯。少少與之。勿令過飽。一次食者。分二三次食之。對於脾胃薄弱之人。方受其益。張君第知飲食可以傷脾胃。而不知不食更傷脾胃也。

其六曰◎余言氣血虧損之病◎凡參茸桂附◎每因病症之關礙◎不適於用◎　則食飯更爲緊要◎以其每日三餐◎　大補脾胃也◎　張君則謂氣血虧損◎胃之容納必減◎即西醫所謂百勿聖之液量少也◎參茸桂附◎所以補偏救弊◎爲不能食者設云云◎嗟乎◎信斯言也◎是參茸桂附◎可以代粥飯矣◎　通乎不通◎胃之容納減◎百勿聖之液量少◎便可不食飯矣◎通乎不通◎吾觀氣血虧損◎症候多端◎　有發熱者◎有不發熱者◎不能悉數◎　唯無識之人◎一見發熱◎有似外感◎遽絕粥飯◎數日之後◎　經余診看◎勸令食飯◎已有多數◎計日中診看之病◎在醫院內占五六十人◎在醫院外占一二十人◎大約外感居三分之二◎內傷居三分之一◎內傷中以氣血虧損爲多◎有自知爲虛損症候◎飲食如常者◎有不自知爲虛損症候◎斷絕飲食者◎不能一律◎余對於此症◎勸令食飯◎係由閱歷而來◎經過頗多◎未聞誤事◎足見氣血虧損◎其於食飯◎並無防礙◎余所可自信也◎至於參茸桂附◎雖爲氣血虧損之用◎而實在窒礙甚多◎貧者對於參茸◎則不易辦◎疑者對於附

桂。多所顧忌。除病所必需。不得不用外。則飲食養補。實爲至要。蓋藥補不如食補。爲氣血虧損設想。方慮其飯食日减。日見瘦削。今乃不令食飯。豈不氣血更行虧損。則知食飯雖不能愈病。於腸胃消化之機。猶爲有益。戒絕食飯。恐枵腹已久。腸胃失所憑依。轉以增病矣。何不思之甚耶。

其七曰。用番薯以充饑也。星洲地方。以廣福二省人爲多。一有疾病。卽戒飲食。已成習慣。若爲時已久。腹中饑餓。則用番薯代之。習俗相沿。牢不可破。而不知衣食一也。天寒之時。褫其衣服尙不可。有病之日。斷其飯食可乎哉。張君則謂推度余意。食飯後雖不爽快。亦不可歸咎食飯。則拘執大甚。余撫心自問。當不至是也。第平空歸咎。不有實驗。亦與事實不符。吾人日與百病相周旋。自計診看症候。除外感病外。凡內傷之症。每日必占十人以上。余皆以不用戒食勸之。此十人者。明日來診。言食飯後不爽快者。極爲罕覯。月中卽有一二。言食飯後覺不爽快。余必推究原委。是否確鑿。一經調查。眞象自見。

其恣意飽食◎胃氣薄弱◎不能容受◎數點鐘後◎回復原狀者有之◎其偶然不快◎實因他故◎不關食飲者◎又有之◎則無端歸咎◎與事實相違◎誠有所不可◎至於食復一症其病新瘥◎飽啖食物◎以致復病◎則百項食色◎酒肉甘脆◎包統其內◎非專指清粥薄飯◎可致食復之病也◎故內傷中因食飯復病者◎實爲少見◎故余意以爲已可食番薯◎何不可食飯◎因病而食番薯◎何如判別症候◎而直行食飯◎卽飯與番薯較◎則番薯止可充塞腸胃◎不致過饑◎不若粥飯之與腸胃習慣◎大有補益也◎張君謂飯已不可食◎卽番薯亦不可食◎然已不食飯矣◎又不食番薯◎彼病之久而不愈者◎雖不食飯◎猶藉番薯◎以充口腹◎今悉行禁絕之◎三日內尙可支持◎七八日至十餘日◎再延至一二月◎病已不愈◎而又不死◎纏綿枕席間者◎張君以何法處置之◎此不可不研究者也◎

其八曰◎張君謂世人苟食飯矣◎何得有病◎苟有病而食飯矣◎何必有醫◎何必有藥◎語意含糊◎非下註解◎不能詳悉◎不若改爲世人苟食飯如常矣◎何致有

病。苟有病而食飯能愈矣。何必用醫。何必用藥。較爲明晰。上兩句則言食飯不致有病。下兩句則言食飯可以愈病。殊無道理。世人之病。有從中食飯。從中得病者。有得病而飲食如常者。且用飯治病。不用醫藥。千古奇聞。爲情理上必無之事。且此二句。上冠以若而言三字。一似余曾言之。余論中究未嘗言之也。余未言之。而張君言之。則又誣余矣。卽曰余雖未言。張君將余意推開。代爲說話。則是隔一隔三說法。並非針鋒相對之言。不可謂之駁矣。吾觀世人有病時期。飲食調養。各有習慣。吾粵民族。分廣潮客瓊四種。而客屬七八百萬人。其俗除疫症熱症。當戒粥飯外。其餘諸症。一概不戒。唯食白粥素菜。戒食葷腥。廣潮瓊三屬。則每有疾病。各戒粥飯。此地方習慣之異也。至若以番薯代飯。殊屬無謂。近更歐風東漸。多以麪包代飯。牛乳代飯。雞汁雞子代飯。若施於病情不合者。反受其害。余通篇大意。爲戒食粥飯。當論病症。係具一副熱腸。喚醒夢夢。其關於身體性命。重大爲何如哉。然不得張君一駁。世人又輕易看過。故余之戒食飯說。張君實有大功德於其間也。誤戒飯食之病人。咸拜張君之賜也。

以上八段。係就張君原文。照次第駁之。張君幸勿見怪。余與張君。所爭者是非而已矣。是非之所在。公理而已矣。此亦一是非。彼亦一是非。各是其所是。各非其所非。辨論久而眞是眞非出焉。葢言論者。是非之發表也。何從而判其是。何從而判其非。因是非之折衷。折衷於公理。而公理之所由定。定之於輿論。定之於實驗。凡事皆然。而論醫藥尤其顯然者也。余與張君。皆以救人疾苦爲事。其於病人之戒食粥飯。與不戒食粥飯。病之輕重繫焉。人之生死亦繫焉。如張君之言是。則余之言非也。余之言是。則張君之言非也。故反覆辨論。不厭求詳。一人言論之是非。關繫己身者有限。施之病者。則操生殺之大權矣。余不敢自以爲是。而遂謂張君之非。願與海內外諸同道研究之。庶不負余之苦心也乎。

陰歷二月十九夜◎因醫廑湫隘◎家口十餘人◎咸聚於是◎孫男孫女◎又於是夕◎爭餅食吵擾◎令人難寐◎心中忽有感觸◎欲睡不能◎因起挑燈◎奮筆直書◎草成是作◎及至脫稿◎東方已白◎然粗俗處甚多◎卽於次夕刪改之◎興會所至◎徹夜不寐◎睡魔亦退避三舍◎亦可謂好辨矣◎張君少年英俊◎夙所欽佩◎余雖駁其文而敬其人◎閱者幸勿誤會焉可◎

余再著有廢食飯說◎係分四大問題◎一爲病症問題◎二爲久暫問題◎三爲强弱問題◎四爲雜糧問題◎因文冗長◎故擬下次寄登◎方便研究◎　眉蓀附誌

記者按病時之宜食飯◎卽近世醫家所倡之食餌療法◎　病時之忌食飯◎亦卽新醫學所倡之不食療法◎一則以人體失維持之力◎因之病作◎凡維持之力◎端賴食物有以營養◎故病時必須百般誘其食慾◎使其進食而攝取營養分增加身體之抵抗以療疾病◎一則以身體各藏器◎　雖各自運行◎亦常有連帶互助關係◎例如聾者善聽◎所謂代償機能◎今一部份有病◎使胃不納食◎　俾消

化運行之餘力。代償他部份以抵抗疾病。據此衡之。黃張二君亦各有理。

復時逸人君（原書見本報九十六期）　徐相宸

逸人先生有道。上月杪足下復函。不佞亦雖作復。由徐友丞君轉呈。今未蒙提及。不知徐君未致於　足下耶。抑沉遲於中途耶。因　足下來信。與不佞直接討論。故亦直接奉復。原函內容。頗不草草。今　尊函由報轉登。不佞作復。亦當然由報發表。往來之道。當如是也。過蒙推崇。實不敢當。足下英年好學。思想敏銳。在同道中爲不可多得之才。論藥體例。不佞在神州醫會成立之初。卽已提議。所編藥物學類性。分十餘門。內有質之類。別創前人未有之例。溝西說而通之。本擬爲中華藥物學之主要書。惟其體大。不敢草率脫稿。且各藥究竟有非從容。調查實驗。不能確定者。曹君商榷書。於辨別一道。用功至勤。不可多得之作也。中藥仿西法製劑。爲吾輩所切望。然欲其實現。則非常之難。蓋中國化學家雖多。而能化有機物者極少。中藥草木居多。非善化有機物者。

與我道中藥學工夫極深者。通力合作。未易告成也。不佞對於此點。尙有特殊之意見。暇日當別爲專論。訂正鼠疫良方。敝處全數送罄。前徐友丞君來索時。僅搜得一二册。已盡付之矣。或請向徐君轉假可乎。尊著時疫忠告。治法處方。採及不佞方論。極爲透澈。惟註爲不佞方。則分量有與不佞出入者。必係足下所變通。理當分別聲明。以免混淆。麻黃一錢。浮萍卽用鮮者。其性極輕。亦不過五錢已足。鮮者勝於乾者。但非通年可得耳。車前用鮮者。連根葉搗汁更妙。則可改三錢爲一兩。然亦非通年可得。此二味尙可以乾者應用。惟生萊菔則斷斷不能用乾者。現已過時。必不得已。或天津之靑萊菔最佳。麝香五厘。牛黃一分。冰片一分。芒硝五錢。並無葱汁。足下採及不佞方。而不佞尙有此不情之聲明者。明增重爲足下之意。非不佞所當掠美。且冰麝牛黃。爲獨一無二之峻藥。不宜過重。況用冰麝多者。往往入口卽吐。難達中下二焦。亦不可以不防。餘詳前第二函。不贅及。復頌道祉。並希時惠德音。

報價表

新報	全年	半年	一月	代派或一人獨定十份者八折五十份七折郵票抵洋九扣鐐空函恕復
册數	十二册	六册	一册	
定價	一元	五角半	一角	
舊報	一至十三期	十四至十七期	十八至四十四期	四十五至九十二期
定價	五角	三角	八角	四元八
郵費	中國	日本台灣	南洋各埠	
	加一成	加二成	加三成	

廣告價表

等第	地位	一期	六期	十二期
特等	底面全頁	八元	四十四元	八十元
上等	社論前全頁	六元	三十三元	六十元
普通	各襯紙全頁	四元	二十二元	四十元

注意　所稱全頁即中國式之一單面外國式之一配奇如登半頁照表減半算

第九卷第七號
原九十九期己未七月出版

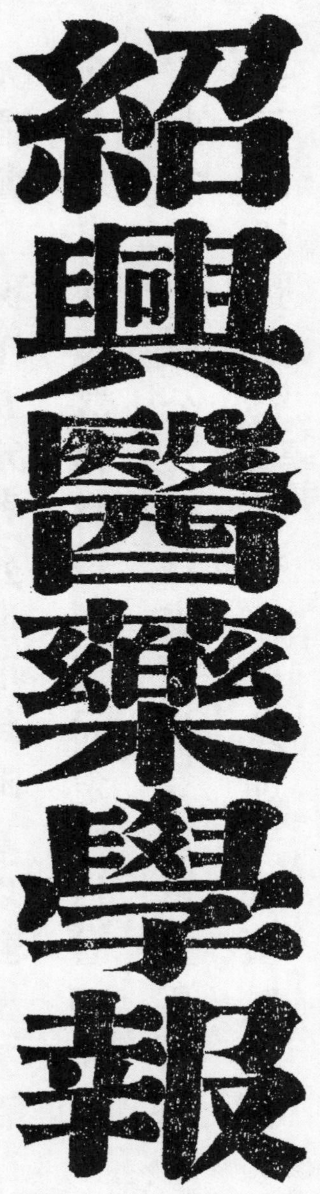

神州醫藥學會紹興分會發行
中華民國郵政特准掛號認為新聞紙類

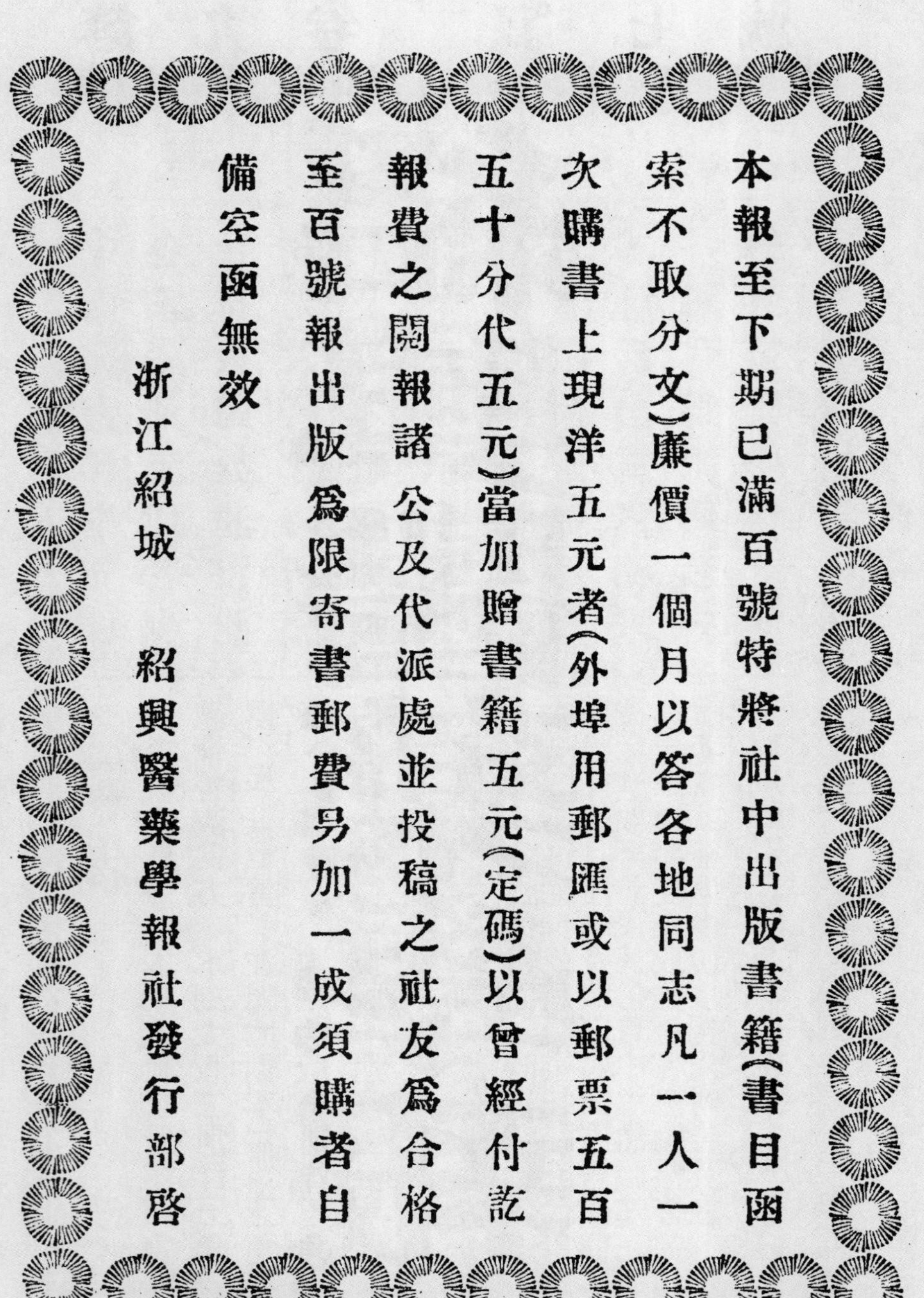

本報至下期已滿百號特將社中出版書籍（書目函索不取分文）廉價一個月以答各地同志凡一人一次購書上現洋五元者（外埠用郵匯或以郵票五百五十分代五元）當加贈書籍五元（定碼）以曾經付訖報費之閱報諸公及代派處並投稿之社友爲合格至百號報出版爲限寄書郵費另加一成須購者自備空函無效

浙江紹城　紹興醫藥學報社發行部啓

海內外藏書家鑒

中國醫書汗牛充棟各家藏刻流通者少致日久歸於湮沒此豈先人著作時所願料及耶本社竭力搜求凡藏有各種醫藥書籍者務祈開明書目卷數價銀等示知本社當出重資相求并可代爲流傳發行

紹興醫藥學報社啓

廣告

閔氏集驗良方　木刻大版二冊洋四角
德軒普濟良方　木刻大版二冊洋三角
愼疾芻言　汪謝城刻本一冊洋二角
疫痧草　木刻大版一冊洋三角
白喉忌表抉微　排版一冊洋五分
亟齋達生篇　木刻大版一冊洋二角
太乙神針方　木刻大版一冊洋五分

右各書或曾經代售而一時售空致各處來購時不得應付或新受委托歸社代售而已印書目所未及載入特此廣告以便購者選取再前代售書目中溫熱論箋正喉症要旨瘋症集成婦科秘書均早售完購者寄款往返從此多費爰附告及之

紹興醫藥學報社發行部啟

紹興醫藥學報第九卷第七號目次（原九十九期）

雜著

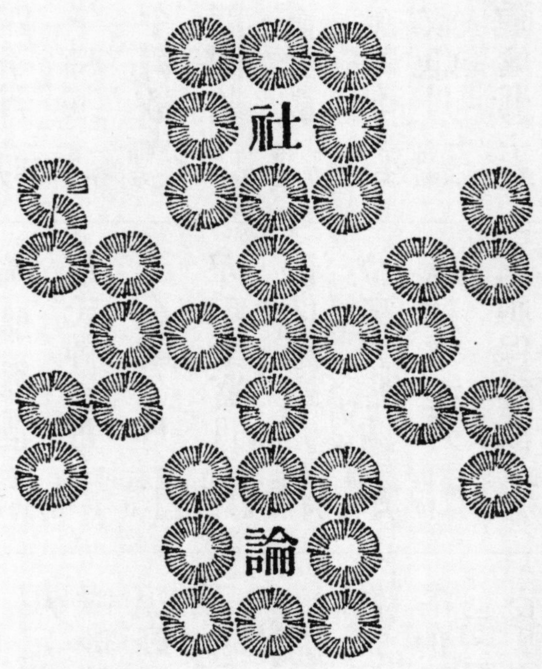
社
論

時令常備要藥及發行書目

消暑七液丹	每方三分四
立消痱子粉	每袋二分
滲濕四苓丹	每方二分
萬應午時茶	每方一分
查麯平胃散	每方六分
痧氣開關散	每瓶五分
急救雷公散	每瓶一角
霍亂定中酒	每瓶一角
回陽救急丹	每瓶二角
急痧眞寶丹	每瓶一角
瘧疾五神丹	每瓶一角
痢疾萬應散	每服四分

喉症保命藥庫	每具一元
沉香百消麯	每方四分
樟腦精酒	每瓶二角
葉氏神犀丹	每顆三角
太乙紫金丹	每顆二角四
犀珀紫寶丹	每顆六角四
開閉煉雄丹	每兩八角
立效止痛丸	每瓶三角
厥症返魂丹	每粒二角四
萬應保赤散	每瓶四分
金箔鎭心丹	每瓶三角
肝胃氣痛丸	每瓶二角

鴉片癮戒除法	二冊三角
增訂醫醫病書	二冊五角
痧症膏丸說明	一冊一角
規定藥品商榷	上冊三角
喉痧證治要略	一冊六分
瘟痧證治要略	一冊三角
秋瘟證治要略（是書爲治去秋時疫之病源病理病狀診斷治療豫防各法皆閱經驗發明）	一冊一角
臨證醫案筆記	六冊一元二角
潛齋醫學叢書十四種	十六冊洋二元五角
先醒齋廣筆記	四冊近刊
愼齋醫書	二冊近刊
針灸大成	六冊五角

紹興城內縣西橋南首和濟藥局發行

論古醫方急宜採用

袁桂生

自古名醫。未有不能用古方者。蓋古人相傳之方。實有至理。其明效大驗。實非尋常方劑所能比擬。故不能用古方。則不能治大病。理固然也。今日醫界留學歸來者日多。而國內中醫。又賢愚混雜。於是能用古方者。遂日見其少。無惑乎中醫之學術黯淡無光。而各種可治之病。多有誤治而斃者。豈不悲哉。夫中國古方。浩如烟海。即專門名家。亦難盡用。今漫曰採用古方。吾恐能言而不能行耳。則先從簡單而易行者入手。簡單易行。莫如外科。而外科中之簡單易行者。又莫如皮膚病及普通之疔毒癰瘍。發背腦疽。肚癰乳癰等病。說者謂中醫外科。不及西醫。不獨普通社會。多持此論。卽醫家亦多承認之者。然以余二十年之實驗論之。則此說殊無根據。直可闢之爲讕言。蓋中醫外科之學術。豈獨不在西醫之下。而尤有遠勝西醫者。惜吾國學人。不肯廣搜博採。徹底研究。爲可憾耳。試申論之。西醫外科之術。全恃剖割之手術。與局所麻醉法及消毒法防腐法而已。此外並無特效之方。假令棄其剖割之器械。與痲醉消毒等法。則將束手無策。而完全失其外科之能力矣。且有雖用手術。雖用消毒防腐等法。而不能收功者。拙作叢桂草堂醫草金姓一案。可證也。良以此等治法。只能治標。而不能治本。故輕淺者可愈。而病深者則不效也。而中醫則不然。外科各病。全持藥力。大病可以化爲小病。陰症可以轉成陽症。治之得法。斷無不能收功者。雖其中亦有放膿等法。須用刀針。甚有須用火針者。但必俟膿熟而不得出者。始一用之。非比西醫概以刀切成十字形。而不俟其膿熟也。且其奏效期限。並不落西醫之後。甚有外症初起。勢極洶洶。而治之得法。一二日卽消散無形者。更有自始至終。全用藥力。而卽能消腫出膿。生肌完口而愈者。此則非西醫之法所能望也。論其理論。則瘍醫選粹。外科正宗。外科全生集。論之綦詳。惟古來名醫外科特效之方。諸書尚多缺漏。今爲普濟世人疾苦起見。選錄外科特效之方數則。於後以廣其傳。亦吾儕應盡之責也。

第一方雲台膏。又名夔膏。此方見錢塘吳尚先理瀹駢文。吳氏稱親驗萬人。蘇州潘爵刻其方。亦謂經驗數十萬人。余用此方。治愈疔毒發背。腦疳乳癰。臁瘡爛腿。及小兒夏令頭部癰癤等症。亦有數千人。去年卅生和春。治一婦人。乳房潰爛半邊。諸醫束手。奄然待斃。即用此膏貼之。未一月而全愈。余戚朱力餘。赴寶應縣收租。携此膏二百張。不三日而散罄。今且來函索寄矣。丹徒陳善餘先生。哲嗣建侯兄。發願施濟貧病。製藥濟世。余贈以此膏一鉢。並告以用法。近晤建侯。謂治愈外症不少。可見藥無中外。方無古今。貴在用之得當耳。然則中醫不能治外科之讕言。可以息矣。藥品製法錄下。生薑葱蒜槐枝柳枝桑枝蒼耳鳳仙草紫花地丁益母草各四兩。大黃五兩。木鼈仁三兩。元參生地忍冬藤甘草薄荷貝母朴硝各二兩。黃蓍當歸各一兩五錢。赤芍川芎白芷杏仁生草烏生南星生半夏黃柏殭蠶穿山甲蜈蚣全蝎蜂房蛇脫蟬退牡蠣草蔴仁乾蟾皮各一兩。羌活防風連翹蒼朮香附陳皮花粉各一兩。黃連細辛紅花官桂五倍子各五錢。丁香四錢。血餘二兩。用生芝蔴油十二斤。（潘刻本蔴油作三十斤）。太多。此非草寫之誤。即係經手施藥之人。以少報多。藉以中飽之弊。閱者宜注意。並宜將三十斤三字删改。免致貽誤後學。又藥味亦多白芥子皂角等數味。此可不必。故余製此藥。仍照吳氏原書。浸藥三日。熬枯去渣。再置鍋內煎一小時。試藥油滴入水中。成珠不散。以秤稱油。每藥油一斤。加炒淘丹六兩收膏。收膏後再下細料藥。銀硃銅綠枯礬製乳香製沒藥明雄各一兩五錢。輕粉五錢。炒鉛粉一斤。松香八兩。陳石灰密陀僧各四兩。樟腦一兩。均研細末。和入膏內。再加黃蠟四兩。蘇合香油一兩。和入膏內攪匀。裝入鉢內聽用。用時以油紙或皮紙攤貼。凡疔毒貼此膏後。數分鐘即止痛。兩張即全消。有膿者即出膿而愈。其餘外症。亦不過數日。即拔出膿根而愈。凡潰瘍及臁瘡等症。貼此膏數日。即逐漸收小。完口。此膏貼法一日換一次。膿多及水多者。一日換兩三次。惟火症及純陽之症。須另用清凉敷藥。此方不盡合宜。其餘一切外症。皆能統治。可謂外科門中之廣大教主也。倘望見此方法者。修合濟世。廣爲傳布。務使普天下之下。無一外症疾苦之人。則何致有遭西醫剮割屠宰之慘哉。惟熬此膏時。必須有經驗之人。第一火力不可過猛。火力過猛。

則藥力減。收膏時宜離火。否則鍋內白烟大起。不但藥力減。而膏亦太老。不合用矣。

第二方紫蟾錠。此方見許批外科正宗。專主消散。凡疔毒發背腦疽等症。初起時用此消散。立能定痛消腫。藥品製法錄下。山茨菇二錢去皮焙。川文蛤二錢炒。千金霜一錢。去油淨。紅芽大戟一錢五分焙。麝香一錢。硃砂二錢。明雄一錢。寒水石三錢煅。銅綠一錢。胆礬一錢。製乳香一錢。製沒藥一錢。蜈蚣二錢炒。全蝎一錢酒炒。川山甲一錢。炙殭蠶一錢炒。蟾酥二錢。酒化。血竭一錢。冰片五分。枯礬一錢六分。藤黃四錢。酒化。輕粉五分。紅砒三錢。皂角刺一錢炒。以上各研。每味若干。秤準淨末。合和一處。再研極細。先用蝸牛二十一個。微搗去殼。再同蟾酥藤黃和研稠黏。方入各藥共擣極勻。做成小錠。放石灰罎內收燥。另以磁瓶裝貯。如無蝸牛時。可用陳小粉調成稀糊代之。用時以冷茶磨敷。或冷水磨亦可。

第三方烏龍骨。此方初見積善堂方。李蘋湖收入本草綱目。遂以廣傳。專治一切癰疽發背腦疽。無名腫毒。極能消腫定痛。方用隔年陳小粉一斤。陳久者更佳。置鍋內炒成焦黃黑色。初炒時溶解如餳。再炒則焦。取起冷透。研細末。用醋調成膏。凡發背癰疽。根盤腫大者。初起時先以此膏敷之。一日一換。二三日根盤收小。輕者卽消散無形。重者必欲出膿。改用薑膏貼之。亦每日換一次。數日卽出膿。甚有拔出膿根。再貼數日卽逐漸生肌收口。此余家治外科之法也。余雖不以外科名。而所愈外症實不少。又有一法。陳小粉不必炒成焦黑色。略炒研末。用雞蛋淸調敷陽症如腮部腺然腫痛之症。亦極奏效。

第四方。二美散。此方見王洪緒外科全生集。專治皮膚病之膿疥瘡。立能止癢止痛。收水拔毒。方用硫磺一兩。吳茱萸一兩。研細末。去渣。以蔴油調搽。用手擦之。數日卽愈。

以上四方。皆極神妙。極效驗之方。不獨外科醫家。不可一日或缺。卽各醫院各醫學校各慈善家。皆當修合濟世。且用法簡便。隨時隨地皆可濟人疾苦。誠萬穩萬當之法也。說者謂中國古方。固有效驗。然無新學理以說明之。終有不釋然者。不知古人之書。論之詳盡。特人不肯留心耳。余今且略釋之。今日東西醫家所發明之病原。曰細菌也。微生物也。細胞病理也。雲台膏彙集驅風散寒。殺虫破瘀。消毒化堅。清火涼血拔膿。吸毒護肉定痛之藥。以製成膏。且氣力雄厚。直入經脈。試問尚有何菌不殺。何毒不消。何病不去者哉。故其功效能消腫拔膿。去腐生肌。迥非西醫之石炭酸沃度仿謨。所可同日語也。蓋石炭酸沃度仿謨。僅能爲洗滌防腐之用。實無治病之功也。至烏龍膏之陳小粉。則有吸毒散血之功。而紫蟾酥錠之麝香蟾酥。藤黃紅砒大戟等藥。與二美散中之硫磺吳萸。皆有殺虫消毒痲醉定痛之功。故能消癰毒治膿疥也。試檢西醫之書。果有此良法乎。近閱報紙。因抵制日貨。醫界中已發生困難者。竊謂業西醫者。儘可採用中藥。蓋中國藥品效驗甚廣。貴在得其法耳。新醫學家對於中國醫學。多存一蔑視之心。不屑研究。吾知他日歐美人士。留心及此。而後吾國學人始知寶貴。吾中國事事如此。不獨醫藥一端也。豈不悲哉。至外科專書。以程鍾齡。外科十法。最爲簡捷。學者可取而觀也。

致山西中醫改進研究會意見書

致山西中醫改進研究會意見書

周小農

讀申報貴會宣告書。研究中學。改良進步。使醫界闢一新途徑。逖聽之餘。驩虞無涯。而復遠徵芻言。虛衷求是。慮周藻密。甚盛甚盛。不佞蓄蘊已久。不得不略有表示。慨自歐風東漸。新學識盛。潮流湍急。咄咄逼人。吾道先覺。知非改良不足以競勝也。一時醫學會。醫藥聯合會。蠭起雲湧。即以上海一埠言。醫學機關。分而爲二。丁氏所創者。專門舊學。傳以新知。余氏繼起。則全仿京校。以新學爲主旨。鄙人於此不能無疑。間嘗深居獨念。以新舊過渡之時。無如舊者太舊。新者過新。無一適中之校也。拙見對於舊學取獎進主義。對於新學。取選擇主義。不守舊亦不盲從。己所短者補救之。人所長者師法之。宜從歐西新譯。闡明古籍之眞理。以爲貴會告者。保存舊學。不在早轉歐校。其故請申言之。吾國學校。純用教科。時限太促。即轉歐校。中國典籍。多未寓目。數年歸國。則純染歐風。數典忘祖。恐難不免。聞西人教育界。且有譯我古經。如去年英國拖倫拖大學。除去臘丁文科。增入四書五經。以教導華人。如此未知醫校。

有譯我國古經否。今貴會之宗旨選考中學畢業生。授以中醫詳細科目。旁及西醫初步。四年卒業。派赴歐美留學。一入歐校。而中國舊學根柢未深。將來仍難融會而貫通之竊以進行計畫。須按步驟。欲明中國之國粹。洵如尊云。亦自含有不滅之至理。今貴會章程。既附設醫院。經驗一項。在理不能獨闕。今在學四年根本未固。了解既多未喩。專心探討。尙且不暇。豈有餘力可容兼營。必須在學年限寬展。再加在院實習數年。另設醫學圖書館。彙集古今之名著。啓其悟機。然後再赴歐美。庶中醫根柢既固。復牖新知。自有左右逢源之益。若四年卒學。即轉歐校。恐見異思遷。奉西醫學識爲金科玉律。久而久之。疑念互生。矯枉過正。或有武斷中醫學說爲空疏。以西醫之步趨是尙。如此改進。不啻多一西醫耳。極其弊。中醫眞髓。既未必諳求保國粹。反多障礙。貴會熱心興學。必須容納輿論。審愼考慮者也。舊學商量。宜加邃密。妄測蠡管。統希主裁。是幸。

兒科商榷南鍼

王壽芝

致山西中醫改進研究會意見書

兒科商榷南鍼

古語云。寧醫十男子。莫醫一婦人。寧醫十婦人。莫醫一小兒。又兒科稱爲啞科。可見兒科非淺泛涉躐。可以從事。乃近來醫士。多致力於大方脈。至寧馨兒之疾苦。忽於究心研求焉。此爲醫家一大缺點也。誰無兒女。倘不幸偶攖危疴。一委諸凡庸之手。遺憾實多。否則。本大人方藥。以療呱呱襁褓。差以毫釐。謬以千里。聽聲不明。察色不諳。盲從時說。張冠李戴。挺而走險。急何能擇。能不傷厥父心。忝厥醫職乎。鄙人兒科一道。素少經驗。不過偶爲旁及。然醫療小兒。非多讀幼科諸書。參以經驗不可。同社諸君。不乏斲輪折肱老手。從何升堂入室。幼科之書。以何幾種爲全璧。如魯伯嗣嬰童百問。萬密齋幼科發揮等書。徧訪書坊。俱無本售。徒抱未讀之憾。所有幼科全書孤本。及各科板總之書。請求紹興醫藥社重鐫出售。不僅造福醫界。功亦等於國醫百家之列。鄙人爲自己修學計。爲社會赤子計。諒諸君必有以教我。示我周行也。濡筆慚悚。敬俟南針。

無錫中醫研究會祝辭

周小農

社論

吾國醫學。自農黃創始以來。周時設官掌之。漢史且載倉公診籍。自此厥後。民間疾醫。在上者不甚措意。聽其自謀進步。惟宋時設局考校。最爲精覈。後此鮮聞焉。今國校純用西籍。若德若美。學說最盛。美醫設校。且有左右中國衛生之勢。而中醫界純係自治自修。以實驗爲歸宿。取人信仰。徐林梅君有云。凡百學說。能存之於世。達千百年以上。必有其顛撲不破之精神。矧吾中醫學自四千餘年以來。學說如林。未採入四庫全書者。尙夥頤。人自爲業。多不備習。今外力充斥。以六氣爲詬病。誠如徐相宸君所謂西籍治六氣外感。動輒得咎耳。顧氣化一說。外界病其虛。奧宜取翔實之說以證之。古稱三焦有名無質。非懸案不決者乎。近蜀川唐氏證明。卽係連網。按之病症。中西學說均符。惜團體渙散。知者希焉。攷泰西初惟醫律有聯。往年海上自中華醫藥聯合會曁神州醫藥學會成立以來。創醫校。設醫院。進步極速。各省分會。蠭起如雲。以近歲東西藥大行。利權外溢。國貨反形滯消。宜其聯合以圖之也。吾邑雖處內地。文明進化。不讓申江。所以有中醫研究會之設。今成立伊始。敢進一言以頌

無錫中醫研究會祝辭　六九

無錫中醫研究會章程

禱曰。懿歟醫學。創始農黃。蘭臺秘典。源遠流長。靄靄邑士。切磋一堂。共探哲理。發明新方。社會造福。蓉湖之光。研求學說。務求實翔。

附該會章程

（一）緣起　慨自改革以來歐風東漸我國醫界日就淩替使不有發揚振厲之氣何足以挽頹風而扶危局不有斡旋變化之能何足以除百疾而濟羣蒼某等雖具此宏願但慮學術淺疏閱歷未深率爾從事恐蹈畫虎類犬之譏有其志而力未逮者久矣爰謀糾集同志互相策勵一以振興我中國醫界之光一爲增進我同志學業之助庶吾國醫界或可從此復興貧病疾苦或能免致夭折斯中醫研究會之所緣起也萬望各同志不我遐棄聯袂偕來毋萌私見共圖進益吾國醫界幸甚某等幸甚

（二）宗旨　以研究學術互輸智識爲主旨並設立施醫局以利貧病

（三）資格　無論受業自修及曾應診者皆可入會但屬平等主義並無等級

（四）品行　醫生操人命生死之權責任至重昔人以喻良相自當有溫和莊重之氣不可有蕩檢踰閑之行損害人格而失信仰

（五）年齡　十六歲以上

（六）人數　無限制

（七）主任　本會會員同屬平等無選舉會長之必要然必須公舉正副主任各一人以理會務亦由會員按月輪值以示平允

（八）職員　幹事二人會員按月輪值並由會員各自認定註册存照文牘二人爲永久者倘自行辭職可於開會時提出辭職理由公決另舉或荒疏職務亦可公議除易任文牘者得免輪值幹事等務會計二人司會中金錢出納於開常會時報告一切用度亦不兼他事

（九）常會　每逢陰歷月內之一六二日下午七時至十時會員均須蒞會實行研究醫學之事倘會員中有重要事故不克到會須請其他會員爲代表述明理由不

得無故不到再常會時不可縱談俗務致失本會研究之精神

(十)特會 如遇特別事故可通知各會員開臨時會議凡在此時各會員當撥冗偕來以盡義務

(十一)著作 各會員凡有關於醫學之著作得於常會時分別傳觀或當衆宣讀(最宜書於黑版之上)互相討論以求精當

(十二)出版 待積稿衆多後再行集資刊行以作成績

(十三)聯絡 本會當與他處之醫學機關互相聯絡一致進行而本會會員尤當和衷共濟鞏固團體

(十四)出會 會員對於本會定章皆當遵守倘有違反規則名譽惡劣者得於常會時公決除名出會

(十五)會費 凡入會者先繳會費五角常費每月一角於十六日繳出

(十六)會址 暫假西門外城脚蔴業公所

（十七）修改　本會章程如有未妥處得隨時修改

（十八）希望　本會希望爲中國醫界闢一大道精粹光明以自度者度人以自濟者濟世庶幾衰微之秋重覩斯盛岐黃聖學永垂不朽尤不可虎頭蛇尾良因惡果務期萬壽無疆始終如一幸我同人共勉之

會員

曹鍾英　汪有翔
周景祜　徐伯英
王頌昇　薛珮參
陳鼎昌　莊宗靜
胡敬奎　王愼三
蓋保哲　周鏡宇
張伯銘　王頌芬

王濟青　王肖曾
鄭煥宗　過滌新
許舜仙　龔士英

右係已入會會員如有進會者當卽列入

贊成人

溫明遠　孫文昭　龔錫春
曹仲容　王子柳　趙仲平
王燕庭　華實孚　周小農
沈鳳岡　陳叔寅　丁康平
黃藝齋　鄭鶴皋　蔡頌銘
張嘉賓　殷濟良　胡最良
周蘭庭　程哲甫　周鏡壽　唐堯卿

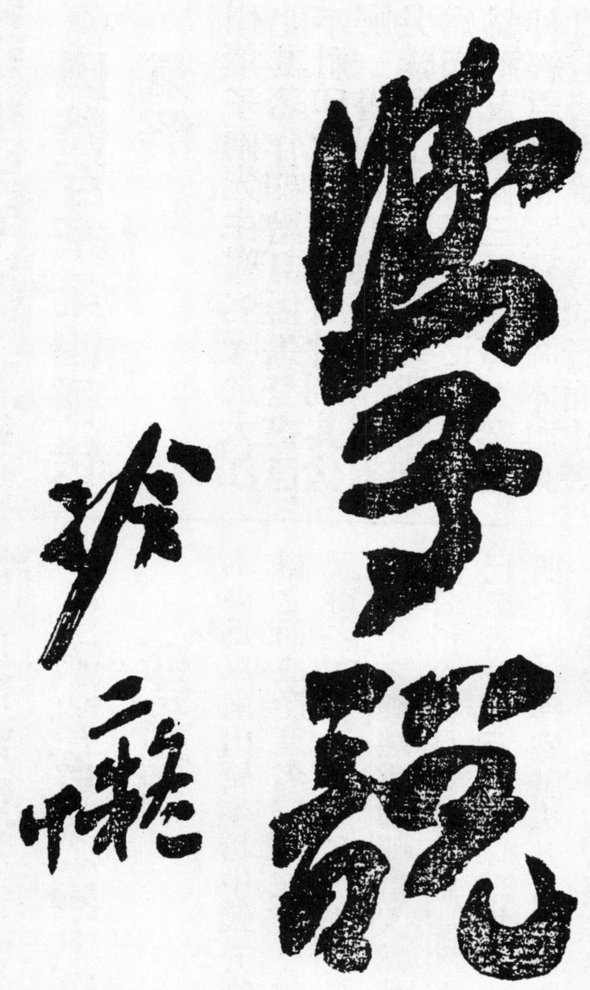
醫學說

◎國醫百家第四種伏氣解

揚州葉子雨先生醫名噪於大江南北其著作如增訂傷暑全書已由本社印行餘皆未曾付刊其伏氣解一書引經據典辨別精詳對於吳鞠通王孟英輩猶多辨正洵足爲國醫病理學極有價値之書稿爲社友吳傑三君錄寄又奉哲嗣仲經君郵寄家藏原稿本社以先賢遺著固應及時印行而此書裨益醫家之診病辨症尤爲匪淺爰急付刊以廣流傳書已出版請速惠購白連史印中國裝一册定價洋三角紹興醫藥學報社發行

◎國醫百家第五種胎產指南

本書爲單南山原本越中錢升猷先生得之而成胎產名家寧波伊學曾先生又得之亦以治胎產名伊先生又將四五十年之經驗重加輯訂又爲蔡歐陳諸公得而始見刊於清咸豐初年版亡已久書鮮流行社友徐蓮塘君由友人馮君處轉得寄社書凡八卷自調經種子以至胎前產後常證異證無不法備方周且盡闢他書之偏弊都從實驗而立言洵爲胎產家之指南白連史印兩册定價洋六角紹興醫藥學報社發行

糯米飲能愈霍亂危症說

盧育和

病起倉卒。而揮霍撩亂。故有霍亂之名稱。上吐下瀉。或兼腹痛。是謂霍亂之病狀。由風寒暑食濕疫感受而成。悉屬霍亂之原因。以桂苓藿薷連朴理中人參白虎等方。按症而施。又爲霍亂之治法。然霍亂初起。最忌米飲。蓋以邪氣方張。胃氣逆反。得米飲則邪氣益熾。胃氣更困。職是故也。迨至吐瀉已久。中宮之陽氣陰液俱受損傷。則體內肌膚油網莫不乾枯。而血管之水質亦盡泄於大腸。血輪因之凝結。不能流動。故症見肢冷螺癟。脈伏心煩。肉脫筋抽。舌紅少液。氣急音啞等證。斯時人命已危在頃刻。雖進四逆理中白通加味諸方。其如鞭長不及馬腹何。因憶吾師昔年曾診一貧苦某。於夏月忽患霍亂。吐瀉甫兩次。卽見如上所述諸證。且利下純是白漿而赤大渴。身有冷汗。嗜臥於地。煩躁不寧。陰陽已有脫離之勢。急以白通加豬胆汁童便等服之。不意竟未效。適有薙髮司傳單方一。用糯米半升煮湯。頻與冷飲。病果愈。師聞之。遂以斯法告諸同門。後凡遇霍亂吐瀉。陰陽兩敗者。卽令病家依此法而施。皆效如桴鼓。眞可謂起死囘生之神妙方也。雖然。糯米之功用固若是。而其所以能愈斯病之原理。則不可不知。考糯米之性甘而溫。質最黏而多液。對於霍亂之危候。賁飲下咽。能救胃中垂絕之生氣。及增進周身脈管之血液。與夫三焦油網之水津。且又能厚腸止瀉也。於此而益歎仲聖之書。立法以惠後世。凡傷寒邪傳陽明。大熱多汗大渴引飲者。主以白虎湯。傷寒解後。虛羸少氣。氣逆欲嘔者。則用竹葉石膏湯之。二方內皆有粳米。以是物性甘而凉。故合知母石膏及竹葉麥冬等味用之。取其清火滋燥。養胃調中也。今糯米之性較溫。單獨賁以爲飲。又治霍亂吐瀉。中陽大傷之際。不亦宜乎。客曰。如子所言。以愚意度之。此法祇可以救胃陰。而回陽之力尙恐不足。余曰否。夫人身元陽。蟄之於腎。近今學說。又謂眞火藏於血中。按血爲穀食之液所化。(卽西醫所謂養汁)血足則眞火自藏。且血輪之流轉循環。其功用又能吸收天空之養氣。由肺歷心入腎。今霍亂症陽氣將絕。得糯米之精華。大補後天胃氣。以接續先天腎氣。少頃肢冷自回。脈息自起。煩渴抽筋諸證。亦自已矣。設萬一不效。

參用傷寒三陰篇諸方相間服之亦可。因閱諸書論霍亂。皆忌米飲。余不揣淺陋。一辨論焉。蓋忌米飲者。是病之初起。胃中擾攘。邪正相戰之時。今又云用糯米飲者在病之末候。腸胃空虛。液脫氣衰之際。一忌一宜。相異之點在此。且斯法屢用屢效。已愈多人。非敢虛語。尚希諸君子重加研究。苟心許而贊成焉。遇有斯症。請引用之可耳。

記者按此篇頗有發明與前清康熙間海陵王三尊先生感寒時疫有禁食不禁食之說得以互相印證而本報各期雜著欄中黃眉孫張汝偉二君之互辯食飯說亦可參此而作解決焉

苦杏仁所含毒質之研究

南京傅近秋

閱九卷二號及四號報時。逸人包農輔二先生所著之咳嗽用杏仁遺害說。細繹三復。欽佩莫名。第杏仁之於治療上。固已如二君所述矣。然其所含有之毒質。未經說明。學者不無遺憾。謹就所知。略述如左。

攷杏仁中所謂自散性油毒質者。卽苦杏榨分之油液內所含之輕炭淡酸(青酸)是也。其毒性極爲猛烈。故經服用大量後。能使腦之灰白質及脊髓之中樞皆爲痲痺。而延髓呼吸中樞及脈管收縮中樞亦先後受其刺戟而痲痺焉。致中毒後。脈息卽行遲敗。顏面及四肢之末端皆呈灰白色。蓋血壓亢進。血液不能循行所致。漸至呼吸困難。瞳孔散大。神志昏迷。緣諸重要機官皆受損害。初則筋肉弛緩。繼則全身痙攣。終至窒息。或心臟亦受痲痺。以至無救。此生理上中毒情狀之大略也。再查苦杏每五錢五分中。有輕炭淡酸質一絲八忽。我國人之體格。每日僅能服一絲四忽。逾此不免有中毒之虞。是等藥物。在外國藥局方中。亦深取締。殆不常用。其所恒用者。僅苦杏榨出之油液。混合水分。卽所謂杏仁水者是也。德國局方。每日服用極量六格蘭姆。合華戥一錢六分五厘。約苦杏四錢三分。此就道地者而言之。世醫以之療咳。固不可不詳察也。時包二君所論治法。固極詳細。鄙人謹就其原質。略陳梗概。願博雅君子。有以匡正之。

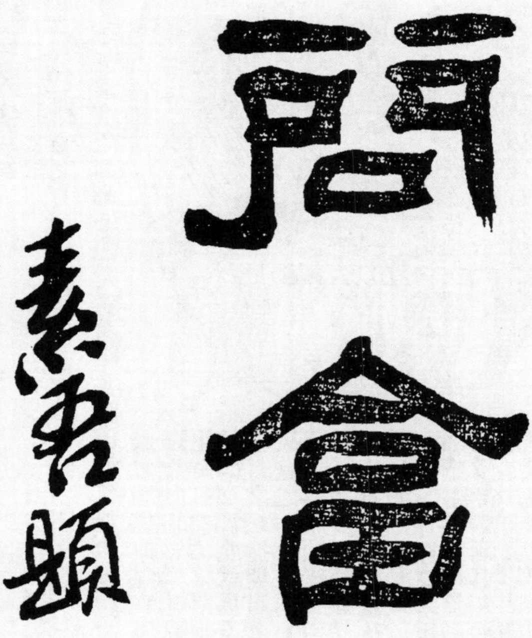
問會

虛弱已極言語失音

韋廉士大醫生紅色補丸曾經療治武昌患極重之精神衰殘之症

世有多數男女曾在夏季甚爲疲乏即如面色萎黄胃納甚稀因飲食無力消化之故也豈知身體疲乏消化

武昌王錫綸先生之玉照

DR WILLIAMS' PINK PILLS FOR PALE PEOPLE

無力均係血氣衰薄有以致之也故療治之法以增加血液爲先韋廉士大醫生紅色補丸能生鮮紅有力之新血每服一粒即有一粒之功效即如湖北武昌全省硝磺總局會計員王錫綸君之證據便可知矣王君號子言其來示云民國二年余在河南濟源榷運局任收支之時因職務紛繁操勞過度以患遺精食難下咽腿酸軟步履維艱請醫調治終未獲效竟致卧床二月週身痲木後幸經購服紅色補丸則不數日而諸疾漸減於是連服是丸直痼疾全消而後已且胃口大增而容豐潤體魄肥胖矣莫名感謝再者今忽患痢疾月餘元氣大損百藥罔效待服清導丸而獲全愈尤爲感激茲特寄上照片一張以表謝忱並祈貴公司將此證書登諸報章以俾諸同疾有所問津焉韋廉士大醫生紅色補丸專治 血薄氣衰 諸虛百損 腦筋衰殘 少年斲傷 胃不消化 瘋濕骨痛 腎尻酸楚 山嵐瘴癘 脚氣浮腫等患以及婦科各症尤著神效凡經售西藥者均有出售或直向上海四川路九十六號韋廉士醫生藥局函購每一瓶英洋一元五角每六瓶英洋八元郵力在內清導丸每一瓶英洋六角郵力在內亦可向以上地址購買也

答百十六　王壽芝

小兒初生。斷臍後宜用白明礬以柴炭火煨熟。俟冷研極細末。斷臍後摻於臍上。能燥濕且殺微生物。勝於肉桂末多矣。拭口宜以甘草水。其他一切化毒丹等品。均於小兒臟腑有傷。分娩後小兒無他症。不可亂進湯藥。若以進湯藥爲將來免疾病引康健之左券。則富貴者珍藥預儲。兒多碩實。貧賤者常藥難備。兒遭夭殤。徵諸普通社會。證之耳目聞見。與人謀成一反比例也。小兒有病。則請專科對證療治。臍風一症。據陳氏羅浮。有臍風。有噤口。有鎖肚三種。分別治法。多因剪臍帶太短。或結束不緊。致外風侵入。內傷於腎。腎傳肝。肝傳心。心傳脾。脾傳肺。蘊毒發爲臍風。外因則屬風濕。內因則父母眞陽不足。治法先以夏禹鑄燈火焦之爲最便。不效。再看體質强弱投劑。而西醫亦注重臍創。臍風基於破傷風菌之所釀。能使脊髓之反射。刺衝性異常亢進。故咬筋。軀幹筋。及四肢筋之强直性。痙攣發作。初生兒患此。其轉歸通常多死。其療治注意臍創與空氣。方用鎮痙藥。及痲醉藥爲良。臍風中外療治不同。而貴重斷臍則一也。

答百十七　　前人

小兒分娩後。離胎盤先天之營養。而營脾胃後天之營養。苟母乳缺乏。往往陷於佝僂蟲疳尫羸之疾患。今袁君代乏乳嬰兒請命。袁君誠保赤之慈母哉。考乳汁通常千瓦蘭謨中。含蛋白二十瓦蘭謨。脂肪多於蛋白而增十五瓦蘭謨。糖又多於脂肪。再增十五瓦蘭謨。鹽類則僅二五瓦蘭謨而已。故母乳之組織。爲蛋白二%脂肪三五%糖五%鹽類〇二%之比例。而初乳母則富於蛋白及鹽類。貧於糖及脂肪。即蛋白八%脂肪二五%糖三五%鹽類〇三%也。乳汁與植物營養各別。植物不適宜於初生之小兒。因小兒初生之時。消化器中唾腺分泌極少。唾液素則無之。及膵液之糖化釀酵素亦無。若投以植物。小兒體質發育大受影響。貧窶之家。倘生子不幸而母缺乳既難顧乳傭以呵哺。又難購牛乳以滋培。不幾坐以待斃乎。於無法之中。求一輕易便捷之法。食物中與乳汁略有彷彿者。其惟黃荳漿乎。吾國西醫李君煜瀛已在美國集公司出售。西人試驗與牛乳相頡頏。黃荳內含蛋白油質糖粉金石質鏻鉀等。缺乳小兒。或購做荳腐之荳漿四成。雜以米湯七成。鹽一點。與食。則貧窶之家。易於購置。亦小兒缺乳之一法。至於米粉糕粉。萬不可食。如不大便。則以白蜂蜜與食。此鄙人從理想推求。並非已驗之效果。仍希　同社諸君核政宣布是荷。

答百十八　　前人

時疫之發生。俱穢惡之氣蘊釀而成。中於清道。傳佈各神經。忽而失知覺。失語言。療治不當。炭氣不出。養氣不入。不一二時則行告斃。中於濁道。多由飲食不潔。毒菌傳染。腹痛吐瀉。或抽搐。壅閉肢冷。治此者。均用開洩宣通。使病邪外出爲上策。如知覺如常。不能語言。　想穢濁之邪。　中於胃神經一部獨重。故痲疲障礙。舌本掉運不靈。不能發聲。治法宜宣通濁邪。而音自出。管見如斯。未卜當否。

問百二十　前人

鄙人於外科。素少研究。拙荊肚皮上患一白斑痕。今漸見漲大。不癢亦不痛。與好皮處一樣。鄙人之岳丈喜飲酒。年近四十餘歲時。肚皮上先患白斑痕。既漸漲大。繼及手肢皮上。後及面皮上。不知是遺傳性質否。查外科正宗有白癜風一症。由氣滯皮膚。西醫謂寄生物侵於皮膚。拙荊之白斑痕。不知是此症否。治此症有何良方。乞　同社諸君賜教。不勝禱企之至。

問百二十一　前人

小女食乳僅一年。今年三歲。已種牛痘。去年夏三月發熱泄瀉。用參朮肉桂末調服治愈。今年夏二月間。每日大解溏糞一次。繼而二次三次不等。糞淡黃色。爲餿酸氣。初以爲傷食。後每日節食。亦復如是。至夏四月二十製白朮散。每日清晨調服散藥一錢五分。加白糖少許。今春右耳後有一痰核如蠶荳大。

問答

至夏五月初四紅腫增大◎白朮散藥停服◎請外科鄧星伯先生療治◎內用清舒少陽兼理脾土方◎只服一劑◎外用似金黃散加飛青黛末藥◎另用鮮虎耳草搗自然汁調塗七日夜◎破頭出膿◎繼敷生肌散◎夏五月二十後收口◎大便溏糞依然◎復用白朮散日進◎加猺肉桂末五厘◎拌於白朮散內◎每日或上午進一次◎或下午進一次◎日來大便每日或一次或二次◎糞不鴨溏◎解下如軟綿條式◎雖白朮散服之已久◎僅獲此效果◎惟數月來未解過結糞◎亦未一日不解◎每日每餐可食粥飯大半碗◎用雞蛋與蔬菜伴食◎凡吃麪食與豬肉湯立見便溏◎鄙人幼科知識甚淺◎白朮散內要加藥品否◎　小孩每日大便一次或二次◎於體質發育有障否◎或另有善方◎或方不對症◎乞　諸君賜教◎不勝拜禱之至◎不僅代小女叩謝也◎

白朮散

老山東洋參　一錢糯米炒　煨訶子肉　六分　白茯苓　二錢

炙甘草　六分　土炒於朮　二錢　煨木香　六分
淮山藥　三錢酒炒　湖蓮肉　六錢去芯
以上研細末。磁瓶收貯。每日上午服一錢五分。加白糖少許。猺桂末約五厘。開水冲服。下午僅服白朮散。不加猺桂。

問百二十二　吳傑三

逕啓者。揚城各縣各鎭各鄉村。有一種流行急證。初起卽神迷昏糊不識人。面色黃而板滯。或紅赤如硃。手足躁擾。鼻煤唇焦齒燥。嘔吐痰涎黃苦水。四肢有抽搐之狀。舌本赤而乾燥。苔黃濁而黏膩。脈象縱橫不等。兩目白睛有紅絲。牙關緊閉。口中有穢濁之氣。身或熱或不熱。煩躁不安。頭有微汗。小便黃赤短少。大便閉結。重則一日而亡。輕則遷延二三日而死。此證俗說爲之痰迷。醫士所說。各有不同。有謂伏氣之病。蘊熱伏於肝腎二經。如火藏石中。因風寒觸引而發。藉少陽陽明爲出路。用葱豉湯。合黃芩芍藥湯。溫胆湯。服之不效而死。有謂時行瘟疫病。用徐靈胎清芳逐疫湯合梔豉。劉氏桔梗湯。亦不效而死。究竟是伏氣耶。是時疫耶。鄙人學識淺陋。貴會中名醫林立。務請辨明此病之原因。用何方可以療治。懇祈諸大名家。辨明確實。有以教我。是幸。

問百二十三　盧育和

育偶閱種福堂公選良方。載有治河白方一則。用梔子同雞子清飛麪搗成餅。貼臍內。再以茵陳通草甘草燈草煎湯服之。觀其所用之藥。係滲利小便。清解濕熱之品。然不知河白究屬何病。乞諸高明教之。以開茅塞。

問百二十四　前人

鄰友葉姓之婦。年約四十餘。體質素壯。祇因情志不遂。致乳中生一小核。延至二年未治。現今乳房左側。已大如鵝卵。硬如鐵石。推之能移。時或刺痛。皮色不紅不熱。考此症係屬乳巖。一經潰腐。則無救矣。方書雖有清肝解鬱。活血化堅諸法。然前曾服過數帖。未能奏效。究竟有何特別方法。可以從何消散。吾同社不乏專科妙手。務請指示爲盼。

問百二十五　　南京劉子芹

敬啓者。鄙人年方二一。正當攻書之際。乃困於痰喘之疾者。已十有餘年。年雖輕而病魔老矣。每至秋冬。月恒數發。每發時。黏痰上壅。間或遺洩盜汗。眼欲閉。腰背蜷屈不敢伸。氣自少腹上泛作喘。呼吸。提之不升。吸之不降。倚息礙臥。坐以得旦。動則勃勃氣泛。勢難支撑。奄奄一息。恨難斷絕。乃此狀況不臥者。數晝夜始漸平息。愈不半月又發矣。痛苦之狀。筆楮難宣。憶愚十歲內外時。家父母愛子之心甚篤。不諳醫理。遍求中西醫藥。如杏仁露也。紅色補丸也。魚肝油也。兜安氏補肺藥也。淺田飴也。各種西藥。遍嘗無效。中藥如胡桃也。殭蠶也。三子也。鼻涕虫也。溺泡活鯽魚也。腎氣丸。二陳丸。滾痰丸。小青龍。眞武湯等。亦皆遍嘗無功。折磨强壽。想係陽罪陽受。不爾。何醫藥鮮效哉。觀世間各生涯。如仕農工商。皆賴夫精力爲之。卽如窮乏之人。或拉車。或販賣。不惜血汗。以養家口。如愚者。家無片瓦。困於斯疾。步履維艱。動則氣息欲絕。又何能以謀生計。則流而爲丐。將爲餓莩病鬼矣。愚若果一單身獨漢。聽天而已。奈有家庭之責。父母年邁。老者力疲。少者病困。仰天號啼。有誰過而問焉。惟海內諸大名醫。素稟仁慈。聞愚疾苦。諒亦感歎。伏乞不吝囊秘。揮毫處方。(乞賜丸方或膏方俾日日服庶可預防)登諸醫報。以便按方遵服。俾愚逃出鬼門關。救愚殘生。感恩戴德。銘刺肺腑。卽家父母亦感謝無旣矣。謹述病狀如下。

(一)背脊平素惡寒。衛氣不固。則腠理不密。時而洒淅惡寒。天氣微涼。(人著棉而愚皮都嫌不足)則毫毛厥起。背惡寒矣。卽睡中背偶受涼。暫時可以發喘。多食則痰上壅亦喘。感煤氣火柴烟亦發。過勞亦發。往年秋涼冬寒發。今則春溫夏熱亦發矣。(諒由去歲重陽由江北來在輪中忽喘自汗不止備受江風

之故）

（二）起初但喘。痰涎上溢。頻吐頻泛。純是濁黏水液。逾兩三日喘兼咳。頻喘頻咳。頻吐膠痰。日夜不休。吐痰可以三四碗。再二三日。間喘間咳。喉中刺痛。痰則青黃如米粥。膜原鬱悶。阻其氣機。衛氣不能外固腠理。洒淅惡寒如瘧狀。著衣又炕熱。渴喜開水。再則欲食冷果。七八日饑不能食。夢則昏迷且兼遺矣。口鼻間純是熱氣上炕。如此須旬日。始漸恢復。小溲黃熱。不大便。病愈後。飲食步履。悉如平人。（懇求）世間與愚同一患痰者。老少男女。不知凡幾。皆難痊愈。愚見之不禁噓歎。伏乞海內諸大名家。於痰喘一病。互相研究。發明完善治法。挽救無數蒼生。則造福無窮矣。

問百二十六　餘姚康維恂

敬詢者。羚羊角。功效神奇。爲治目病之要素。淸肺制肝之妙劑。今因出品稀少。價値陡漲。一般奸商。只圖漁利。以僞亂眞。以枯充新。自光復以來。敝邑藥肆。每錢售銀五元。不惟貧賤者無力購服。卽醫者亦難下筆。鄙人爲醫界中一份子。對於醫藥。恒欲研究。憶及前年王君紀倫。有西藥口卡印。以何種中藥可代之問。嗣蒙熱心諸公。不惜枕秘。絡繹惠答。爰師其意。請問羚羊角一味。有何種藥物可替。海內高明。研究有得。伏祈示知。何種可代。俾貧者易於購服。醫者便於治病。亦是救濟貧病之一善事也。

答百〇七　　鎮江劉吉人

吳仁淸之病。在胃陰有熱。不在脾。胃熱則游(中醫名胃汁)離。鹽酸上泛。故食入不消化。而胸痞作酸。嘔惡等症作矣。忌食米穀。如稍沾米飲米粉飯湯稀粥。卽永無愈期。久則胃陰受傷。胃汁減少。更不足以拌化食物。誤用健脾消導等藥。則更加重。不能納矣。宜食雜糧。麥麪最好。以其最易消化也。輕則用熟石膏元明粉二物。每服銅錢大一小匙。開水送下。此名解酸散。是化學作用。輕病初起可愈。年月久者。鎮江堰頭街萬春堂三神丸可治。初服一錢。次服二錢。再服三錢。日加一錢。加至五錢。停二三日再服。服法亦如上法。

再以猪膚木耳煨湯。如食法。以滋養胃陰。不可食清淡蔬菜之物。以增其熱。韭菜生薑葱蒜胡椒大椒不可沾唇。

答百〇八　前人

吳仁源之病。是陽明結熱。與燥屎爲患。名曰熱奔豚。又名息賁。有上沖胸脘。大如覆杯者。仲景但有寒奔豚治法。而無熱奔豚之方。據云所服過之方。非但無效。而且助病爲虐。腎陰亦受大傷。脈象舌苔。皆變爲陰象矣。所有服過之藥。不可再犯。今宜先治藥病。海參湯。猪腰子湯。最好。宜每日飲之。以補腎胃之陰。三神丸。每日服三錢。以治病本。大忌米穀。宜改麪飯。勿以完穀不化。當爲火衰。漉漉水聲。疑爲痰飲。此實邪熱不能消穀。腸中虛鳴之故也。依予方法服之。脈轉大數。是爲進步。請將住址開明。以便通信。

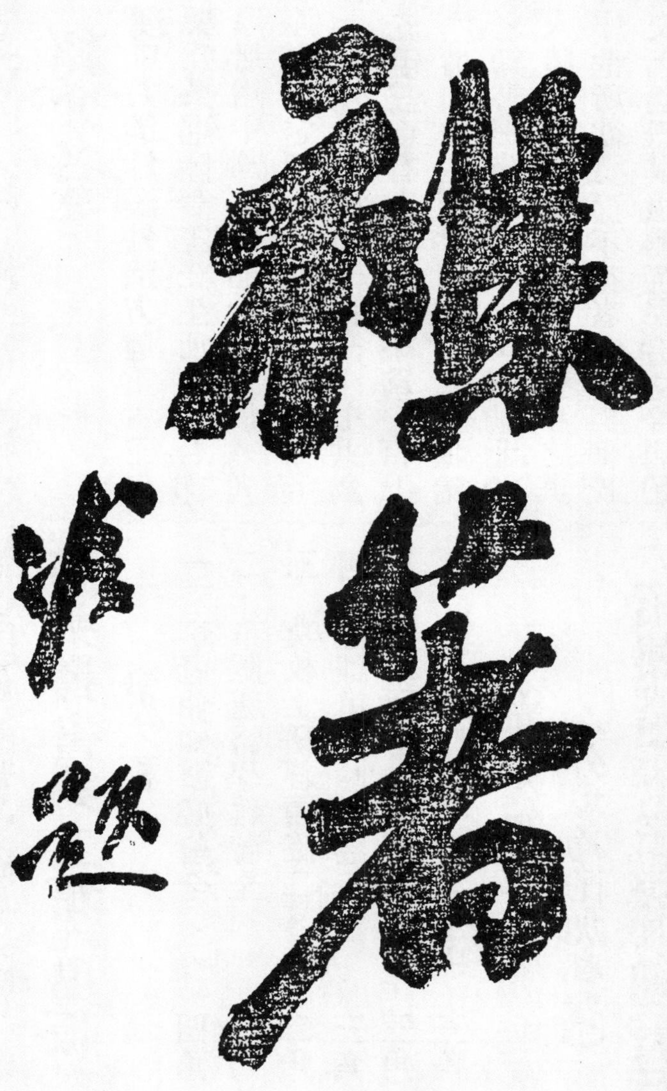

醫藥雜著七集

醫藥學報社同人著　紹興裘吉生編輯

雜著

與毛有雷論治痰飲意見書及方案

張汝偉

有雷姻表先生。患痰飲之症。積年累月。服藥無數。近頗加劇。己未春仲。來舍問治。作長夜之談。爲除根之計。余爲之再四籌維。論症情。辨脈理。聽聲音。察氣色。而微有所悟。因作書以答之。其言曰。水積陰則爲飲。飲凝陽則爲痰。胸中之汩汩有聲。腹旁之愀然作痛者。飲之積也。咽喉之㗋吼作響。晨間之咯吐膿痰者。痰之徵也。胃强則火旺。痰易生而易吐。脾弱則水停。飲愈積而愈多。是以進苦寒之品。上焦得清。而腹旁之築痛益甚。投辛熱之劑。飲痛稍止。而喉間之胃氣如燄。原壯火所以食氣。滋水適以礙脾。據尊所述。始服歸芍六君。陰陽並治。繼服控涎黑錫當歸龍薈等方。或淸其熱。或溫其飲。各見其效。各受其害者。誠以病因頗雜。圖治綦難。矧以心境沉悶。意願不遂。鬱則肝逆。胆汁少。是以偏右作形如塊者。肝之徵也。近世新學家解判學。肝位居右。而用在左。今痰叙於胃。飲積於脾。厥少爲陰陽進出之樞。脾胃爲濁邪藏貯之藪。診脈。兩寸關均見弦數。右部滑而少淸。可見只有肝升。而無脾降。是以胃火旺而納食頗強。脾陽弱而二便常艱也。服控涎龍薈。雖得大便。不過稀水。其在彙臼經絡中者。又烏得而出耶。揣意不舒其肝。胃氣不降。而痰火無廓淸之日。不運其陽。脾氣不升。而飲邪無坐化之機。尊之所患。上有痰而下有飲。謂其熱也。則食氣之壯火而已。膻中之陽。未見其宣。烏得用凉。謂其寒也。則一半之飲邪而已。龍雷之火。猶不能潛。豈可用熱。所以經訓有言。治病必求其本。今從痰飲氣鬱之例。調和營衞爲君。化痰滌飲爲臣。入絡引經爲佐使。必久服常服。心境自怡。方可圖效。持之以久。非可躐等者也。附方以下。

尙希　主裁

旋覆花　錢半　眞新絳　七分（同包）　川廣鬱金　錢半
九節菖蒲　七分　東白芍　錢半　上肉桂　三分
薑竹茹　錢半　薑半夏　三錢　焦神麴　三錢（包）
陳胆星　四分　生棗仁　三錢　川毛連　四分（同炒）
逍遙丸　三錢（包）　遠志肉　錢半　白螺螄殼　一兩（打）
沉香片　五分（後下）廣橘紅　一錢　廣橘絡　五分
陳海蟄　一兩　荸薺　一兩（煎湯代水）
零黑丑取頭末萊菔子海南子酒炒錦紋軍各三錢共研細末煉蜜爲丸每料作十二粒每日午服一丸夜服一丸

錄周澂之先生讀醫隨筆一則以答俞君志勤冬傷於寒辨

俞鑑泉

前期報中。有俞君冬傷於寒辨一則。讀之頗服其見解。近閱周氏讀醫隨筆。亦有冬傷於寒之說。其言曰。「冬傷於寒。是感受冬時閉藏之令太過也。不藏精與按蹻。是疏泄之太早。冬行春令。奉生者少也。判然兩義。王好古混而同之。張景岳喻嘉言從而和之。一若冬時只有疏泄太早之病。而無閉藏太過之病。且內經冬不藏精。冬不按蹻。不與四時遞言。何者。此但主陽舒陰歛之義。對夏暑汗不出而言。不合四時五行循環之氣也。冬傷於寒。是與春傷於風。夏傷於暑。秋傷於濕遞言之。皆各因時令本氣之太過也。　夫冬傷於寒者。　寒氣外逼。則衛氣內陷。而榮氣爲所灼耗也。冬日皮膚宜溫。夏日皮膚宜凉。　若冬日薄衣露處。皮膚皆寒。則腠理緻密。衛氣畧無伸舒。內積於營分。　津液隱爲所銷。內熱有太盛之慮矣。人身八萬四千毛孔。皆氣所出入之道也。氣不出入。則必內鬱。西醫謂人身有炭氣有養氣之分。養氣卽平氣。炭氣卽鬱濁之毒氣。冬傷於寒。束住衛氣。鬱而不舒。則爲炭氣。其發病爲溫熱。不亦宜乎。不藏精者。榮氣外泄。與此異矣。然二者病機雖各不同。而多出於貧苦。何者。力食則汗洩非時。而不藏精。游手則薄衣露處。而傷於寒。是一由宣泄之太早。一由閉遏之太過。雖同一溫病。而治法又有不同矣。不藏精者。宜固本而養陰。傷於寒者。宜宣鬱而解表也。誘曰不藏精。卽傷於寒也。以虛爲實。其治法有不誤而殺人者乎」閱周氏之說。知俞君冬傷於熱之說。確有其理矣。總之冬傷於寒。春必病溫。古賢以寒邪鬱伏既久。化熱外達。固有其症。周說以熱爲寒鬱。愈鬱愈熱。熱必傷陰。眞爲冬傷於熱矣。且冬爲收藏專令。其中或挾暑邪濕火。幽隱深沉。至春夏人身脈絡漸舒。始得發作。非比平時之寒包熱之易於透解。而病變多端。治法亦非易易。合說周俞二君之說。知讀古書。須於旁面着想。不能死於句下。然非有好學深思之士。提議於先。予亦何從悟及也。予於是景服周子并景服俞君矣。

藥家勸世箴

直隸滄縣春和堂稿

賤賣無誠心　賤賣更賺人　貨高製本重　貨高價出羣

藥家勸世箴

此等尋常話　人人知之眞　此俗不加察　忘其關係深
近今尙折扣　多有廉價售　果實眞傷本　虧空怎補救
不是僞亂眞　必是腐與舊　切勸有病家　切勿瞞哄受
藥材貴眞誠　能救衆生靈　藥到盼病除　何須小費爭
遇有低價賣　無此愚人情　今人販藥舖　視爲發財路
脚稅衣食費　均恃此利人　若按七八折　置價尙不足
試問明理人　能有眞藥不　飲用如不預　反多疑醫悞
醫家豈不寃　有口難分訴　吾願同行者　對此即悔悟
蠹藥莫惜錢　生命蒙幸福

問陰虛有二有陰中之水虛有陰中之火虛其義安在

張汝偉

錄上海醫學研究所中醫專門學校第一次考試題

人非水火不生活。有求水火於人。無勿與者。然猶身外之水火也。身外之水火或缺。尚不能保全其生命。身內之水火或虛。又安能久立於人世乎。不過身外之水火。求救於人者尚易。而身內之水火。惟賴於藥餌挽全者尤難。是非辨之者清。養之者久。使陰陽和而水火濟。烏能收成效於一旦耶。人徒知陰虛之可畏。爲虛爲損。爲勞瘵。而不知陰虛之中。當未成虛。未成損。未成勞瘵之時。苟能辨別其孰爲陰中之水虛。孰爲陰中之火虛。以和其陰陽。而交乎坎離。俾水以濟火。火以濟水。亦何慮乎陰之虛乎。經言邪氣盛。則實。精氣奪。則虛。又曰。邪之所湊。其氣必虛。陰虛者。陽必湊之。言虛者。必云邪之先湊。而言陰虛者。又曰陽必湊之。益可見水火一氣陰陽並重矣。故調經論曰。氣之所并爲血虛。血之所并爲氣虛。誠以水卽是血。火卽是氣。而窮其循環來復之理。則氣能化水。水又能化血。而血又能化火矣。治虛者。不分水火以治。則不知孰陰孰陽。鑿分水火以治。則未免窒此礙彼。越人論五損。謂自上損下者。過

問陰虛有二……其故安在　八

胃則不治。偏於水之虛也。自下損上者。過脾則不治。偏於火之虛也。譬如宵讀勞神。憂思鬱結。或所願不遂。或先富後貧。心火上炎。水不能養。火本生土。而反以灼土。土焦則木落。土敗則金衰。是以過胃則不治。若或縱慾無度。醉飽入房。或妄服丹石。或有所隱曲。精虧者。水涸。火不能濟水。水本制火而反以助火。水虧則木焦。化源絕則土崩裂矣。是以過脾則不治。誠脾胃爲精與氣生化之源也。斷鰲立極。煉石補天。奠玄圭而告平成。施八索以維地脈。實爲治陰虛濟水火之要訣。其陰中水虛之人。必由於水涸精脫。其見證也。面如渥丹。鼻汗多而目有光。火無所養。眞陽飛越。治之者。宜純甘補水。滋陰以配陽。所謂壯水之主。以鎭陽光也。其陰中火虛之人。必由於勞神苦思。陰盛沒陽。火不宣達。其見證也。鬱嗽不爽。面色晦滯。便溏肢冷。厚衣不熱。水無火蒸。眞陰下脫。治之者。宜甘溫益火。補陽以配陰。所謂益火之源。以消陰翳也。雖然。有陰陽並虛者。補脾礙肺。滋腎傷脾。則又須權其輕重。如偏於水者◎則用七分陽藥◎三分陰藥以和之◎偏於火者◎則用七分陰藥◎三分陽藥以濟之◎務使陰陽平◎營衛調◎氣血和◎水火濟而後已◎至於治法湯劑◎先賢論之綦詳◎典法具在◎貴乎神而明之◎茲就管見所及◎以論陰虛中之水火也◎

病重藥輕之關係

黃眉孫

病有初起發熱◎繼卽頭痛◎旋復咳嗽◎此爲極尋常之症◎治之之法◎不外祛風除痰◎便可痊愈◎往往用藥初一二劑◎不見功效◎至三四劑◎方始見效者◎雖病從緩解◎亦藥力輕微之過耳◎星洲何某◎家中巨富◎事母甚孝◎與甲醫相交莫逆◎一日其母發熱頭疼◎卽請甲醫診看◎服藥兩劑◎不特發熱不減◎且兼咳嗽矣◎復延甲醫來診◎又令人往延乙醫◎蓋欲二醫斟酌方藥◎已與甲醫言及◎而乙醫不知也◎乙意已至◎見甲醫方◎卽極力詆毀◎甲醫在旁◎彼不識面◎所以如此◎何某見此情形◎亦相顧駭絕◎不知所云◎其藥方開好◎則又與甲醫大旨相同◎甲不能耐◎乃向前問曰◎君言余方種種不是◎何以又全套余方◎如何理由◎

懇爲詳細解釋。乙始悟前言之失。瞠目不能答。良久乃自知理虧。再三謝罪而去。乙去後。甲將乙方。加減一二味。再服二劑。始見全愈。可見病重藥輕。所以初一二劑。不見功效也。大凡人有疾病。宜看症候。乃當世醫者。有索觀前醫方劑。即立意與之寒熱相反。攻補各異者。往往誤事。乙醫較之。猶勝一籌耳。

上海浦東霍亂即(眞虎列拉)時疫酌方

古鄞王壽芝

入夏天氣不時。雨多晴少。到處患潦。氣候如秋。此數十年來罕見之象。夏六月初十上海浦東發見虎列拉症。一星期中。死亡約五百餘人。長江流區各埠。亦有發現。查上海新聞報報告爲最劇烈。眞性虎列拉。突發時全身衰弱。體溫下降。脈搏頻數且細小。甚至不能觸知。泌尿減少。或絕止。無痛性米泔樣液之吐瀉。(五六回至一二十回)眼窩陷凹。鼻梁屹立。皮膚厥冷。全身冷汗。諸筋痙攣。或數時間或至一二日而死。按此症發於霪雨大水之後。大約濕毒中下及上爲多。起手擬用西藥哥囉顛十滴藥水。或紅靈丹。玉樞丹。平胃散。加藿香木香苡仁帶皮苓以宣濕閉。分利小便。如有熱口渴。或加貫仲川連黃芩連翹銀花茵陳川柏製生大黃。酌其濕熱孰輕孰重而分投。如當臍小腹等處疼痛。此厥陰少陰部。宜用麝香衝竄其邪。非平常之茴香木香可恃。管見所及。乞同社諸君定方宣布。拯時疫而杜蔓延。半爲功德事業。半爲吾儕天職也。草率貢陳。無任主臣。

記者按霍亂有寒霍亂有熱霍亂有乾霍亂有濕霍亂病因不同治法亦異此次上海發生之疫據報載西醫檢無虎列拉菌似尙未確爲霍亂也大抵屬於濕溫時疫之一種前年浙江發生此疫時本社曾派員調查刊有「濕溫時疫治療法」一專書茲定以郵票十分寄作代價當以該書奉呈以備同道之硏究

膽腑見症

六合姜啓忠

上海浦東霍亂即眞虎列拉時疫酌方

一一

胆爲中正官。以主決斷。故胆氣强壯者。敢作敢爲。胆氣虛弱者。畏首畏尾。經謂十二經皆取決於胆也。胆病無多。仲景傷寒少陽經各症。當細考也。胆虛不臥者。惕惕如人將捕。使心腎之氣不得相交也。胆之脈由身之側上至耳前。以抵頭角。相火又寄於肝胆。胆火上升。故覺熱氣轟然。由身側而上頭角。則面頰皆發赤色也。耳鳴一症。亦多因氣火上衝者。所以偏正頭風。及雷頭風。皆當以木火上鬱爲治也。胆與肝相表裡。肝胆之脈。皆過頸項。木鬱不舒。而氣結於頸項。則生馬刀瘰癧者。亦當疏泄少陽也。胆汁最苦。胆有熱邪。其味上泛。而口多苦也。甚至胆汁外溢。則肌膚發黃。而爲胆黃也。胆能滲酒。凡人嗜飲。則胆受酒之熱毒。上冲於腦鼻。而發鼻淵腦漏也。瘧脈多弦。爲肝病。而實不離乎少陽。主半表半裡。而有寒熱相爭也。胆爲乙木。木喜尅土。熱移於胃。則爲嘔叶。熱犯於脾。則爲嗔脹。本草胆經藥品無多。凡入肝者。皆兼入胆耳。

報價表

新報	冊數	定價
全年	十二冊	一元
半年	六冊	五角半
一月	一冊	一角

代派或一人獨定十份者八折五十份七折郵票抵洋九扣算空函恕復

舊報	定價
一至十三期	五角
十四至十七期	三角
十八至四十四期	八角
四十五至九十二期	四元八

郵費	
中國	加一成
日本台灣	加二成
南洋各埠	加三成

廣告價表

等第	地位	一期	六期	十二期
特等	底面全頁	八元	四十四元	八十元
上等	社論前全頁	六元	三十三元	六十元
普通	各襯紙全頁	四元	二十二元	四十元

注意　所稱全頁即中國式之一單面外國式之一配奇如登半頁照表減半算

盧氏醫院附設醫[illegible]廣告

本報自放大後現已出至第五十八期凡自四十九期以後訂全年者報費一元半分之郵票二角四分如索以前舊存之報須再補寄郵票二角四分卽行奉上茲將本報宗旨體例及門類列左

一宗旨　研究醫藥提倡衛生使國民有正當之醫藥知識得享衛生之幸福

二體例　白話與淺近文言兼用以期雅俗共賞

三門類　分演說駁議學說札記專著叢鈔語錄雜纂小說新聞顧問函件十二門

敬送衛生書報廣告（不取分文）

本會實行慈善遐邇咸知今年仍照舊章登報廣告印送婦嬰至寶衛生雜誌急救良方防疫妙法及種子保胎急救難產等方如欲得此贈品只用名片函索卽爲寄奉伏維　公鑒

浙江餘姚東門外衛生公會分會啓

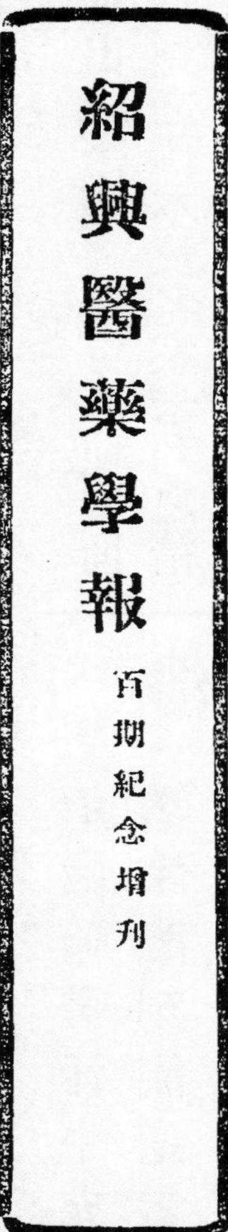
紹興醫藥學報
百期紀念增刊

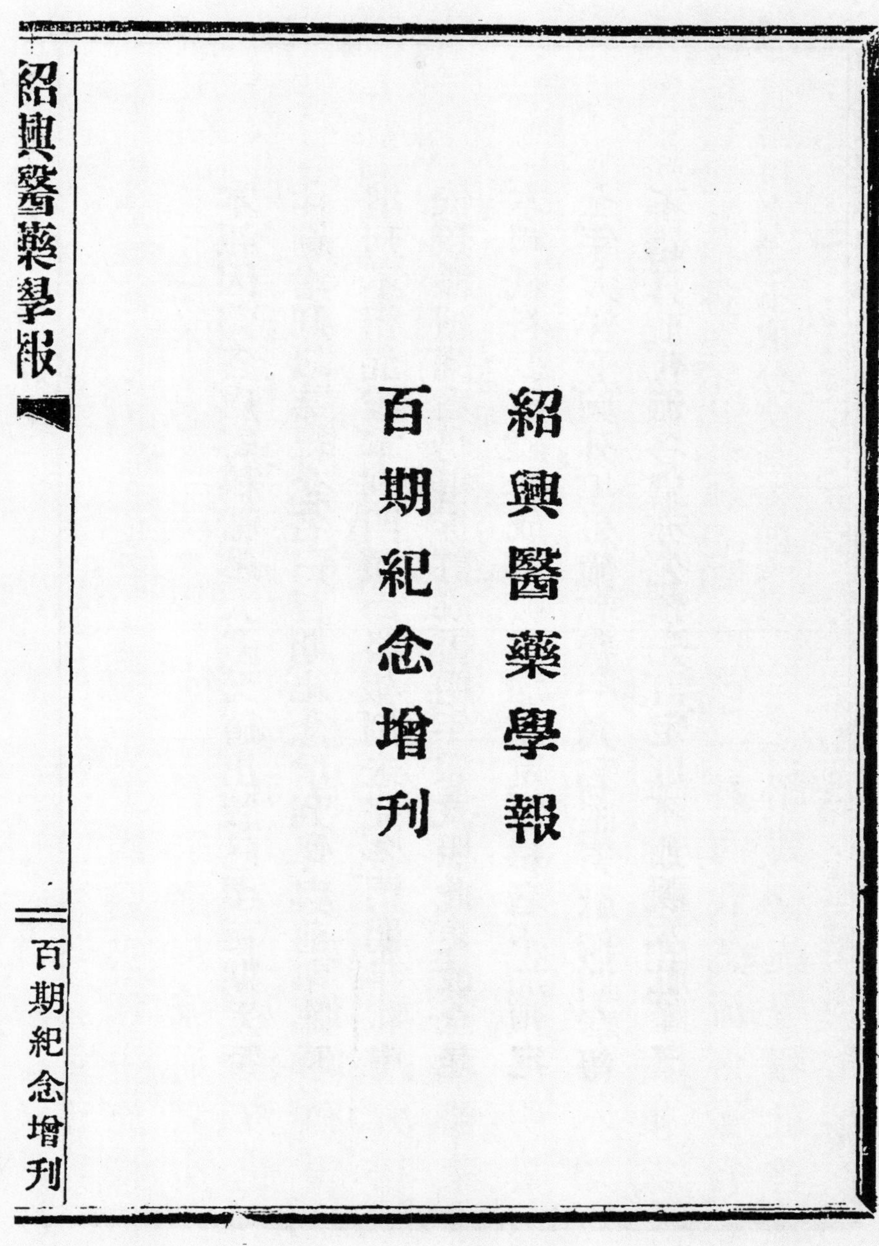

紹興醫藥學報

百期紀念增刊

本報因爲各處寄稿積壓太多又値出版已至百期爰特印刷增刊以誌紀念名曰百期紀念增刊俾與前印臨時增刊不相混雜本刊門類均照報例未完各門明年報中依類繼續閱者仍得拆訂成書明年報式照此更改全是本國紙料裝訂雖然成本較爲加重定價絲毫不加預定全年大洋壹圓外埠另備郵費一角郵滙寄社按期奉報不錯日期代派各處亦乞預先訂定庶不致誤本社謹白

紹興醫藥學報百期紀念增刊目次

論文

（一）評論

紹興醫藥學報

醫案

伏暑治驗　鎮江李春霖

喉癰治驗　前人

雜著

（一）驗方

治各種臌脹應驗秘方　俞鑑泉錄

乳巖險症之經驗良方　時逸人

時疫治愈經驗方　嵊城商漁笛

脚氣單方　俞鑒泉

（二）海外醫談

新加坡同濟醫院情形　椰氣傷人　食麵粄　黄眉孫

（三）通訊

評論

醫藥學報社同人撰
同社吉生裘慶元輯

本報百期之紀念

時逸人

傳有之曰人定勝天又曰天不言以行於事示知而已矣嗚呼天果任人而行耶抑隨人運用耶難者謂是皆非也蓋八股餘魂欺人之口頭禪耳逸曰否余實驗有一事敢請證之方清季戊申乃本報誕生之始當時清廷徵庚子之失力仿泰西維恐或後卽於醫道一門視舊學如土芥非諸前輩熱心毅力勉任其難則本報基礎尚不識創於何時也厥後歷數月及逾年皆事生荆棘而諸前輩始志不渝仔肩力荷殆四十四期後復大加改良學識倍進至今日已達百期之紀念矣無創者於前則

根本無由立無繼者於後則枝葉無由生障百川而東之挽狂瀾於既倒今日之成績昔日所期望也將來之事蹟今日之逆料也孔子不以百世後事爲難知吾固知人定勝天矣且夫本報自四十四期以前所刊稿件皆以撰自越醫爲限足徵中醫他處之無人天固將棄之矣幸諸前輩以提倡醫學爲前途嘉惠後學爲己任保存國粹爲宗旨挽回利權爲目的醫報一出全國風行發聵振聾愚蒙驚覺故今日本報中材料大增而知各處名醫蔚起學進術興躋民仁壽利權挽國粹彰中醫得有復振之望非諸道長之力其誰歟孟子曰天不言以行於事而示知示維何視中醫之興廢繫乎中醫之人才視中醫之人才可鑒夫本報之材料（因他種醫報皆不顧國粹故也）由此觀之本報之有關係中國醫學也猗歟盛矣逸敢謂編醫學史者必稱本報爲廿世紀中國醫學之一大紀念豈止今日杜撰一百期紀念文而已哉英雄造時勢當爲諸前輩諸同人頌之矣用贅數語以誌弗諼

祝詞　　鎭江黃寶之

我國醫學闇然日彰團結實力共挽危亡智識交換研究良方中西異軌不相頡頏功扶黃種妙著青囊心存保赤業繼岐黃診法備細治理精良振今爍古爲國之光

醫學觀之療法種類及藥質療法問題　　時逸人

（逸人氏聲明）醫學之療法種類及藥質療法問題療法中原因與對症二篇已刋入醫學演義中近以吾醫界同人有兼用器械之提議故錄出寄登本報供諸同志以觀摩不我遐遺敢請糾謬

患病而求醫勢所必致醫者將何以應曰施適當之療法而已矣惟是療病法之種類甚多如空氣療法日光療法物理療法氣候療法水土療法電氣療法精神療法食餌療法按摩療法針灸療法剖割療法藥質療法是也雖然一般社會上專行藥質療法者良由習慣使然醫者逢迎病家隨其所意故不免有顧此礙彼之失但藥

質療法中內服有丸（古名圓）散（西名末藥）膏（東名越幾斯）丹露乳酒（東名丁幾）錠飲煎湯液之分外用有薄貼圍罨薰蒸洗滌塗抹含嗽吹入注射之別各有所宜各有所當初未嘗拘於一紙煎方也奈積習相沿殊難索解舉吾國之舊醫派無不敷衍一紙煎方爲應酬之具希圖尺寸之利爲目的跡其以名家自名者同一夢夢焉豈非可怪之甚耶不佞處心積慮敢謂醫師祗知有藥質療法者譬得其一肩而失之全體於藥質療法中祗之有煎方者猶明其一指而失之肩背故曰醫療宜用藥質一小部份耳藥質療法宜用煎方尤爲最小之部份也市醫據此自足遂不復他求安得稱爲醫師乎哉苟長此因循不加改革而謂不致流爲無形之消滅吾不信也近來擬編一部療法說明書詳列各種療法明其效用別其功能庶業醫者有所依傍不致拘守一偏對症各盡其宜免見膏肓難挽且新舊激爭之際此書亦未必無小補云爾

療法中原因與對症

時逸人

前篇歷述十二種療法乃明其體兹所論者充其用耳不觀夫醫家療病有原因療法及對症療法之別乎夫所謂對症療法者視疾病之現象以爲衡如熱高而施退熱劑咳甚而施鎮咳劑以及止其吐歛其瀉之類圖一時之間以發生效力旣而藥性已過則病反加重蓋摧殘生理自然之能力使然也夫生理上自然之能力本有抵抗排泄融解調和諸機能善保養而利用之足以驅除疾病而有餘故咳嗽之痰下利之癪感冒之流涕反胃之嘔吐皆生理上驅除疾病之現象若夫養氣起燃燒作用胃酸收殺菌能力抗毒素制止病毒白血輪呑食黴菌結締質凝合創傷淋巴管吸收膿液凡此數端尤爲顯而易見信而可徵者也醫者之天職在助其生理自然能力所不逮施適當之治療以收共同驅逐之效果例如下利通其便（指積滯）咳嗽助其咳（指實邪）以增長其病勢短縮其經過所謂原因的療法是也（中醫

治病有虛實寒熱表裡邪正之分似較西醫略勝然對於生理自然之能力多不明瞭且專用藥質頗有窒礙總之中西醫學同在幼稚時代皆未克造就於完全者也）若不之此務槪以對症治療適足截其出路致延長病期此種揠苗助長養癰貽患之習慣吾不知誰爲作俑耆夫康侯氏之言曰病症現象乃原因放逐之基礎苟現象有所增則原因必有所減原因有所減則現象必有所增二者適成一反比例斷不能同時增減者也嗚呼業醫者可不於此等處加之意哉

左道旁門喻

時逸人

曷言乎左右之對也曷言乎旁正之對也曷言乎門與道出入所共行必由之路也夫出入所由之門之道有右必有左有正必有旁事之常理所然也曷足爲怪乃謂右道正門則人必喜左道旁門則人必惡人情中於習俗已千年於茲矣可勝慨哉曩者逸以唐宋以來諸家之書指爲左道旁門爲議者所譏然則當奉爲右道正門

乎卽奉爲右道正門已千蹊萬徑孰爲精義孰爲糟粕抉摘却難將使學者一一折衷以資宗主乎抑維取一二家之書因偏求偏乎是誠令人不可解矣昔翟子悲素絲墨子哭歧路私衷憤發所不能已爾逸指唐宋以來之書皆屬左道旁門者冀人研究其道以定宗主非敢妄詆前賢也乃議者竟昧此理遂指逸爲效黃元御之惡詈甘爲世人所冷齒嗚呼誤矣

醫學前途之責任　無錫周　源逢儒

客有造余而問曰吾國醫學前途至斯益亟矣取締中醫者日多崇尙西醫者日衆而子猶抱樂天主義日事岐黃此何說乎余曰斯言雖是然竊觀大勢猶有一線生機譬有一息奄奄之人不思審其病原而藥之僅曰疾不可爲毋乃謬甚如能洞其病之所在以良藥進之忽然而瘳往往而有若失此時機則終不能起死回生也故處此列强競智之時不與西醫爭勝而曰事不可爲抑何愚也誠能存其精神汰其

糟粕力求進步或能成世界一科學亦意中事人有以守舊譏者此何害特慮其固執古方不能愈病爲障礙之由耳且吾國人保守性甚强西醫雖日多如鯽就西不效復就中醫治愈者所在而有中醫確有治病之能力有目者所共覩不必執途人而詢語之也夫中國醫學之敗敗於牟利之徒僥倖圖功愈則曰服吾藥之效不愈則委之運數如此故醫士有口頭禪吾惟醫其病不醫其命嗚呼今此語有深印鄉人之腦府而不能去故中國醫學之前途危矣苟能孜孜矻矻力求治法則發達將無已時否則一蹶不振必入天演淘汰之列爲醫士者欲向何途均自擇之

西哲有言「天謂衆生曰汝所欲之物吾悉畀汝但汝當納其代價」至哉斯言蓋萬事萬物之成莫不先納代價醫學何獨不然誠能盡力考求合羣研究即吾人所納之代價也代價愈大則進步亦愈大故欲醫學之成立厥有二端

一曰學識　此說甚明譬之樸滿平時無銀錢存貯其中他日欲購物而取之一錢

莫措而物終不能購爲學亦然平時醉飽終日空言喋喋無眞實之學識至臨事鮮不張皇失措者矣今醫學之不發達亦在淺見之流粗諳皮毛則欲逞能而奏技逢險惡症無敏捷之手段應付俱窮捉襟肘見患不學無術之弊耳若忽中忽西無一定之目的則其事必歸失敗此無他不專則不精也

二曰毅力　事之成敗視乎毅力有毅力者成無者反是夫志事愈大者其所遭拂戾困難之事愈衆若無沈毅堅忍百折不回之志遇事畏葸知難而退則事終不能成也猶如操舟涉萬里之洋其中大風巨浪障阻猛進固不能免若因此灰心而返棹則彼岸終不得達矣昔張博望班定遠之使西域中途所歷無數艱苦之境而卒能振國威於域外開歐亞交通之機使張班二公毅力稍不足則決爲失敗之人無疑故才氣尚不足恃而毅力爲足恃耳

以上二端雖不能盡其旨於萬一然犖犖大端備於是矣語云知責任者大丈夫之

始行責任者大丈夫之終吾儕既認此職當終身任之不可放棄一日矧醫士乃援人疾苦之事業責任最重者乎醫學愈發達則疾病愈繁多醫生之責任愈重何也以國人之有造社會者一旦有疾以寶貴之身命託付醫士之手愈後間接有益於社會者無窮明乎此可放棄責任而不宏其學識堅其毅力耶

診斷學西法優於中法說

宜春黃國材

治病必先精診病診病無誤而後治病乃能收效故醫家第一急務在研究診斷學我國診斷學雖經前賢屢加發明固多優點但比較西醫則遠夫莫及矣吾昔攻習中醫二十餘載上自靈素下及百家均略窺其巔末查其診病法皆以理想推測其病情以五行摹寫其病理見咳嗽則曰咳嗽病僅以寒熱虛實爲斷而不知病原起自何臟見嘔吐則曰嘔吐病僅就內傷外感爲辨而不知胃內有何變化如哮喘一症在西醫有病灶在心者則爲心臟喘息有病灶在肺者則爲肺炎有病灶在氣管

者則爲氣管炎診法異而治法亦不同徒見喘醫喘而漫無分別何可操藥到病愈之權乎吾行道有年治病用中藥而診病必取西法如前診鄒某之病其症氣喘異常心窩苦悶脈搏浮澀諸醫診之不曰肺有痰便曰肺燥吾以聞病筒聽其心尖則呈收縮時雜音以打診則在心部擴大即斷爲僧帽瓣閉鎖不全處以伏神樟腦毛地黃安桂等興奮劑而竟告痊一孕婦臨盆不產諸醫見其脈舌無靑黑之變斷其胎兒未死吾以筒聽之不聞胎兒心音斷其胎兒已死用法取下果產死兒一鞋匠有微咳醫皆斷爲感冒吾以披爾開接種法呈反應聽打法肺尖顯變化斷爲癆伊不信越四月果患癆而死一婦經閉三月皆認爲孕吾以木內博士檢尿法及檢乳法斷爲非妊娠後果發經病而死一農人患全身浮腫三月不愈吾見其蛋白知爲腎炎依法調治而愈此皆遵西醫診斷法而獨占優勝者其餘難詳可知西醫診病至精至詳不但指打耳聞目觀手按且有種種器械以觀察有種種藥水以化驗是

皆從實驗而來爲診病之至寶者也吾非好奇矜異盲從西醫但吾人於醫祇求其效驗何分中外如試驗有效者卽可信從之且宜極力研究之何可以國界爲疑乎我國有志醫學者苟一面研究西醫之診斷學一面研究本國之藥物學卽以實驗證其理想而理想不涉虛謬以理想佐其實驗而實驗不致於板滯斯兩法相得益彰由是醫學進步架歐美而上之亦不難也諸君以爲何如

論日本以醫藥政策滅中國 封餘寒蟬稿

（錄八月十二號天津學生聯合會報）

抵制日貨爲我國今日救亡之絕妙辦法蓋日本謀吞我中國滅絕我種族摧殘我國粹變易我美俗誘壞我青年種種毒狠手段其處心積慮已非一朝一夕大有中國不滅其進不休之勢我中國爲防衛計既不能驅逐日人出境又不能以數百萬海陸雄師困其三島搗其東京更不能於樽俎壇坫之間保存山東之自主不得已

而爲此抵制敵貨之決計而促日人之覺心非排外也不得已也三月以來南省行之有效北省豈不知愛國獨天津一埠於抵制日貨一事醜態百出直使人哭也不是笑也不是豈大日本順民之情誼尙未割斷歟抑爲官僚性之自治機關所誤歟我眞百思而不得其解也

各行生意無不立會抵制嚴禁續批獨中國人所開設之西藥房公然照常交易京津兩處藥房林立名爲西藥房所售者實皆日本藥也十年前日本藥之進口者每年約八千萬元上下近年已增至數萬萬元矣而嗎啡之數尙不知若干億也日本藥何以如此發達蓋其醫藥政策爲滅我中國各種政策中之一種政策也不然二十一條滅中國條約中何以有一條云日本得在中國內地各省各鄉鎭任便設立醫院云云豈眞痌瘝在抱拯我同胞之災難乎抑推廣藥材商務而吸收我全國之金錢乎皆非也蓋其欲操縱我全國人之性命權生之殺之聽其自便也黄興蔡鍔

之枉死是其明證日本人用意之深險可不懼哉然而其政策之能行於我中國也其進行辦法頗足令人心折先在中國設立陸軍各醫學校在北京又設立醫學專門學校名爲中國所設而實權則操之於日本人其造就之學生愈多其藥材之銷路愈廣甚至故作缺乏狀而倍昂其値中國人之西醫不敢與較也以我國優秀之青年於無意中竟作日人藥商之活廣告而各省之大藥房又不啻爲日本之轉運公司也拋棄金錢戕賊民命若謂甘心有意爲之未免誣枉不過爲生計問題地位問題虛榮問題人人有難言之苦衷而已

今日抵制之計惟有由我陸軍醫學士及一切西醫本我良心上自動之覺悟將各校之日本教員一律辭退如合同未滿可將薪金一律補發然後將校務認眞修改所有敎職員一律聘請本國人充之一面急速研究漢藥以維國貨而厚民生向日所存之日本藥悉數焚燬以絕根株如是則二十一條之亡國條約已隱然廢去一

條矣

至於各省之西藥房亦須由各界聯合會及拒毒會嚴重取締勿瞻徇情面勿因私廢公卽令其將所有之日本藥自由焚燒如因資本所關有所吝惜可以作一極廉之價歸併於同業中之資本厚者然後另圖別業或改售中國藥如此則於生計愛國兩問題兩無抵觸矣

各省陸軍亦卽日一律改用中國藥此事只在各營之醫藥官眞心愛國做去亦不難辦到也

中國各藥店近來亦多有攙售日本藥者圖其價廉而獲利厚也但形色雖彷彿而性味已大差誤病人於無形之中其罪惡亦不可恕也如近年最銷於中國各省各鄉者日本枳殼白芍黃柏乾薑陳皮當歸洋參藿香萆薢冰片花粉枳實黃連丹皮皆以藥商與薑廠子爲秘密介紹獲利甚鉅爲害亦甚鉅也今請先由天津辦起將

聯合會所調查之藥鋪存貨單即日宣登各報使病家皆知某藥鋪尚存有日本藥某種若干斤於購藥時自然知所趨避如藥店恐生意受虧即可將所存之日本藥定日當衆在馬路上焚燬以明心跡而堅信用則今日所失者不轉瞬仍可取之於購藥者也若貪心未死將日本藥發售於各鄉間小藥舖是仍有意害人衆藥店即可隨時互相察查無論門市發行查出日本藥卽登報以宣布各藥店爲譽名計爲生意計我知其必毅然決然將日本藥立時當衆焚燬盡也在未抵制日貨之前卽不應暗攙日本藥況在已抵制日貨之後乎藥商其醒諸

總之日本醫藥政策今日在中國各省已實行有效只此一策已亡我中國政策而有餘我愛國之同胞若仍執迷不悟沉睡不醒是甘心願當亡國奴余亦惟有忍泣吞聲從此緘口不言以追隨於諸君之後而供異族之驅使可也孟子曰矢人惟恐不傷人函人惟恐傷人巫匠亦然故術不可不愼也今日國賊與奸商誰非中國人

誰無天良祇以操術不慎爲生計地位虛榮所迫誤乘賊船而已然即今圖之尚不爲晚倘再因循不悟則噬臍無及矣我願家有子弟者此後之入學校與謀生活不可不愼之於始也

西醫輸入反促中醫進化之感言

義徵楊晉侯

凡天下之事必由難極而轉易敗極而轉勝弱極而轉强其理何也事到極難之處人必受其挫折果受挫折其事必易戰到極敗之地兵必憤力抵抗果能憤力抵抗其戰必勝國到極弱之際必出偉人匡救果出偉人匡救其國必强此乃一定之理推之作事如是推之用兵如是推之治國如是推之於醫學亦莫不如是也自西醫輸入中醫日受擠排幾無立足之地噫岌岌乎危哉當知吾中醫歷數千年之開化古聖賢著書立論學說精微彰彰可考豈容一旦處於失敗之地耶譬夫孔子之道大行楊墨之道並進在當時人民信仰異端者必多孔子未嘗不受其影響然邪術

之道自不能久行於世與孔子終無損也由是觀之西醫不過一時之猖獗豈能滅吾中醫勢力之毫末者哉然而西醫雖不能滅中醫之勢力亦中醫歷數千年第一次大挫折也要之受一次之挫折即增一次之閱歷長一次之精神古人有百折不回之說誠哉斯言也觀於普法之役德意志爲法所滅與勾踐臥薪嘗膽同出一轍夫而後由弱轉强一旦恢復祖國至今稱爲强盛第一蓋亦挫折之所致也凡世界公例無論何事非鼓勵不足以見進步非挫折不足以見成功卽雖古之英雄豪傑能成大業者莫不皆由挫折而來也吾揣西醫初入吾國中醫不但不以爲然抑且諸多鄙薄繼則愈趨愈近西醫之勢力日强中醫之勢力日弱一般中醫之士乃猛然省吾羣起抵抗曰改良矣曰研究矣曰抵制矣辦醫報矣立醫會矣吾醫學亦由此大放光明照耀乾坤矣雖然吾中醫若不受西醫之挫折焉得增此一番之閱歷長此一番之精神耶質言之西醫並非中醫之勁敵實促進中醫進化之利器也考

中醫已有數千年之開化西醫不過千餘年耳中西競爭何異鄒楚相戰哉以目前觀之西醫之勢力可謂處於極盛之地猶之用兵得獲勝利之時然兵勝必驕驕則必敗吾中醫雖暫處於薄弱之境然弱則必竭力以圖匡救之謀既能竭力匡救自可轉弱爲强矣自今而後吾中醫果能憤力自勉再接再厲不但與西醫並駕齊驅且有駕乎西醫之上異日於世界上獨張一幟名冠全球豈非西醫促進之功有以致之哉

研究運氣實驗之意見

時逸人

運氣之道由來久矣彰之者代有其人闢之者不乏名哲處數百載之前已成影響中之絕學而近日五陸交通科學鼎盛以實驗爲新奇以理想爲陳腐軒岐仲景之遺型無不遭其踏踐若運氣二字尤不足以供人噴飯者矣逸也晚進後學識見毫無曷敢以管窺蠡測而妄肆雌黃矣顧念醫爲世人司命生殺反掌豈能秘一得之

知而不爲諸君忠告今試以西醫療病法細之西醫治病有對症療法原因療法之二種所謂對症療法者卽頭痛醫頭脚痛醫脚之謂所謂原因療法者卽檢查其植物性寄生物（菌類是也）或動物性寄生物（蟲類是也）之所在而施以撲滅之藥質是也嗚呼誤矣夫病之傷於人也其原因不出夫六氣之外旣病之後身體中顯有菌類之植物性或蟲類之動物性乃病機之經過非所謂原因者也執此而謂原因其謬甚矣卽如病霍亂也彼不知有暑濕之受寒熱之分惟知虎列拉悍菌肆虐致成腸胃加答兒以急性慢性二項別之東醫抡汎氏散甘汞重曹食鹽鐳水依的兒之類西醫用重炭酸曹達次硝酸蒼鉛古倫布末之類以治之較諸中醫之論治其精粗得失爲如何耶夫中醫之所以能駕夫東西醫之上者恃有五運六氣之至理故也然亦有說焉五運六氣之道乃教人預爲推測孰爲主孰爲客孰爲太過孰爲不及孰爲淫鬱孰爲勝復得乎靈機之算知氣化之所以然決非拘形泥迹者所

可語也但此乃論致病之原因以人身與天地息息相通凡天地之氣轉變人身無不感應故也若誤認爲病機之經過則大誤矣蓋病機之經過卽內經所謂表裡寒熱虛實氣血邪正標本緩急是也世醫不明此理以五行生尅無形氣化之玄機致病之本原而牽强附會穿鑿其說拉扯於病機之內故失於蹈虛爲外人所竊笑也然此咎之所歸非軒岐仲景之過乃孫巢葛王聱首作俑而亂階也後世聾盲踵繼永入歧途而決無感反釀至一落千丈而不振者伊誰之尤耶今爲言曰五運六氣八卦變化及五行生尅之理皆論致病之原因非謂病機之經過卽使遇追崇實際戒絕空談之西人執而告之曰爾誤認病機爲原因故治法多不準驗今吾國新發明一種推測致病之原因可預知將來病狀之若何所言必驗則彼將崇拜不遑矣烏覩其反目訾詆哉由是言之運氣之道豈可不精爲研究但勿效黃坤載張隱庵之拘泥可也卽如張飛疇有運氣不足憑之說謂百里之內寒暄不同千里之外陰

晴各異豈能膠一定之法而應無窮之變殊不知地界有南北之分氣至有先後之叙天氣有從逆勝復淫鬱之變地氣有橫縱太過不及之災焉能執一且先聖略啓微機冀後人神明變化疇知不肖之輩膠泥云爲嗚呼言中醫而廢運氣猶臨陣者之廢行伍航海者之廢羅盤同一盲人瞎馬永無所之而已吾諸同志其味夫斯言逸擬編輯運氣講義名曰中華哲學新書其中體例曰運氣之理由曰運氣之主位曰運氣之加臨曰運氣之應病曰運氣之症治曰運氣之精義曰運氣之實驗曰運氣之餘論章列八篇條分縷晰割裂天元紀等篇原文以實驗之科學新理以充之惟取新舊合參得以雅俗共賞既成之後譯成各國言詞分售各國俾外人得知中國舊醫學中尚有眞理想存焉外可以弭無端之謗內可以息漢奸之媒未始無益之作也但事關重大非挾數十年之經驗實足貽笑大方海內不乏高明之士倘不河漢斯言尙乞錫以大敎而研究進行焉不勝引領盼望之至

文苑

醫藥學報社同人撰

同社吉生裘慶元輯

惜分陰軒醫案序

董天吉

醫雖小道司命係焉至聖引南人無恒之旨其義精矣矧常疾易治奇恙難療苟非研究有素曷能得其奧旨哉予友周君鎭初字小農後號伯韡（因與針科同名氏復用初字）乃莘農先生之哲嗣也莘農先生古道可風時行方便嘗印治家格言繹義贈人曁編易簡方集驗方等書行世因君幼時多病憶范文正不爲良相必爲良醫之語於是命師同郡張聿青張公談經演脈循循善誘侍側多年所造深微畢業後就廣益善院義務甬董周禹庭遇有內症重候必引至君案旁雖酷暑嚴寒審

症察脈書案立方且例必留稿十餘年貧病受惠不少未幾四明位中亦延之滬北醫會且爲君位置一席矣清季余從薛逸山師游開業後亦同堂贈診得與君朝夕追從獲益良多道義之交金蘭不渝是時端午橋督兩江考試醫科意爲滬上醫士林立必蟬聯其政於是請師擬君與君互相作論預備與試不意無形中止君以所作方論投入醫報而仍精進不懈己酉夏上海警署聘君爲醫員一時道縣皆耳其名見君才高學博治病多驗均推重之光復後淡於名利辭職歸里常曰贈診給藥吾廬可備自給昔之徇外爲人錄驗尠存予亦先已回籍數年知交一旦闊別兩地參商音問漸疏去臘閱君所著惜分陰軒醫案深欽其審病求本無微不至立方切當屢起重症苟能繼續編輯足以啓迪後學自頃世風日新用夷變夏趨功利者漸將五千餘年黃帝遺訓棄置不道良可慨已余謂非舊學之不良實由醫家之不精如醫宗金鑑有青腿牙疳夏子益書有截腸奇方儻能博覽羣書精求實驗豈不有

加勝於西醫者乎今君之艱難持恒可以風世長君逢儒已傳其業惟願專心一志立德立功將來聲宣可滿赤縣並望海內有志中學者觀摩而興起焉是爲序

中華民國八年夏月愚弟鎭海董天吉元龍氏識於團橋杏林書室

集驗方續編自序

周莘農

余前輯易簡方集驗方丙辰歲紹興醫藥學報社採入醫藥叢書第一集刊印行世繼思近世新驗方浩如烟海非一卷方書所能盡備者乃於民國三年起留心選輯並登各報以徵求承海內諸君不棄選驗寄下積數年珍集成帙矣乃甄別盡善者錄爲一卷卽斯編是也近日新病爲前編所未備如急救吞燐火鏹水等毒方較前編爲略全付刊之舉事不容緩其中有他人已驗之方藥品稍戾乎正者或馳書商榷或去覊存純雖在外省必詢謀僉同而後已如藥品此地所有而他省所無方雖佳不錄也編書之難愼如是然人之體質方地異宜不能概論用之得當則效如影

嚮不當受患亦深則有方與病合治驗不應者非方不驗實與人之體質有宜有不宜也海內醫學家當不河漢斯言聊誌緣起以告閱者俾知審愼云爾

民國八年歲次己未春仲無錫周憬莘農謹序

惜分陰軒醫案卷三達恉

周小農

惜分陰軒醫案由紹興醫藥學報社刋入叢書已出二冊均述一己經歷之症今戊午之臘將盡回溯一載之內治驗重症若干人此吾儕應當自省昉曾氏修身之學也近年診案令兒輩錄存檢閱之下不禁有感焉余自離滬回籍甘居淡泊前在醫院供職紛繁情景猶昨枉道治人證多不暇自集今則退思補過診視之餘卽搦管編列足以省察而徵得失乃朿考簡册病者就診不無囂競之心其信任力之堅脆愈否樞紐系之而病則異古所傳錫邑水多土弱患症濕熱居多即以伏暑論更較他處爲難治狃於治濕不顧淸熱此舊家之故智鴻烈解云暑氣多夭寒氣多壽漢

張仲聖每嘆傷寒難治輓近乃屬溫暑尉兼內傷爲多乎且貧富不同治東璧氏所謂高粱藜藿腸胃天淵洵有得之言也彼葉吳二氏之治溫退熱存陰他家或以爲非余閱歷所及知其有不盡然者不兼濕食痰濁素體津血不足則持根本療法轉能愈病若不徇成方而務求博引易招外訾猶之香巖氏謂徐某方雜而不知其實脫胎於外臺也論雜症之中如脚氣之恙多由濱海卑下脛腫乃成前賢發明釀因最爲的確其致命乃濕毒衝心歐西棄精求粗歸咎米毒不其傎乎馴至病劇易診令舍麥食必詳喻數四始就範圍由其中先入之見也至漫熱似勞症由感冒或脾熱濁濕儻或誤補貽害匪輕與近盛行之桑葉黃症意亦他邑所尠設如傷食氣阻脈道不通隱伏如無臨證之際儻不智珠在握易滋疑訝經云治病必求其本此類是已局外不察此中難易以爲醫者愈病亦責任所當然耳然醫者神機默運愈即恝置此治案所以流布於外者少爾今仍師俞桂庭詣王海甯之言診餘錄稿當仁

不讓復續前編敝帚自珍知我者當能矜其草創而正之也

中華民國七年戊午臘月無錫周鎮小農别署伯華謹識

書喻嘉言三因白散方解後　　時逸人

嗚呼此方之妙義韜晦久矣賴先生詳論之以彰其道又垂爲驗案以記其實深惜無擇之不明言以教後學其存心仁愛果如何耶孰意先生歿後此方則棄如敝徙數百年無一問之者矣僕爲此方惜不能不爲先生惜焉先生治浦君藝喘病季繼江痰病二案皆賴此方但未嘗明言其理所謂引伸觸類以躍跳於紙上以待人之自悟者耶噫先生誤矣先生天資超卓學力精鋭在此道故能獨闢榛蕪深窺窔奥徵君之語誠確論也求後學之能如先生者何可多得焉即使以長沙後身自負之陳修園亦未能窺此方堂奥不過隨人顰眉夢夢然曰三因白散喻氏方解甚超而已從茲以後更無人以問津焉僕爲先生惜斯不能不爲先生躄矣先生有知當諒

僕之苦衷也紹報丙辰十二月份張君汝偉與周炯如叔論周順翁痰飲症之治法通章皆鈔襲先生之舊語但不能識此方之精義故雖明明言之而竟背之以苦心力學之士不免千慮之失若愚蒙者尙可問乎此吾國醫學之所以難言也可惜孰甚可惜孰甚

讀診餘集書後

張汝偉

診餘集何孟河前輩余聽鴻氏所著也讀診餘集方知書之不可不讀而書之不可妄著也誠以毫厘之失千里之謬非學問經驗俱至者不可言診病非道德文章俱優者不可云著書余性喜塗鴉自專自用讀診餘集而知前日之所診者有知其然而不知其所以然矣昔日之所著者有滿紙浮言而無實質之概矣自嗣後非痛下讀書之功研究病理之素雖有保存國學之心而終致於失敗者也章行嚴氏所謂新文學非白話可以了事而胡適之之論新生活亦云有意思之生活意思云者亦

深合宋儒理學之說也章氏列引泰西各國致富强皆由於能自新而新思想中莫不含有舊道理也故舍舊而言新新既不可得而舊亦亡矣天下事不進則退不成立則失敗萬無中立之理卽吾國當今之醫藥學一門人祇知中西並進新舊競爭時代當取長去短融合一貫而不知從舊學入手根底解決適成一不中不西不新不舊之腐敗醫學養成天演之淘汰而已蓋西醫之學注重實驗發熱而用退熱劑無汗而用出汗劑汗不止則用止汗劑其他如通便通溺等藥皆可立竿見影倚馬功成外科之割截則用痳醉劑而手術之精機械之巧誠中醫之所不若試再退一步觀方知此學猶未足多也何以言之假如傷寒之太陽發熱面赤汗多氣促手足厥冷小便清白將用西醫冰淋退熱法治之乎抑用中醫四逆回陽乎假如水不勝火腎虛脾敗之虛脹將用西醫刺腹泄水之法乎抑用中醫濟生腎氣之法乎假如冬溫咳嗽氣逆胸痛之飲邪將用止嗽歛澀之藥治之乎抑用中醫小青龍法治之

乎瘍科割截悶而死者不少誤割而成廢者尤多以商桑之法取效目前不計後患凡此諸症何能勝舉略知醫理者自能分其高下也今讀診餘集所診之病內症如貢姓之陰陽並脫日夜之藥大異趙姓之關格起死於回生某甲之脇虫運巧思於不可思議之中小兒之呑磁洞癥結於臟腑之內其所用藥亦能沉疴立起不以覇道見功中醫之法豈在西醫下耶特無人研究耳中醫理學之玄亦能格物致知其功豈在理化之下不知讀古人之書學古人之學而反侮古學謂不適用於今時不亦大可慨哉己未之秋余正集醫鐸之稿將付剞劂及讀是書惶悚無地遂作書後附刊醫鐸之末所以自儆夫妄肆塗鴉亦猶如蘧伯玉之悔苦非也

眞本吳批醫門棒喝序

何廉臣

昔者吾鄉章虛谷先生精研醫學博通古今一以張長沙葉長洲爲宗古方書如傷寒金匱今方書如臨證指南專心玩索竭力表彰尊之爲後漢前清兩大醫聖可謂

得其正宗矣宜乎盛行一時享大名於粵浙之間予尤愛其論河間東垣丹溪景岳又可諸家之得失語多心得非任意牽評者比足與徐洄溪醫學源流論並傳不朽而論鞠通之溫病條辨詆之溫瘟之牽混秋傷濕之穿鑿贊其辨藥性之精細瀉白散之流弊尤爲先得我心殊深欽佩雖發揮太極五行一篇夢隱譏其空談無謂道邇求遠反滋後人之惑而推厥深心實欲闡明陰陽作用生尅制化天地人合一之經旨其用心不可謂不苦其立言不可謂不高雖然學說隨時代爲轉移理法亦隨時勢爲變更縱近今談新醫學者排斥古醫學之陰陽五行爲空談玄理陳腐可刪安知十年數十年後理化學益進步器械學益精通能將古醫之哲學大論一變而爲科學實驗之精言耶吾儕學識淺薄凡脈診腹診之術藥方配合之理氣候變遷與疾病之關係雖積數十年之閱歷經驗亦自愧未能億中何敢推測古醫氣化之精詣孰爲可刪孰爲可存而下精確之斷語也哉今予所最不解者坊間石印本載

王孟英加批評點校閱一過與予家原板藏本山陰田雪帆居士評點別無增減其爲市肆之冒託孟英可知至吾所藏尙有別刻一本並載吳氏鞠通之眉批惜少留傳豈其板已廢耶抑爲人珍秘耶同社裘君吉生以流通古書爲職志對於越醫遺刻尤爲注意如趙晴初君之醫話稿王馥原君之醫方簡義等殘板皆爲其收藏補刻而印行之今年春章氏原刻又爲其所覓得其板卽吾所藏之別本同深忻幸惜已殘缺二十餘頁借吾藏本爲之補刻完足功既竣予樂叙其巓末於簡端以誌善本之不亡

民國八年孟冬越醫何廉臣印巖識於臥龍山麓之宣化坊

醫藥叢書第三集序

時逸人

鳥鳴春雷鳴夏虫鳴秋風鳴冬天之於時也擇其善鳴者而假之鳴其於物也亦然金石絲竹匏土革木八者皆物之善鳴者也故其聲至今弗替諺曰凡物不得其平

卽人之爲言也必有所不得已亦猶四時八物之鳴也昌黎謂歌必有思而哭必有懷凡出口爲聲者皆弗能自已唐虞之時臯陶禹夔鳴之夏之時五子鳴之伊尹鳴殷周公鳴周孔子鳴春秋凡載於詩書六藝者皆鳴之善者也吁嗟鳴乎世態混沌也鳴以啓之人心邪慝也鳴以化之昌聖敎挽狂瀾厥功偉矣唯吾醫家亦然前之鳴創者必有匡濟於時後之鳴述者必有振興其道歷代諸家之遺著前輝後映具在燎如殆至前清末季歐化東來新舊激爭於今爲烈有識之士咸以保存國粹爲主義其鳴聲故勁而急哀而激惴惴焉以胥淪是懼紹興裘吉生先生醫藥界中善鳴者也登高一呼響應全亞醫報月出大道彌光凡好鳴之士咸願附而和之發抒其衷悃遂得以集成大觀如醫藥叢書是考醫藥叢書於民國五年冬月出第一集民國七年冬月出第二集收羅書籍有研經言吳氏醫案羅謙甫治驗案惜分陰軒醫案周氏易簡集驗方人參考知醫必辨市隱廬醫學雜著等皆爲醫藥界有俾實

用之書今者第三集叢書將出除續刻研經言吳氏醫案惜分陰軒醫案餘爲搜羅葉氏晚年醫案周氏集驗方續編張氏白喉通考等合成六種共爲一帙付之剞劂以餉閱者吾知醫學有增術自進步挽利權拯生命諸君子好鳴之功亦裘君善鳴之成績也將來續出四五集而至於十百集以抵於千萬集凡醫界之傑作囊括靡遺則活人之德寧有涯哉頂禮私衷直書簡末非敢爲序云

民國八年己未秋時逸人氏識於鑾江益人醫藥局

溫病條辨方溫疫明辨方歌括序言

時逸人

顧亭林曰君子之爲學也將以明道濟世也揚子雲曰雕虫小技壯夫不爲豈深鑒於詞章詩賦月露風雲縱極精工無俾實用者哉休寧老人謂言之可貴而足垂後世者必性命之文也經濟之文次之然處羣居飽食之餘而留神醫藥言不贅綺語之障用有當施濟之仁起沉疴益神智植弱爲壯化鬱使寬掌個人安危之柄操一

時生殺之權應如何而深造有得以期不負所託耶逸一介布衣粗知文字略識方藥率爾操觚學未達五柳之數身初逾弱冠之文視昔人於十載讀書十載臨症者其精粗得失有不足以道里計而同日語矣惟是自慚駑下俯首悲鳴井底蛙蝶天慣見思有所廣而或未能近年來泛讀各處醫報飽聆議論學識倍增外鑒前輩爲標準內疚祖鞭於猛著雙輪並進稍益一矣竊以醫之爲道冀愈病爲能事獲利之多寡他人之毀譽均屬末節事而無足重輕者也大江南北土濕卑污夫至下之地春氣常在故溫濕諸症飫見厭聞治劇理煩不可無應命之策溫病條辨及瘟疫明條二書風行遍地職是故也日者盧君育和手示溫病條辨及瘟疫明辨方歌括一册云此乃揚州某醫士所著（盧君已忘其名）現其人已故不可不表彰遺籍以揚其道使逸序其篇首且命詳加注釋以便初學之按圖索驥逸受命之下披閱一過竊以爲不可博覽羣書爲學者應盡之職務由博反約方能超出迷津奈之何欲

一篇之完善使學者便禁錮於此耶問嘗言之矣博通中外古今之典籍得以經緯萬端使臨事而不惑方醫名之無愧服膺先哲葉香巖之語不禁有五肢投地之慨洵可謂仁且達矣是書之作不過於醫林中添一駢指讀瘟疫明辨及溫病條辨者得一良伴耳雖無愧於古人已實乏乎精義倘效顰於遼東之豕奇自妄稱曰使學者但熟此帙已無遺用不必復事他求是以僅得之智籠絡無限之心思材力而入我彀中盈天下之學者相繼而入魔途也沽虛名買實禍庸妄之罪豈堪擢髮數哉是書未涉此弊爰樂序焉

己未年夏歷三月望日江左時逸人識

全體論緒例

時逸人

醫學以吾國爲最古非他邦所能及而創之始者以理論爲最先非他書所能儔內難二書可徵也於是由理論而症治而診斷而方法而藥物傷寒金匱中藏本草脈

經玉函千金外台諸書作矣（本草雖冠神農而實爲漢人所記考古家自知）昌黎曰莫爲之先雖美弗彰莫爲之後雖盛弗傳然千百載竟相須焉豈偶然也哉吾中醫經數千百人之材力數千年之經驗精微畢備細大不捐處潮流維新之際雖萬矢之的而其中顚撲不破之眞理足垂萬世而不朽故天演優勝劣敗之公例永不能淘汰之也果何修而若此吾嘗頌諸前輩之遺著功並長城矣雖然吾國醫學淵博固足經緯萬端而敎授之不良亦無可粉飾者也如逸習中醫三年矣讀書也臨症也與道友而切磋也聽師氏之口講指畫也無非陰陽虛實五行生尅及荆芥防風之於表陳皮半夏之於痰而已餘無所聞焉嗚呼是果足爲中醫者耶噫我知之矣師承久乏敎授無資井地蚍蛙何知天日終年累月所習見習聞者不過必讀條辨心悟備要集解諸書敷淺支離早爲識者所厭棄倘能備金鑑綱目準繩全書等者已寥若晨星矣遑能問內難傷寒金匱脈經玉函經千金外台諸書之名詞得見

於市醫之案頭者乎新學耶若博物若理化若解剖若心理微特所不願見亦且夢想不到也學過高而術過底斯不能爲吾國醫界諱然豈無因而至哉一言以蔽之曰教授之不良耳逸爰不敏致竊爲吾醫界抱悲觀而嘆不免天演公例之淘汰郎客暑某部長擬廢止中醫中藥謷廳之以嚴法取締醫生亦未必無所見而云者吾醫界中人當不能怨執法者之非宜勉力求學自立於不敗之地汗牛充棟之典籍豈誤人具耶管見以爲欲推廣天產必保存國粹當以規定中醫教授法始夫而後自學有師承準繩永則躋斯民於仁壽作軒岐之重來何致有外界無端之謗哉今草創此書作初級發軔之始聊備筌蹄之用云爾錄既竣爲之例曰

全體一學吾國素未深求故無專科單本以供初學之研究近來譯本充斥雖有全體一科然揚西抑中多失中醫本來之面目爰不辭謭陋粗述此書聊資啓發云耳

本書內分六編曰總論曰軀殼曰臟腑曰機能曰陰陽曰經絡每編分章分節論其

功用明其部位別其性情新學舊學兼收博引論凡四十有六短篇凡二十有二都二萬餘言皆作理論體例文字淸淺一目瞭解全體一學博大精深斯篇爲粗具而已至於觸類引伸俾增完善糾謬指誤敬候博雅

民國七年戊午秋逸人氏識於眞州杏林書屋

醫方詩要序

盧育和

傳有之曰行遠必自邇登高必自卑誠有見夫千里之行始於足下之旨也慨自規矩久廢大道不昌矜高務博之徒力求深奧道岸自高淺近入門之路闢之者鮮矣李明之方歌二百六十八首李梃推衍爲三百首休寧老人譏其不分門類搜檢爲難然鳴鳳朝陽希世難覯大純而小疵亦當曲諒之矣本草備要後附方歌二百分爲三百有奇列爲二十門綱舉目張一了百當後世學者咸崇仰而遵之誦之者矣

獨惜人老闌屋體追古風佶屈牙聱頗難記憶後雖有長樂之作時方歌括一百八首奈略而不詳似難作津梁於初步吾鄉孫位金先生通儒而博醫有鑒於此慨敎授之無方憾門徑之未啓於是依歸仲景折衷百家作醫方詩要一帙凡普通治療方法皆收括靡遺而藥性病情尤能兼顧若音韻之偕洽乃餘事也初學讀之易於進步已學讀之自有指歸爲山立基本涉海度慈航孫子之功偉矣手錄既竣聊書私意於簡末非敢爲序云

己未夏五月朔日育和盧則鍾識於白沙醒生寄廬

醫方詩要序

時逸人

今將顧去世離俗積精全神之典籍於汗牛充棟之中未嘗率意覯也眞人之千金司馬之外臺宇泰之六科準繩御纂之醫宗金鑑博而廣萬里之重洋畯且深千尋之絕嶺初學問津者不禁有茫如之嘆也近世江河日下積俗成風道學弁髦惟術

是尙駸駸乎有喪天理圖私慾之勢育和君與逸深論至此未嘗不扼腕太息者也雖然吾國醫學之不振固因無在上之提倡而營業市儈奇貨是居逐利日深姦詐日甚蠅營狗苟之態毅然自足釀至西人譏之外界刺之政府取締之成一極點敗壞而不可復收拾之局空穴來風之肇非吾人自啓之歟幸賴醫會諸公竭力維持進京請願矣醫校興矣醫院創矣形式加整頓積極而進行未始非我神州醫藥界之一線曙光也夫吾國醫學非無理道之可言實緣敎授之無法敎授無法故眞理久晦淺嘗妄誕一得自封略識數方自鳴眩世歷代諸家之遺籍可證蓋數千年於茲矣吾儀孫子位金醫界前輩人雖作古手澤猶存遺著有醫方詩要一卷大江南北不脛而走家絃戶誦永矢弗諼蓋禮義之悅人心猶芻豢之悅我口事無巨細其揆一也惜世尠刋本抄錄爲難識者苦之今醫社廣徵典籍諒必在所不遺因促盧君手錄一通郵寄上呈以供採擇至於是書內容之精義盧君稱其淸平簡當不蔓

不支可作初學之模範可作已學之指歸教授攸資決不難升堂入奧鈎玄握要此帙永稱巨擘矣闢門徑於榛蕪懸梯階於苦海盈四萬萬之衆欲具普通醫藥常識者不可不一讀此書也私衷景仰爰直陳鄙見而序焉

民國八年六月朔日江左時逸人敬識

證治叢談序

時逸人

醫之道微矣六氣之分七情之辨虛實寒熱眞假之潛伏標本緩急先後之殊途業醫道難矣而著醫書者尤難蓋醫者醫人之病也醫書者醫醫之病也諺云下醫醫人上醫醫醫良可以也嘗見有講天時論運氣衍八卦議五行之書者其失也泛又見有據病辨脈滯法泥方顧此失彼執一不通之書者其失也拘是故泛與拘其弊不同而失中則一也夫醫書本醫醫之病而設倘偏拘偏泛則自己先病矣豈能醫人哉紹興裘吉生先生醫藥界保存國粹砥柱也因有鑒於斯特輯諸家之精論與

名賢之著作編成症治叢談一書其論病也必指其源其辨症也必明其法其立方也其疏其意其指誤也必白其非其言異也必彰其理滙衆善以爲長無一人之私見通乎古貫乎今誠濟川之舟楫講中學兼西術乃度世之金針决無拘泛之偏而有精當之實確醫醫病之良書醫家得此可作指歸病家得此庶無疑誤世紀上不可少之傑作也非裘君孰能成之逸年方弱冠學識毫無閱歷既難見聞又寡蛙居井底惟知分寸之天豹踞山隅僅見一斑之美一知半解固未敢妄測高深但自喜其書之竣也遂呈鄙見而記之非敢爲序云

民國八年己未冬十月朔日江左逸人時仁盆人拜叙

附記　或問曰紹興醫藥學報社刊行書報已經十載此書近日方出從前之缺如何也余曰非缺也從前所有短篇論症治之文稿皆刊入醫藥學說欄自六十九期改良後學說欄內改刊長篇書籍所有論症治之短篇文稿卽刊入雜著欄內

今裘君慮其理之不彰也特爲檢出輯成症治叢談以繼叢書第三十一之三集醫藥學說讀症治叢談之初集如讀醫藥學說之三集也症治叢談也醫藥學說也易地皆然不過名目稍異耳何必疑哉

逸人附識

瘟痧證治要略自序

曹炳章

近來異疫奇痧之發見以去夏爲最盛或見諸日報或得於臨證統計死者日必數千人或百餘人計其起病至死期皆半日或一日至多亦不逾四五日矣竟其不治原因多由醫生不得良法病家不識看護考其病因審其病狀比較古書痧疫多相符合苟能變化古法以治今疫亦無不效如桴鼓端不致夭枉如此也炳章目擊耳聞心爲之傷爰將管見所得編撰斯篇名曰瘟痧證治要略自恨學識淺陋未敢畀印問世遂排登於去年八月四號至廿七號越鐸日報雜著欄以期就正有道自發佈後荷蒙本外埠諸同志紛紛囑余抽印單本或托轉抄月必數十函更且是症今

夏仍有發見爲此再理舊稿重加增訂仍分病源診斷病所病狀及種類治療看護預防爲七章列瘟痧翻搲雜疫計百三十六症以爲後之君子便覽之資稿成發刊本會醫報未完則添印增刊俾成全書以質海內諸有道以指正之於其將受梓也爲叙其增訂重刊之緣起是爲序

中華民國八年冬月四明曹炳章赤電氏自識

醫鐸題辭

餘姚徐友丞

前讀本報見張君汝偉欲將自著醫鐸刊行於世並徵序文題辭今鄙人不揣謭陋爰綴數言以贈之

吾愛海虞張汝偉精研方術與脈理筆端瞬息千萬言更見名山出奇士醫藥不問中與西但求實效無虛擬既能活國又活人學探桐君並葛氏相業自來未足誇良方古今有可紀今將著述新發刊鐸聲警醒醫林起

症治精辨

醫藥學報社同人撰
同社吉生裘慶元輯

時疫霍亂寒熱辨(附簡明療法)　曹炳章

今歲己未太陰濕土司天陽明燥金在泉天令春寒夏涼淫雨連天秋後忽寒忽熱以致濕遏熱伏苟是時天氣正熱則出從熱化而爲暑溼伏暑今因天令應熱反寒則內伏之熱欲化從外出而不得更加客寒外束兩邪交訌其病乃發輕則發爲暑溫如心胸發熱手足木冷泛泛欲吐脉沉數舌邊尖紅中白滑重則卒然清濁混淆腸胃乃亂而爲霍亂氣道立時閉塞血絡因而瘀滯甚則肢冷脉伏目陷音嘶汗淋色瘀立現陽微欲脫之險象非氣血卒然枯槁實氣不流行血肉凝阻而死故初起

亟宜開閉通竅俾氣通血活邪得外泄則正自復昧者不知邪閉血凝熱深厥深之理見其肢冷脉伏即以爲寒又疑爲脫然據現狀治驗詳細辨之而熱症十居七八寒症十僅二三苟能認症的確用藥精當治不失時食守禁忌本無死症無如近世醫家多不明寒熱眞假動手桂附回陽薑萸止嘔任意亂投因此傷生者比比皆是一時好行其德者復以十滴水㗎囉嚏之類博施濟衆而不識其藥性之偏於熱苟用於眞寒者果能回生若誤用於熱症卒至不救死者之冤無從呼籲嗚呼此所謂好仁不好學者其開功與過相去爲何如哉炳章有見於斯茲就時疫霍亂之屬寒屬熱從臨證之實驗分條辨析如下俾醫家審證用藥病家知所從違皆有標準庶幾藥不亂投命不夭枉耳

(一)舌苔　凡舌苔白燥黃燥或舌中雖白膩邊尖紅赤者甚則乾黑而糙皆爲熱症若舌苔白滑而潤或灰黑而滑或灰黃兼白滑皆爲寒爲濕

（二）唇口　凡唇紅及唇乾燥者爲熱唇白及唇潤澤者爲寒口燥渴喜多飲甚有急求涼水及口氣熱者皆爲熱口雖燥而不喜多飲及口氣冷者皆爲寒

（三）眼目　若目眶陷而目皆反赤者爲熱目眶黑陷目皆不赤者爲寒

（四）肢體　凡肢體冷而欲揭去衣被者爲熱若肢體冷而自引衣被蓋覆者爲寒

（五）胸脘　凡心煩脘悶者爲熱心煩脘不悶者爲寒

（六）嘔吐　凡嘔酸濁食物苦水者爲濕爲食爲熱若嘔清白水者爲寒

（七）腹痛　凡腹痛乍緊乍緩者爲熱腹痛綿綿不輟者爲寒

（八）轉筋　凡轉筋攣而痛者爲熱若轉筋止收引者爲寒

（九）下利　凡肛熱如火瀉下臭穢如黃水者爲熱若肛門不熱下利澄澈如水者爲寒

（十）小便　凡小便短赤甚則涓滴不通者爲熱小便清淡而長者爲寒

試觀現行之霍亂其舌多紅或苔黃燥皆口渴引飲肛門熱吐利皆臭穢小便多不通種種病狀多是內眞熱而外假寒雖有肢冷脈伏似寒象卽所謂熱深厥亦深是也至於肢冷脈伏手足抽搐或痲木嘔吐呃逆音嘶自汗等狀寒症熱症俱有最易混惑苟能細心推究自易鑑別姚梓欽云霍亂脈沉緊爲寒沉數爲熱至於寒極時細澀熱伏亦細澀寒症細澀多因汗吐下而致脫熱症細澀或得汗吐下而稍通非合病狀體質一一參考鮮有不誤者也

又有乾霍亂亦有寒熱之別如初起不吐不瀉胸腹絞痛手足抽搐或手指痲木或悶閉無汗或汗出淋漓甚則肢冷脈伏辨症當以驗舌察現症爲主若舌苔灰黑或白滑皆爲寒乾黑而起絳刺者爲熱小便赤熱而澀爲熱小便淸冷自遺爲寒拒溫按爲熱喜溫按爲寒張禾芬云乾霍亂乃觸冒毒穢經隧血瘀但有熱瘀寒瘀之分必須先用刮法刮後其所現紅紫青黑之色便可認定寒熱輕重惟太乙紫金丹腹

痛時研服一顆則絞痛卽瘥或再用食鹽一錢放刀上火炙透化水服若得吐下氣通自愈切勿先服生薑十滴水等熱藥苟誤服之必死無疑

霍亂證狀既有寒熱之分治法亦當分別治寒症當以溫經回陽治熱症當以苦降堅陰此內服法也若熱霍亂初起心中不暢不吐不瀉必須引吐引瀉使其熱毒一出中脘卽鬆中脘鬆則四肢必溫如外治則取嚏以開其肺氣吐則開其胃氣下則開其脾氣挑刮開其皮毛經絡之氣痧藥開其臟腑之氣總取其通以泄其熱氣惟熨搨摩擦之外治各法無論寒熱尚可通用如熱霍亂轉筋者用燒酒四兩加樟腦五錢令人用力摩擦其轉戾堅硬之處擦一時許導引其伏熱達四肢而筋結始軟再以鹽滷浸之以杜熱邪復熾始不致轉戾矣　又法熱霍亂四肢厥冷者用吳茱萸一兩研細末和鹽滷調塗兩手足心以導引內熱達四肢　或以吳茱萸食鹽各數兩炒熱布包熨搨臍下亦妙　或用生薑二兩葱頭二兩生蘿蔔四兩同搗爛如

泥炒熱用布包紮熨運肚腹如冷再炒再運俟手足轉溫爲度以上外治各法寒症亦可通用　治寒霍亂內服以霍亂定中酒爲最效肢冷轉筋以樟腦精酒摩擦至手足溫爲度如厥冷已久胃氣漸敗再用急救雷公散一二分納入肚臍內用生薑一片蓋藥上再用艾火灸之一面接服溫經通陽之劑以助元氣（定中酒樟腦精酒雷公散紹城大街和濟藥局有購）

霍亂普通方　治霍亂舌白胸中泛泛周身不暢欲吐不吐欲瀉不瀉乘其尙未吐瀉卽服此方使重者轉輕輕者卽愈

鮮藿香　錢半　新會皮　錢半　赤茯苓　錢半

半夏　錢半（竹瀝製）白蔻末　七分（冲）　淡竹茹　二錢

廣鬱金　二錢　滑石　三錢鮮荷葉包

用陰陽水煎微冷服

霍亂初起方　治霍亂初起舌白上吐下瀉脘悶腹痛寒熱口不渴者卽服此方

杜藿香　錢半　製川樸　錢半　製半夏　二錢

飛滑石　三錢用荷葉包煎　白蔻仁　八分（冲）　川　連　六分（薑炒）

炒黃芩　二錢　淡豆豉　錢半　紫金片　五分（研冲）

陰陽水煎服

熱霍亂初起方　治熱霍亂舌灰膩或舌中薄白邊尖紅嘔吐酸腐心胸燠熱小便短赤肛門熱下利黃臭糞水口渴引飲脈沉數或弦數者此方主之

淡豆豉　二錢　焦山梔　三錢　炒黃芩　二錢

葛　根　錢半　竹　茹　二錢（薑炒）　杜藿香　錢半

飛滑石　三錢（荷葉包）扁豆衣　錢半

右加飛龍奪命丹一分分冲服另用左金丸一錢五分服藥後陰陽水送下

寒霍亂初起方　治寒霍亂嘔吐清水瀉下亦清水自汗肢冷喜飲熱湯脈細舌白者即用此方

吳茱萸　六分　川　連　八分(拌炒)　川桂枝　錢半

淡乾薑　八分　浙茯苓　三錢　焦白朮　二錢

炒白芍　三錢　新會皮　一錢

右加霍亂定中酒一瓶(三分)冲入陰陽水煎冷服

上列四方爲時疫霍亂初起時不及請醫診治可將各方對症選服不拘寒熱霍亂見有吐瀉者藥湯皆宜冷服若轉筋者加鮮勒人籐一兩宣木瓜一錢五分同煎服更佳

痧疹瘋痦喉及治法論　楊燧熙

由春至今鄙人所診斷痧症瘋症檢日記簿中比他症恒多不但幼孩成人亦有之

每兼咽喉紅腫者較重夾咽白者爲尤重推原其故病機十九條而火居其五熱居其四可見諸病火熱爲多蓋風寒暑濕皆能化火天地萬物皆賴此火爲生發之本若無此火則天地幾乎息矣莊子謂火傳不知其盡而釋氏相宗亦以煖與識並舉也但平則爲恩亢則爲害生殺之機互相倚伏人事百物皆然故火能生人而亦能殺人也現輪軌之交通電光之燦爛食品之霉煤烟酒之慣性人事之倥偬名利之競爭眞元之內守在古人之下火與熱居其四五之數在古人之上也且道途中之穢濁氣住室中之不潔空氣微生物之飛揚黴菌之傳播水料之不潔洋碱之常嘗（市井之麵食概以洋碱奸商爭用洋碱性劣價廉用量少口碱性優價昂用量多致易罹喉痧之一大原因也燧於上海神州醫報二十外期中登有易罹喉症說略詳原因茲不再贅）夫體質熱者陰每失守感則卽病風陽由口鼻吸入痰火鬱於胸中則頭疼發熱頸腫生核氣急痰嘶腑氣不通小溲赤少遍身紅點咽關紅腫或

白腐頰車拘急納飲爲艱甚則胸高肢冷音嗄神迷呃忒脈數大或細小或弦滑苔黄厚有硃點或白有孔外或壯熱或不熱入裡神糊滿腹拒按已形內傳夫一陰一陽結爲之喉痺一陰者手少陰君火心之脈也一陽者手少陽相火三焦之脈也二經之脈並於喉絡於咽咽喉者一身之總要百節之關頭喉之於人蓋其重矣胡可令其受病哉顧病之由起於不遵衛生者也故氣熱則內結結甚則腫脹脹甚則痺痺甚則不通而死矣良由氣不轉化痰得內居邪勢由上至中及下由表逆傳陰無涵養之權陽有升騰之勢邪乘虛襲虛不制邪此壯火食氣亢則害也擬留得一分陰氣便有一線生機經以風淫於內治以辛涼佐以苦甘再以辛散熱淫於內治以鹹寒（倘咽淡白不紅苔脈反此當另求他法）故大要曰謹守病機各司其屬有者求之無者求之盛者責之虛者責之熱者寒之寒者熱之客者除之疏其氣血令其調達方雖未出法已顯然俾肺展氣行邪化痰消痧瘮透而腫痛蠲矣甚則伏熱

深者繼見瘋瘖或並見是邪由外入仍由外出誠於中者而形於外也然必瘋紅瘖亮有光澤者方爲佳兆否則難有和平之望斯症原因甚夥殊形異類治法多端不拘乎此見證似同寒熱各異稍或孟浪生死立判千里毫厘可不詳爲辨哉甲曰可由運氣推之乙曰以謂不可盡信不可不信何也天之氣候不齊地之南北各別人之體質有殊或可以之備參云耳更有先寒而後化熱先熱而後轉寒或寒熱複雜者或下寒上熱伏熱溫邪熱入營分不在此例總宜刻刻留心處處着意審之以詳愼應之以活潑鄙陋臆見未識當否務乞同志共爲研究正其謬訛補其闕略以臻完善使於危急之際有所遵循則鄙人幸甚病者幸甚

時症研究談

皖巢湯雨霖

嗚呼噫嘻吾悲夫疫毒之中人何其速也大則數邑同時而起小則一鎭一村延門闔戶病症相似或一方而此沒彼起一處驚傳千門競惕遭斯慘者眞有全家喪盡

哭哀之聲達於途聞者莫不爲之痛心敝邑自六月中旬即發生時疫傳染甚速至今兩月來疫症尚未平復西醫某君至敝邑設防疫所凡罹此症者至該所診治十居八九獲其效者百無一二專施一種藥水打以嗎啡針別無他法使一時之效驗逾一二句鐘則病復如故竊笑吾邑之一般愚民喜新厭故揚西抑中爲該西醫之極力提倡皆係伊某之至戚據外方面傳云開辦月餘以來未見成效今至中醫處診治者亦屬多數目下該局亦冷落矣惟疫症仍然敝醫會特於上月初一日開會研究時疫方法並佈告病狀特錄於下尙祈海內諸道長公同而研究之

敝邑現今時疫流行傳染甚速投藥稍遲每多無救鄙人等忝居醫界目覩心傷是以招集同人研究方法以冀挽回天命急救同胞是症現狀吐瀉交作冷汗四肢厥逆心中煩躁口渴溺赤神昏目吊四肢痲木係暑濕互蘊滯其升降之機清濁相干而成霍亂之症間有轉筋抽搐者乃肝陰素虧熱燥筋急也考五運六氣歲至己未

太陰濕土司天太陽寒水在泉自大暑至秋分又係濕土主政濕淫於內而從熱化常有陰逆陽伏火極似水之象而口渴溺赤便臭是暑熱內伏之眞諦不可掩也從此分界寒熱立判矣但街衢所貼託名天師救疫方用半夏蒼朮麻黃陳皮黨參等皆係香燥表散太甚恐致大汗亡陽愼勿妄服

公同研究時疫方法列後

廣藿香　錢半　宣木瓜　二錢　淡豆豉　錢半
粉甘草　一錢　金銀花　二錢　雲茯苓　三錢
佩蘭葉　二錢　扁豆衣　三錢　全當歸　錢半
黑料豆　二錢　貫仲　二錢　黃土　一團

初得此症時先服飛龍奪命丹行軍散八寶紅靈丹擇其一二而服之如神識昏迷加石菖蒲汁一匙痰響喉間加羅蔔汁一匙須扶起灌之切切不可放倒

本會並備製丸散隨時奉贈

預防時疫方

銀花 二錢　粉草 二錢　赤小豆 二錢

杭菊 二錢　桑葉 五片　藿香葉 錢半

蘆根 三錢（活水煮）右方以水煎服

預防時疫法

貫仲 一個　赤小豆 四兩　雄精 三兩

錦紋軍 三錢

右藥以夏布袋裝之置於水缸中三五日一換可以防疫

以上係吾紹巢一隅之地而發生時疫症但吾巢地土高燥敝會所研究之法不過如上所述他處之時疫同與不同不得而知也

節録周徵之先生瘟疫脈沉説

俞鑒泉

近日時疫之病有所謂喉痧者初起脈俱沉細三部以兩尺爲甚兩尺又以左手爲甚其初至數尚清應指有力一二日後漸見躁疾糢糊伏匿按之即散舊謂瘟病邪從中道起於陽明其脈右大於左竊謂此乃熱濁毒氣薰蒸肺胃脈形必是緩長洪大渾渾不清氣濁而中焦濕熱也近時病情乃邪伏少陰或冬暖不寒陽氣不潛陰精消散或膏粱無節脾胃濕熱下流克傷腎水或房室無度陰精下奪至春陽氣欲升陰精不能載陽上達故虛陽之已升者中道而止於咽喉不能達於大表其毒氣未全升者下陷於腎中薰灼燔蒸陰盡而死所謂逆冬氣則少陰不藏腎氣獨沉也治法當擬用猪膚湯麻辛附子湯二方並用減麻黄附子改用生者并重加黨參以達其毒毒散陰可存矣世每泥於喉症發於肺胃之成法用苦寒清降以清肺胃故熱毒愈無由達也張石頑曰傷寒以尺寸俱沉爲少陰少陰一經死症最多爲其邪

氣深入正氣無由自振也若夫春夏溫病熱病而見沉小微弱短澀者此伏熱之毒滯於少陰不能撑出陽分所以身大熱是不熱者皆不可救也惟沉而實見陽明腑實症者急以承氣下之不可拘於陽症陰脈例也凡時行疫癘而見沉脈均爲毒邪內陷設無下症萬無生理此論可謂詳矣至謂脈沉無下症必死者爲其不可下也下之亦必死然則於萬死之中而求其一生宜何道之從曰不從下奪而從上提重填其陰以舉其陽庶有幾乎何者此人金水幷虛木火幷實實者散之虛者滋之金復則自上而挈之水復則自下而托之如此而不生可告無罪矣下略

上說見建德周澂之先生讀醫隨筆中其標題爲冬傷於寒春必病溫冬不藏精春必病溫冬不按蹻春不病溫義不同說其論瘟疫脈沉一則與有關係其全書能由暢經旨透達病情鄙人愛閱其書故連錄及之

霍亂病　天津敬愼醫室丁子良稿

(定名)中醫稱之爲霍亂病俗名攪腸痧日本醫名之曰虎列拉

(原因)中醫說由於暑熱濕穢食積等壅滯於腸胃間再加以過食生瓜凉果或霉爛腐壞之食物或夜間露宿或納凉太過以致凉熱相激清濁混淆揮霍撩亂故名之曰霍亂此病多發於夏秋間病起於腸胃侵入血脈多由於飲食起居不慎所致日本醫說由於虎列拉菌之傳染

(病象)初起心中慌亂或胸膈閉悶或四肢痲軟旋卽上吐下瀉瀉下多淸水腹中微痛或劇痛兩腿肚轉筋面現靑灰色目眶陷失神音啞腮陷肉脫舌苔薄黃而凉潤唇紫凉周身凉有汗四肢尤凉小便不多或不利口大渴引飲脈沉伏不見或濡數

(治法)救急莫妙於刮法用光潤之老銅錢蘸香油刮病人之前胸後背由上而下再刮兩肘灣兩腿灣或用燒酒拍肘灣腿灣皆以見大紫泡爲度或請針師刺其少

商穴三里穴等處

（服藥）平日預購備急臨時庶無貽誤今將確效藥列下中國各大藥舖皆有痧藥八寶紅靈丹御製避瘟丹周氏回生丹純陽正氣丸萬應時症丸諸葛行軍散白礬陰陽水（以上必效）太乙紫金錠萬應如意油窮鄉僻壤藥物不齊能得上列一二藥卽可救治

（預防）居處宜乾凈身體與衣服器具等宜常洗勿露宿夜睡時微開窗牖透風自胸腹至足宜蓋被勿食生瓜冷果油腥厚味勿食腐壞不新鮮之物品食勿求飽勿在炎日下工作宜早睡早起

（預防之藥）六一散加料藿香正氣丸金衣去暑丸六合定中丸此數者皆爲預防之藥

霍亂病治驗之討論

前　人

對於此病之預防與備急前已言之茲再將治驗一則紀下以與我同道諸公共相討論

口姓婦南省人年三十餘歲住某界患病延予往見病人仰臥於床而現青灰而暗之色(面培)目眶陷目半閉睛失神不語舌苔薄黃涼潤周身涼汗四肢尤涼腹痛拒按口大渴能飲水脈沉伏不見而兩肘灣兩腿灣皆有用燒酒拍後之大紫泡據其夫云早間發見此病時面色較此時尤難看上吐下瀉所瀉皆清水腹痛轉筋當即用燒酒拍其肘灣腿灣拍出紫泡後其吐瀉始漸止而神氣始稍定余遂令其服痧藥十五粒八寶紅靈丹半瓶用涼開水送下另以紅靈丹吹鼻內又爲之立一湯藥方囑其兩點鐘以後服之

(服藥方)

鮮蘆根　一兩五錢　銀花　八錢　天花粉　四錢

連翹　四錢　滑石　三錢　鮮廣藿香葉一錢

廣皮　一錢　知母　四錢　甘草　一錢五分

厚朴　一錢五分　木瓜　三錢　竹茹　三錢

薑川連　一錢五分　枳實　一錢五分

水煎服（病輕者減半服之惟須由醫家主方病家勿擅自主張）

次日往診見其色轉紅目睛微見紅絲舌紅苔黃而乾口大渴飲涼開水並欲食冰（未允其請僅令其飲涼開水並囑其速熬鮮荷葉鮮蘆根六一散水涼飲之）身已轉熱厥逆回脈洪大實數據其家中報告云昨服藥後吐瀉全止身漸溫今早得燥恭一次神已清遂照前方加減即銀翹合竹葉石膏湯也至第三日又改一方遂完全治愈

（討論）此症初起若誤認爲少陰陰邪而用四逆湯（乾薑附子炙草等）恐謬以千

里矣因其口大渴而引飲故知其宜清不宜溫也若投以五苓散亦不對症蓋此渴乃吐後胃津大傷引水自救之渴故隨飲隨消非停飲之渴也下利清水本有以大承氣急下之條文但霍亂究屬疫類其毒凝結於中焦清濁相干故致上吐而下利中焦氣亂故周身血脈因此暫時澀痺故脈沉伏不見也此卽世補齋所謂之內閉非內陷亦非外脫也治法之妙訣惟（芳香排穢活血解毒）八個字已盡之所以先用痧藥紅靈丹御製避瘟丹等芳香以開之外用拍刮助其血脈之流通淸涼之藥於兩點鐘以後服之計其結開之時必氣通而化燥也若驟以承氣下之則眞內陷矣

若結開之後口不渴而仍下利腹痛是其秉賦陽微仍當從四逆法先服周氏回生丹或純陽正氣丸繼進四逆理中輩但須細察其症據確爲脈沉細口不渴小便白始可溫之也若口渴能飲脈洪有力目睛微紅心煩不安仍當從淸法惟前後緩急

之序不可顚倒耳鄙意如此不敢自信爲是謹請教於同道諸公共同討論以救民命而爲防疫之一助云

左右偏枯辨

六合姜啓忠

書曰左屬肝右屬肺肝主血肺主氣而丹溪云血虛者左手足不仁氣虛者右手足不仁由是言之則左手足必無氣右手足必無血不知氣爲衛血爲營氣爲血帥血隨氣配營衛之氣周流一身循環無端經曰左右者陰陽之道路也夫左右既爲陰陽往返之道路亦何嘗偏執者不過肝膽居左以左用事肺脾居右以右用事如肝血傷甚者病偏在左肺氣傷甚者病偏在右耳故寓意草有問曰半身不遂之症原有左右之分豈左右分屬之後遂一往不返乎答曰風痰之中人各隨所造初無定體病成之後亦非一往不返也經云風從皮毛而入次傳肌肉次傳筋脈次傳骨髓是始入於右之肺胃者繼傳於左之肝腎矣善治者知病之次第而入亦當次第引

之而出此偏枯之所以愈也即歪斜一症從右歪左是左畔之小筋弛長右畔之大筋軟短也從左歪右者亦若是焉醫林改錯云半身不遂係氣虛之故初則不疼不癢而不覺久則絡必空虛氣向一邊歸併如右半身之氣歸併於左則右半邊無氣矣無氣不能行動所以跌仆非因跌仆而始半身不遂也昔某醫治一產婦左邊冷右邊熱一身四肢盡然前後中分冷則如冰熱則如熾鼻亦如之舌色右白左黑蓋左右陰陽之道路也陰陽者水火之徵兆也敗血阻住陰陽升降道路不能旋轉陽盛處自熱陰盛處自寒所以有偏寒偏熱嘗見有吸鴉片者夏月一榻橫檠貼席半邊則無汗上半邊則汗淋漓不止此蓋下半邊着實則衛氣亦實上半邊則陽氣蒸之所以浸浸汗出此亦氣歸併於一邊之故也

男女說

六合姜啓忠

男子屬陽陽主氣女子屬陰陰主血男子氣强所重在血女子血多所重在氣固人

所共知也而厥初受胎之故何以成男何以成女此則天地造化之奇非人所能懸揣者而方書有謂受氣於左子宮成男受氣於右子宮成女者有謂精裹血成男血裹精成女者有謂經凈後一三五日受孕成男二四六日受孕成女者此皆想像之談不足取信也男子有喉結女子無之是何故耶愚謂肺開竅於喉腎脈又循喉聲音之發肺爲標而腎爲本故男子氣盛女子氣弱至於鬍鬚咸謂任脈之故男子任脈起於會陰終於承漿女子則至頸卽止不得上達於口唇所以無于思于思矣余曰鬚者陽氣之所發也男子陽物應日而一舉女子則縮而爲子宮試觀太監閹割其聲卽雌至老嘴上無毛此其明騐也惟女子乳房大於男子中國書從未言其理全體新論云乳者赤血所生婦人乳頭之管漸入漸分如樹分枝行至乳核即與血脈管相接乳汁由是化成可知女子以血爲主衝爲血海無孕時則下月事有孕時則化乳汁婦人天癸絕後其乳房卽癟婦科所以有乳懸乳縮之症男子無乳汁可

貯此乳之所以小也至於女子交骨下有羞比骨一塊一夫終身其骨上則一點黑色妓女善於人交則全骨皆黑矣洗冤錄詳載之

論星洲去年之傷風傳染症

黃楣孫

去年之傷風症又謂之流行感冒症全地球中遭其傳染者幾占十之八九星洲一隅在赤道熱帶之下其地四時皆夏無四季之分沾傷風傳染症時在八月下旬至九月下旬而止事後推究原委則天時與地氣俱有關繫當八九月炎熱無雨而病至多至九月下旬連月大雨而病始少則風爲熱風由口鼻翕受唯肺首當其衝故兼咳嗽所以清燥救肺方法加一二種風藥以發散之便可治愈其誤用麻桂辛燥藥品者多致增劇星洲地方沾傳染症候其死亡之數較南洋各埠爲少此星洲之大概情形也再觀吾粵亦於九十月間傳染此症幾於無人不病聞皆用辛凉藥品作風熱治愈接傚處梅縣諸友函信則云係風熱時氣合屋皆病數日卽愈死者絕

少可知傳染較遠則病勢較輕不似大北叻檳榔嶼吉隆阿齊諸地有得病一二日即死者也據西報謂此症係由西班牙傳染而來歐洲最甚幸不久即息照月數推算死亡之數慘於歐戰其蔓延之廣遠實爲地球中所罕見之傳染症也吾嘗考傳染之症除肺癆痰嗽不分寒熱外其餘諸病屬熱者多屬寒者少因寒性收歛故傳染之屬寒者居少數熱性發散故傳染之屬熱者居大多數也然同此症候何以有輕有重因地而異余以爲天時之不同地氣之不同俱有關繫其症類於時疫難保他日不再發生予之診治拘於星洲一隅我同道諸友倘有心得不妨宣布以實驗爲準勿執己見雖天時地氣之各有不同而病症治法可以互相研究則他日縱發生是症亦有得心應手之妙其利益豈淺鮮哉

論瘟溫之別

湯雨霖

貴報第七卷第四號卷末載李君春霖辨溫疫初起與傷寒略同分別詳明李君可

謂學識淵源博覽羣書者也鄙人考溫瘟二字實有分別明吳又可著瘟疫論乃天地間不正之氣必逢兵燹大旱凶年之後始有此症其邪初受由口鼻吸入伏於膜原其邪在不表不裏之間其傳變有九有但表而不裏者有表而再表者有但裏而不表者有裏而再裏者有表裏分傳者有表裏分傳而再分傳者有表勝於裏者有先表而後裏者有先裏而後表者變症兼症種種不一立達原飲以直搗病所此吳又可先生發明瘟疫證治也而吳鞠通之著溫病條辨專言濕熱穢濁之氣立法則注重於三焦其方用辛涼平劑如銀翹散等法二家之宗旨大相懸絕何李君未判溫瘟抑亦貴社將題目之溫字刊錯耶夫李君所論之溫疫亦云邪由口鼻吸入其字應從疒從溫作瘟庶免後學混淆鄙人特爲解之非云辨駁敢請質之　高明

醫之治病方藥論

慈谿林華山

夫醫理精微通乎造化若與沉重危疴臨床診脈望問聞切必審其屬何臟腑之邪

辨證明晰治之方無錯訛辨證不明則意見不定用藥嘗試能奏拯危救急之功難矣其要妙在藥性氣味配合制度以成方不外陰陽生化之理葢藥性又四寒爲陰熱爲陽溫爲少陽凉爲少陰夫人禀陰陽之氣而生氣有偏駁則病藥得陰陽之偏是故以偏治偏必應於手而後病愈藥之氣爲陽味爲陰故內經辛甘發散爲陽酸苦涌泄爲陰陽者動而升浮所爲本乎天者親上陰者寒凉沉降所爲本乎地者親下也升浮之力有厚薄則入於人身淺深之不同故有入三陰三陽之分沉降之力有輕重或入於腑或襲於臟之不一是故升浮而兼溫熱發表力猛而發泄此麻黄湯所以能治陰寒外閉也沉降而兼寒凉走裡迅速而通利承氣湯所以能破邪熱內結也麻黄湯專用其氣取性溫熱以治寒承氣湯專用其味取性寒凉以治熱若非陰寒外閉有非陽熱內結邪氣淆混陰陽否隔而爲中滿者乾薑生薑溫熱而升浮通其清陽黄芩黄連寒凉而沉降者破其濁陰陰陽通和邪袪正安此瀉心湯所

以能治痞滿也但生薑乾薑則味厚非同麻桂之味薄輕揚故雖升浮不甚走表又以芩連沉降之力制之遂爲表之裡藥也蓋芩連氣味清不及大黃味厚質重故雖沉降不甚迅利又以二薑升浮之力行之遂爲表之裡藥也表之裡裡之表正令於中矣邪不在表又不在裡則不當表裡之法惟轉其陰陽樞紐邪客少陽半表半裡之機人身之氣由肝膽而升從肺胃而降邪襲少陽則升降不利柴胡味薄氣清舒肝膽之鬱黄芩凉而解熱半夏和胃此三味通調陰陽以利升降之氣也人參甘草之固中薑棗調和營衛上下之氣兼調達爲少陽和解之主方觀仲聖用藥如孫武之用兵品物不多而制法之妙不可知各方變化略可管窺一斑夫五行陰陽之理微妙難言而變化無窮藥性氣味雖同而又厚薄不同則功力各異病因證狀之相同人之禀質强弱不同而治法迥殊諦審病之陰陽虛實權衡藥性氣味之輕重厚薄配合制度以成方而後始能效是故善用仲聖之法者必神明其理因後人方書

某病用某方某疾用某藥不察人之體質吾恐爲誤後學者矣不知海內名賢以爲然否

傷寒名解

束子嘉

傷寒二字內經本爲傷人身之寒而稱猶之傷陰傷氣傷脾傷心傷志同義陰陽應象大論曰冬傷於寒春必病溫良以冬時人身之寒雖少有所傷尙賴其時最寒之空氣影响以扶助之身中之熱縱稍勝猶有限制而不得太過故不能卽爲溫病待至春回陽轉天氣由寒日就溫暖不能扶助其人身被傷之寒氣反益人身偏勝之熱氣所以必爲溫病也正爲熱勝之體耐秋冬不耐春夏相符又爲冬不藏精春必病溫暗合熱論曰今夫熱病者皆傷寒之類也蓋熱病者身熱太過之病也致身熱太過之因本屬無窮要皆總由身寒有傷而然身寒無傷身熱雖有時太過實不能久着爲害確如物體潮濕火不能燃燒同理又熱論曰人之傷於寒也則爲病熱人

身寒熱二氣對立若權衡之平絲毫不容增減人之傷於寒者減於寒也一端減於寒必一端增於熱則爲病熱不能逃矣素問既將傷寒病論於熱論篇又一則曰熱病皆傷寒之類再則曰傷於寒則爲病熱且詳明三陰三陽兩感六經之病狀又悉屬大熱之症雖有寒象亦究爲反應而成觀此則葉薛吳王輩所云之溫熱症不幾與內經所稱傷寒之狀多大同乎不特此也更審岐伯所論傷寒病之經過轉歸與夫遺熱忌食禁肉防復之處又實同今之傳染疫病如猩紅熱實扶的里發疹窒扶斯天花百篤斯等之道理大概亦髣髴內經言傷寒食肉則復多食則遺余每見急性傳染病多食而遺食肉而復可知內經論傷寒本非僅爲一種受寒病立說誠包舉各熱性病略論傳染病之眞原爲衆病原微生物雖昔聖未曾言及然衆病原微生物均稟熱性其致人病不過以熱性助人身之熱而傷人身之寒惹起萬端怪現狀總不出乎熱作祟此諸疫何嘗踰傷寒名之大義哉中醫以秈米炒黄水煑作諸

熱病者之食蓋米穀經炒發育性退而燃料大減溫熱病最忌富於發育燃料之物以其增微生物之生長而益火勢耳欲食者用粳米粥少與法之至善者也乃丁仲祜之傳染病客座談話書中有云腸窒扶斯病若不飲牛乳牛肉汁等必餓斃無疑豈恐病原微生物乏人身之食料不能全活而供培養基乎夫牛乳牛肉汁爲强壯劑屬於動物精血脂肪質較植物穀類之發育素燃燒料最爲充富其性溫熱高於米麥何止十倍腸窒扶斯發疹窒扶斯邪未盡相宜此牛乳牛肉汁我不能已於言也仲祜先生余最服膺唯此等處不敢阿其所好遺害蒼生又熱論曰凡病傷寒而成溫者先夏至爲病溫後夏至爲病暑此言病傷人身之寒而成體溫有餘疾者在夏至以先爲病溫在夏至以後爲病暑誠以傷寒病之理雖一因春夏天人主氣有差病性不無相異所當辨也難經曰傷寒有五有中風有傷寒有濕溫有熱病有溫病此明明指中風濕溫熱病溫病俱名稱傷寒豈非人身之寒無傷即不能成中風

濕溫熱病溫病者歟徵事實中風濕溫熱病溫病實皆有傷人身寒氣之理不爽昔人謂六氣之極皆從火化此則有諸中風傷寒濕溫熱病溫病之人無有不發熱之一證西醫云傳染病之證候唯發熱爲主要凡發熱症終歸俱能傷陰液仲景治傷寒法以存陰津爲第一要着凡看溫熱時疫概以達到熱清脈靜身寒冷算病愈期此傷寒與熱病之經過正合一轍其非絕對的可想夫人身六經所有之六氣其制化相平人卽安和其制化不平人立病起本自然之勢也假使寒多化制熱太過則傷熱而爲陽虛諸寒冷之病設令熱多化制寒太過則傷寒而爲陽虛諸溫熱之病此用傷寒名之理不昭然若揭乎又太陽之上寒氣治之中見少陰少陰之上熱氣治之中見太陽傷寒者太陽之寒氣被傷不能治中見之少陰熱氣少陰之熱氣遂亢進而爲熱病也若問太陽之寒氣因何被傷則詳細之因甚繁非是篇能舉當另述也按人身之有熱氣淺識者類能知之人身之有寒氣飽學者亦不深信內經曰

陽虛生外寒陰盛生內寒又曰人身非衣寒也中非有寒氣也寒從中生者何陽氣少陰氣多故身寒如從水中出此人身之寒氣因陽虛陰盛而生若陽不虛陰不盛之人身卽無生寒氣之理然細考生理之實在雖陰陽至平之身亦未嘗不時時生寒氣以備全體之大用內經謂太陽本氣爲寒以太陽經之部位體質本天然能化生寒氣太陽經部位在至高至外至末一層其處較週身各區之熱度最低氣候所以爲寒因各部氣血至此其熱最易散失又易攝體外虛實物冷之作用膀胱爲太陽本腑因溲之頻泄而熱亦易出血氣至該處未有不熱退而生寒者王冰曰寒之不寒責其無水是人身有水精卽能生寒然寒本無形借物爲形物中熱少卽覺其寒熱少之寒血液源流自太陽經演成無刻不循環絡繹至遍身以吸熱度而向外傳倘太陽部分少熱較寒之血液不經某一臟器通過某一臟器必有燃爛之災矣是故太陽化生之寒氣常出而分布諸經以冲和諸經之熱使不偏熾設諸經失太

陽分布之寒氣卽爲諸經之傷寒而發諸經之熱病理勢必然也是則太陽化生寒氣血在生理上實不可須臾離也綜以上詳之可知傷寒二字爲傷人身之寒而名人身之寒被傷勢必成各種熱病各種熱病之人其身之寒必有所傷是傷寒卽諸熱病之統名諸熱病皆傷寒之分類內難仲景俱指熱病而名傷寒詎非先聖後聖其揆一乎奈何後世相傳僉謂內難仲景所稱之傷寒是指受寒病而論乃以傷寒書專認作寒邪傷人之病的理法枉仲景全無治溫熱時疫之正方不思內經稱傷寒名盡屬溫熱症仲景療傷寒方正多爲治溫熱劑乃不明如斯大關各著溫熱病書欲脫傷寒藍本雖據證立法補前所未備者不少而拘言傷寒爲陰邪是傷人身之陽其法絕對不可施於溫熱時疫更執溫熱之邪從口鼻入起手太陰由上至下不當分六經必從三焦定論擬溫熱疫邪之動因僅在混茫六氣外感一節物類人事人情爲溫熱疫癘之誘因漫不講究使人廢大匠繩墨習鄉原僞學迷離傷寒之

道確即是蒙蔽溫熱疫癘之理致晚近以來醫風明進暗退少人覺察可嘆也矣原其救世苦心固宜敬佩而有礙仁術之處不得已亦應表出非毀高賢也夫仲景傷寒論有發黃譫語戰汗直視狂亂陰陽易等症若專云收寒病變化而成今歷驗受寒者萬無一個變到如此惡候明吳又可謂經驗惟瘟疫方有此種危症仲景自序云余宗族素多向餘二百建安紀年以來年未十稔死亡三分有二傷寒十居其七今細察受寒病斃者甚寡豈仲景時之受寒病特別耶其稱傷寒非一定爲受寒病必矣況通篇無邪由毛竅入與因而受寒成病之明文吳又可言眞傷寒世所絕少溫疫多於傷寒百倍其實未參透凡溫熱時疫等熱性病往古咸稱傷寒之名上古文辭要而簡不必繁而細立病之名多屬廣義該括的唯詳於辨證但欲人從證上細辨而無差自用藥得宜無混治之失本不在區區病名上定立方劑試審金匱治雜病之方大半由傷寒中來則知傷寒之法對症則百病咸宜非獨宜於療傷寒也

此聖人之所以爲大也今治溫熱瘴疫仲景之法未到不合者固多當知古聖務其大者繁者不能盡信而書方土人體形物滄桑屢有變更擴充通達端在後人因時制宜非是大經大緯不可移易也總之傷寒名爲現象的深理的耦正的廣義的斷不可渾作單因的無意的偏狹的顚倒的而讀誤傷者損失缺少惹礙之謂受寒病名傷寒倒稱也甚不相當名傷寒順呼也方屬合宜人身之寒被傷名傷寒正稱也理所應然名寒傷逆號也焉通人情受刀傷者不可謂傷刀受寒傷者安可云傷寒乎人身之皮被刀傷不可稱皮傷刀人身之寒被邪作傷偏傷奚可名寒傷邪哉此名之不可混稱誤解若斯乃儒家酒醉亦云傷酒何獨醫門於名有反讀倒講之謬哉且源濁流渾冬傷於寒之名義不清並春傷於風夏傷於暑秋傷於濕之名理亦晦春傷人身之風臨土濕正旺之天風不能勝濕濕勝則濡瀉徵哉天感人應之道舍五運陰陽六氣胡能索其隱乎嗚呼一錯百錯茲不能盡餘義矣今彭君特命斯

題安非大有嘅於懷乎誠令我不勝感仰也狂妄之言千祈指正幸甚幸甚

傷寒名解

周伯華

經云熱病者皆傷寒之類誠以傷寒爲六氣外感之總名因寒邪傷太陽寒水之經自是正病嗣後運會變遷熱病轉多後賢因傷寒宜表宜辛溫而溫邪忌汗宜辛凉因之遞嬗推演厘訂專書畫然分治抑若溫病不涉傷寒範圍者陸九芝引難經傷寒有五再三辨明可謂仲景功臣所謂中風也傷寒也濕溫也熱病也溫病也皆六淫之外感也言傷寒者統名也分五證者傷寒之分證也且治溫熱之方不脫傷寒窠臼世人每見傷寒之名稱謂專治寒病而不能治溫病不亦慎乎至若各地習俗以雜病統稱傷寒指不勝屈甚而霍亂瘡瘍多所附會始作俑於戈氏傷寒補天石不足爲定名之證後學於傷寒名病宜審慎周詳羣言淆亂宜衷諸聖

右兩稿係補錄前年社友月課所徵得者

社友醫案存要

醫藥學報社同人撰
同社吉生裘慶元輯

記時行疫症

儀征舊港鎭盧育和

育濫竽醫界垂三十載從未見如今春所行時症光怪陸離不倫不類逈出乎尋常外感而其病最烈施治亦多罔效者今特誌數則以陳之

陰歷二月十一日東鄉戴姓子年八歲牧牛晚歸忽腹痛發熱神糊不語牙關緊急隨延余診脈沉伏心微煩面色怫鬱微赤余謂此乃寒疫之閉症急以針刺風池啞門頰車等穴並以臥龍丹吹鼻續書一煎方主辛溫疎達用蘇葉白芷防風豆豉葛根藿香川鬱金各二錢葱頭三個姜汁半茶匙人馬平安散一分和服不意夜半卽

殂此症告變如是之速因投方未當歟抑本不治症耶敢以質諸有道

西鄉柏姓婦約三十餘歲於十四日半夜得病次日午前促余往診病者人事不知牙關緊閉喉間痰鳴氣粗兩手微作抽狀少頃自已切其脈九候皆無身熱苔白余謂此症乃寒疫夾風痰壅閉竅隧危險已極幸四肢尙溫唇爪未呈青色當勉力圖救急用針法取合谷曲池風門等穴刺之隨以鄙製喉風奪命丹（明礬巴豆同熬枯去巴豆加細辛牙皂天虫等爲末）姜汁開水調灌頃刻忽作呻吟聲嘔出稠痰如膠鼻孔亦流黏痰扯之難斷再候其脈已漸出如絲可謂佳兆乃疏一煎方注重達汗豁痰用蘇葉防風豆豉麻黃細辛生製草烏橘紅半夏葱頭姜汁蘿蔔汁蘇合香丸書方甫畢忽聞額已有汗余問是冷汗否答以熱汗遂臨床再視之則神色大變兩手皆冷喉間痰嚮之聲寂焉無聞此竅閉未開邪氣忽陷萬無生理囑備後事果於午後而殂若論此症施治已微有轉機瞬息忽又告絕變態如風雲之速誠令人

難測矣吁可畏哉

鎮北佛堂有周姓婦於二十日送客郊行爲風所吹歸來輒頭痛如裂目睛眉稜亦痛之不已延余診視身無寒熱肢亦不痲乃擬川芎茶調法加減外以班毛樟腦爲末麵酒調敷太陽穴並給嗅鼻藥數日後復延往診頭痛如舊忽添肢痲發冷十指微顫六脈模糊余謂頭風未愈又受時疫勢甚危險即於前方加桂枝二錢製附片一錢半細辛八分佩蘭三錢葱白引加紫金錠一粒磨冲服詎意病者性素不肯服藥延至念七日竟變爲神糊呃逆而逝噫誠可慨矣

北薪洲有景姓者年十八現業舩工於念二日午後忽腹痛形寒頭疼身熱次晚延余往診已人事不知裸體仰臥倏而起倏而坐倏而立張目四顧旋又睡倒引被自覆少頃復揮去揚手舞足煩躁無片刻之寧或狂叫一聲復又不語余按其脈伏細而近數問其苦不能答視其苔純白而滑鼻煤唇灰身微熱足冷指凉手背發青遺

屎清長便泄黑水一次（據聞服過猩虎草水蓋此草係瀉藥產於敝處鄉閒田家得病多喜用之誤事不少）如此諸狀將以肢冷脈沉細而爲寒邪傳於少陰乎並無但欲寐之象且少陰例亦未有人事不清之如此者將以煩躁不得眠鼻煤唇灰而爲陽明之燥熱症乎則目睛不赤脈亦不洪大決非燥實之候將以厥冷煩躁而爲眞陽外越乎初起並未吐利現面色亦不赤且無渴欲冷飲諸狀輾轉久之亦斷爲時行寒疫之閉症蓋以今春天時極寒陽氣不伸陰陽乖戾鬱而成疫考月令孟春行秋令民病大疫正謂此也然此種疫氣乃係寒疫非比鼠疫喉疫之多屬熱疫也（辛亥年應上海醫會課藝有拙作辨鼠疫一篇刋入公報）人在氣交之中一觸其邪多由口鼻而入不循太陽經故表熱不重直中夫神經故知覺頓失裏陽爲邪所搏不能外達故心煩不安營血受其阻滯故手靑足冷脈細伏而兼數者亦鬱而不發之象余遂令壯而有力者兩三人緊抱之隨用針刺百會水溝內關湧泉勞宮

諸穴以開其閉而通其陽續以通關散吹鼻雷擊散內服疎其竅而辟其疫少頃指已轉溫手背之青亦竟退惟人事未省煩躁如常乃書一煎方用大辛大溫以發之方爲麻黃防風白芷各二錢桂枝二錢羌獨活各一錢川鬱金一錢半北細辛一錢蘇合香丸一粒去殼同煎數沸加紫金錠一粒爲末葱汁一酒盃生姜汁一茶匙和勻灌下如無他變明晨再延余診詎意從此竟不來矣越一日余過其境順訪之病勢如前未請他醫現正託巫祈神送鬼以爲消災之計嗚呼吾國文明不興迷信太重而鄉愚爲尤甚往往疾病因此遷延致斃者不少殊可悲夫

泗源溝溫姓子年五歲平素嬌養食固不節忽得病腹痛發熱痰多經某幼科進梔豉黃芩蔞皮竹茹荷梗等藥連服兩劑而口噤矣改延他醫又用銀翹芩連通草葶藶大至寶丹等病勢如舊延至念四日轉延余診察其人事頗清知覺未失獨不能語脈右伏左沉滑身有蘊熱舌苔白膩不現熱象余曰此因感受寒疫夾痰滯互遏

醫用凉劑氷伏其邪故變症如是至於大至寶專爲溫病神昏譫語而設亦與此症不合爲今之計急須辛溫達汗豁痰利竅方用麻黄八分薄荷一錢豆豉一錢半葛根一錢半賴橘紅製半夏各二錢枳殼八分萊菔子研一錢磨紫金錠一粒葱汁一湯匙姜汁半茶匙和服次日復診得汗未透身熱未減苔仍厚膩口仍不開遂以原方麻黄減半加蘇合香丸一粒入煎第三日診苔色巳宣語仍未出身熱陡凈神亦漸疲此內閉未開邪氣轉陷之候勉於前方去枳殼萊菔子加麝香三厘並告以是藥功專通發且能壯腦補神外購時疫水取十滴加開水服若再不轉機延變神昏肢冷則無救矣後易數醫皆未應效臨危添症果驗余言

今春之疫邪凡感受輕者初起大都肢麻腹痛或寒熱或嘔吐或化瘧或作抽掣經育治療幸皆獲愈惟是一種閉疫得病卽人事不知牙關緊急不語此等絕症最居多數施治十難救一未知他處現亦發生斯症否想中西諸大方家定有特別良法

以挽救之尙乞勿吝珠玉明以敎我則拜受其賜感戴靡涯矣

水臟症之治驗

盧育和

陰曆二月初有舟人文姓者自邑之泗源溝來爲兄病延余往診至則病者已假朱魚行坐待矣余觀其形年富而力强體壯而神足面部富有紅黑色一若無病者然及見其所衣絮襖於前心凸起如懷妊狀知腹部有疾細候其脈得沉弦鼓指苔色水白微厚詢知小溲甚少大便如常別無他苦惟腹中脹甚得食尤劇余綜此以參悟直斷爲大腹病令解衣視果由臍至胸高突不堪形類覆釜繃如鼓革然色不白澤肌亦不腫未可遽作水病論因問其向爲何業以捕魚對素昔飲酒否答有曾勞力否逃以客臘行舟因狂風所阻遂用力背縴由此腹日見大余得之矣乃告曰斯症原因良由平日江上取魚疊受霧露之濕性素嗜飲又聚麯糵之濕濕勝傷中健運已失再加努力負重脾氣益傷以故不能化氣散精上升於肺則氣中之水質日

積日盛悉停於油膜之間而水臌之症成矣再論病理及病狀始因虛而成實現則實而掩虛若議治法純攻則礙虛恐變爲喘滿峻補則害實反助其䐜脹勢在兩難姑與溫運分消方爲木香砂仁靑皮陳皮白蔻仁半夏川樸茯苓澤瀉葛花引用薑皮香櫞皮陳瓢令服三劑再診腹大如舊惟小便稍長病者之心甚急求早愈爲快余思王道之治本無速效不逐其水臌終難消乃以前方加椒目另與自製十棗丸一錢服之使利三診據云毫無動靜大解未行因思此丸已陳效力全失余曰此藥輕之故今日暫停煎方明曉使人再取消臌散用之當大下伊如所言服後約三小時果瀉黃黏水五六次帶有血絲四診腹竟十消其四頻納稀糜亦不甚脹氣體脈息皆未見弱象立方不須培補卽於前方去靑皮加枳朮引用薑棗服三劑第四次診又給以末藥下之仍得黏水數次中雜痰絲縷縷腹已十消七八病者不肯再服煎方商丸以代余勉從所請乃擬平胃二陳合香砂枳朮加減爲丸令每日服之由

此已漸能食飯毫不作脹不意爲日未久誤食猪肚等湯加之清明已近正節氣交換之時況天又多寒多陰冷暖不調人身臟腑之氣應之於是腹又脹大兩脇之氣不舒大解轉溏小溲亦少復易煎方用熟附片川桂枝廣皮製半夏柴胡台烏藥乾薑煨木香茯苓建澤瀉車前子生薑引囑配二劑服後諸勢均減惟腹部尙大猶有十分之二未消卽依前方稍稍變制水法爲丸令每晨空心服三四錢約半月丸已盡腹亦全消身健如常矣越一旬親詣余門酬送番餅數枚並鰣魚一尾以爲報德云

消臌散方

錦紋箱黃　錢半　大戟　八分　芫花　八分

生廣木香　一錢　甘遂　八分　牙皂　五分

右晒乾研爲細末過篩再研細加入輕粉二分和研用生薑開水調服稍加赤砂

糖亦可如病輕者先將此散分爲一半服之得利止後服

按以上水臌之患未及兩月腹大已如覆釜彼時診視殊難措手幸服此散兩次即消去十分之七八多由於芫戟等味逐水之功足見吾國天產之藥材其效力不在西藥下雖然必審其形體壯實者乃可施之若稍涉於虛又當另謀別計不可純恃此方爲治水臌之妙法而拘守不化也　育和附識

小便不通治驗　時逸人

去夏四月間本地兒科盛子敬者因大怒而後遂致小便不通自服香砂五苓散不效延他醫商之仍用行氣利水之品亦不效乃轉延城內名醫陸某陸某云此乃肝肺鬱熱非凉肝清肺不可遵法大劑灌之仍然不效反覺神形疲弱矣改延老醫汪某汪某云此乃肝失疎泄肺失運化氣機不能通暢以補中益氣湯隨服而探吐之吐後微出小便少許而不通仍然反增出乾嘔氣逆眩冒等症矣其家慌極乃延西

醫吳澤氏吳用皮條機器等件透入尿管微出小便少許而溺竅反覺疼痛不堪至病於茲已延六日病勢造極中之極腹脹欲裂呼吸急迫衝心在頃刻矣適逸自滬方返聞路人言盛某之病萬無生理路過其門首見其家舉止失措已辦後事逸與盛君本有舊交遂入而視之病者見逸尙能强作寒暄語逸勉慰之但見病狀若此爲惻然抱恫矣及診其脈審其形其室人爲逸詳說得病之原因及以前治法之訛誤逸備悉之下心機潑潑欲動頓有妙法乃慰之曰此病雖危吾能保其必愈但我之方不可令病者閱也病者曰倘能病愈已感再生之德何閱方爲逸乃自往藥肆中購生白芍四兩使其家煎濃汁一大碗令病者分二次頓服之須臾乾嘔除氣逆止眩冒平忽然溺出如泉衣被床褥盡濕用盆盛之頃刻盈盈腹脹愈呼吸安矣病者諸狀皆瘥便覺知饑連啖稀粥數碗頃如平人矣逸乃取此方視之盛君果大駭曰白芍乃酸斂之品何以利小便有如此神功纔服之藥又不覺酸何也逸曰芍藥

花開當春末夏初居百花之殿秉厥陰風木之全體得少陰君火之氣化炎上作苦故氣味苦平味勝於氣故以味爲治能收拾肝氣歸根抑其上犯之餘氣今君病起於大怒則肝氣上逆徵之於兩手脈俱沉細而顯然有弦出寸口之象更可知矣而乾嘔氣逆眩冒等症尤爲肝氣上逆之徵故逸用白芍可預操勝算也不然當敢漫用泛常不切之品以病試藥耶然由來久矣本經明有芍藥利小便之文豈非卽引肝氣歸根之意耶從來著作家漫不加察故斯理久晦也今白芍奏效雖一時權宜之深心卽千古已試之成法又何短焉白芍味酸乃後人之妄語君親嘗白芍酸味果何在乎此方初不令君見之恐君疑酸歛之品畏不敢服卽使服之亦猶預不定矣儻精神上有疑誤之作用則頓失此方完全之效果今方藥不令君見則君必疑方藥中皆峻通之品余既能言必愈君亦冀其必愈服後則上逆之氣自止故諸症先除肝氣歸根而下達於宗筋故小便通利溺出如泉此乃精神治療法也聞者嘆

服

咳嗽吐血治驗

時逸人

去冬十月間天氣甚煖至冬月初忽然驟寒有鄭某之姪女至鄉間往其姊處歸家路受重寒遂患寒熱咳嗽頭痛昏眩胸悶作嘔遍身拘急當晚服生薑紅糖湯一碗（吾儀俗例凡有傷風等症必服生薑紅糖湯）至於夜時鼻衄大作經用外治等法鼻衄雖止吐血不休每一咯痰血隨痰出痰與血不分皆作鮮紅色每咳一口咯痰一口吐血一口日輕夜重其時遍身拘急已解胸悶作嘔已除寒熱已止頭痛稍平其家則慌恐異常謂已成肺癆請張某治之張某亦謂成癆用百合固金湯加玉竹沙參五味等服後反致咳嗽較甚血更來多以前諸狀復作且增飲食不下乃轉請自命內科博士之何某治之何某亦謂成癆極詆前方用清涼之誤謂其寒膩傷中乃用四君子加肉桂補骨脂全當歸大白芍胡桃肉及夏草冬虫等藥有補土生金

培肝養勞理肺益氣導火歸元乃王道治肺癆之法勿圖旦夕之功云云藥配來尙未煎服幸有伊戚誼胡某者自遠方初到見其症察其方謂此病決非肺癆若服此等藥不止則定成肺癆矣但病勢方淺藥誤未深改絃易轍未爲晚也其家始延逸商之逸診得脈弦而緊半浮半沉兩寸之脈滑大苔色如常尖微鮮絳而此病自始至終決無點汗乃斷其爲風寒直傷榮分因服生薑紅糖湯遂動其血以致吐衄本無足怪仲景原有不發汗而致衄者用麻黃湯之明文且脈象絃緊半浮半沉兩寸滑大尤爲風寒在表之徵議用麻黃湯一劑以汗之胡某之意與逸相仿遂開原方與服麻黃二錢桂枝二錢炙草一錢杏仁一錢半服後汗出遍身諸狀頓減咳嗽亦平吐血已止頃如平人矣祇服此一劑以後竟不需藥遂全愈矣古云藥用當而通神誠不余欺也今特將本末書明登諸報簡以供海內同志研究焉

上消治驗　　時逸人

昨日有縣署科長陶某來逸診所就診逸見其色無病容切其脈無病象茍色如常問其所苦答云行動如常飲食起居如常但每至夜間惟苦咽喉燥熱煩渴引飲且喜熱飲雖飲不能解咽喉間之燥熱小溲極多今已三日矣問可以立愈否逸曰此病甚大乃內經心移寒於肺傳爲肺消肺消者飲一溲二之病也歷代諸名家從未有深論及此者故此病無治法但逸靈機自動具有活法必可效也乃以傷寒論少陰篇中之半夏湯原方與之命煎成一大碗於喉中燥熱煩渴時頻頻服之次早陶某又來復診云昨晚之藥服下喉中爽不可言今已全愈矣求善後之方法而去

陰腫治驗　　時逸人

鄰嫗何婦年逾六旬於今年秋八月間忽患陰腫疼痛異常痿頓床第終日吟呻延世醫黄錫齡診之黄云是花柳毒用花柳解毒丹治之服後反致嘔吐食減腫處痛徹連心苦楚倍增復延伊再診伊云此症必成横痃用穿山甲皂角刺乳香台烏沒

藥玄胡川楝子五靈脂歸尾赤芍木香陳皮等共十二味大劑濃煎灌之且云此症非此不治服此可以內消詎料服後便形色昏沉厭厭一息暈不知人者半日其家恐極乃延逸診之逸素知其肝鬱久抱思慮傷脾中氣下陷故成斯症又遭藥誤元氣更受傷殘乃處以參附湯連進兩劑週時後人事方覺清爽略進米穀仍處以補中益氣湯升提其氣隨用香附砂蔻殼佩蘭梗玫瑰花佛手花陳香團皮太子參全當歸金橘葉白茯苓等連進數劑遂收全功

小便不禁治驗

時逸人

墟地張氏婦產後五日瘀淋未盡便與人交合是夜遂寒熱大作頭暈昏眩少腹作脹小便不禁延醫用四物湯加發散之劑遂顯熱勢昏狂譫語煩亂苔絳口乾等症更醫謂熱入血室用小柴胡湯服後則病勢轉甚乃延逸診之脈象沉結有力時或如狂少腹硬滿拒按小溲不禁胸膈寬暢逸自思此乃傷寒蓄血下焦之症此病不

應如是因追溯其源其家因告之故逸乃憬然悟矣用桃核承氣湯一劑而安

骨槽風治驗　　時逸人

逸於去歲十一月間忽患牙關緊閉頰車穴毫無知覺有外科楊某爲逸處方用發散和血之品逸笑而受之自用當歸四逆加吳萸生薑湯遵法配製煎服頻飲之次早兩頰浮腫牙關頓開頰車穴間已有知覺復用一劑諸狀皆平時有布商李某患症與逸相仿延外科楊某爲之包醫聞已服藥至三十餘劑尚未獲效云按此理極淺明者自知無俟鄙人贅語也

大便不通治驗　　前人

今秋九月間鄉叟高二感時症病痰喘用土醫服發散消導降氣之藥而愈愈後遂大便維艱飲食難下胸膈飽悶土醫不識病原妄用承氣湯攻下便通後病勢轉增煩熱益甚小溲不行腹脹如鼓湯飲不能下咽時或嘔逆譫語唇焦乃延城內名醫

陸樵村改用紫雪承氣湯仍無效遂延逸診之舌苔黃厚而津潤如常脈象浮數而按之虛軟乃濕熱阻氣致升降失調用枳殼桔梗條芩厚朴陳皮鬱金兜鈴通草防己玄胡等一劑則溲通譫止二劑則胸開腹平大便已下復用清養胃陰之藥而愈

伏暑治驗

鎮江李春霖

張瑞甫君長子年七歲今年十月間患伏暑病嘔吐不已醫投以平胃散藿香正氣散等藥入口卽吐改延予治予診其脈息滑數視其舌苔黃薄而尖紅面色黃黯詢其症則嘔吐不止口渴欲飲飲入卽吐煩躁不安欲臥冷地手足逆冷身不熱時覺惡寒蓋暑濕蘊伏肺胃不和胃熱移肺肺不受邪以致嘔吐不已也遂宗薛生白先生之法以川連四分蘇葉三分煎湯飲之另用杏仁泥二錢括蔞皮二錢旋覆花三錢六一散三錢佩蘭梗二錢生枳殼二錢生苡仁二錢法半夏二錢枇杷葉二片以開肺氣而化暑濕次日復診嘔吐已止惟夜間煩躁不安口渴欲飲手足逆冷鼻尖

額頭亦冷捫其胸則熱灼手舌苔黃薄不燥脈息滑數小便黃此暑邪蘊伏肺胃爲患即葉天士先生所謂暑厥也遂易方用凉膈散去硝黃薄荷加川連六分六一散三錢括蔞皮三錢生苡仁三錢旋覆花三錢車前草二莖同煎第三日復診煩躁大定夜眠甚安手足轉溫面色亦轉潤澤不似前兩日之黃黯矣張君曰昨晚藥服後約二點餘鐘即解小便一次白濁黏膩如人乳鼻孔中亦流出濁涕甚多此何故也予曰暑濕出洩之象病退之機也乃以原方減輕其製接服一劑第四日復診病已大退知饑進穀遂以調養胃氣清化餘邪之品接服數日而痊

喉癰治驗　　前人

冬月二十二日張某之妻年約四旬患喉癰咽喉兩旁紅腫疼痛湯水難下惡寒發熱口乾而黏痰涎甚多舌苔薄膩脈息緩滑此風熱痰滯上結咽喉爲患也方用荆芥穗一錢五分蘇薄荷八分桔梗一錢五分粉丹皮二錢化橘絡二錢大貝母二錢

金銀花三錢括蔞皮三錢元參三錢金果欖三錢枇杷葉二片青果一枚另用淡鹽開水漱喉吹蓬來雪二十三日復診惡寒解惟喉部兩旁腫塞益甚湯水不能下咽雖口津亦不能嚥下言語不清脹痛非常蓋熱毒污血痰滯蘊伏上焦得清輕宣肺之品托出於外故喉腫益甚也遂用喉閉塞鼻藥塞其兩鼻孔用鮮土牛膝搗汁冲開水漱喉煎方用金銀花三錢粉丹皮三錢赤芍三錢細生地三錢元參三錢生連翹三錢半夏麯三錢大貝母三錢括蔞皮三錢金果欖三錢紫花地丁四錢青果二枚梨汁一酒鍾和服二十四日復診病者能對予發言曰昨經先生用末藥塞鼻後即覺香氣竄喉部復用漱喉藥漱喉吐出痰涎甚多喉部脹痛大鬆視其喉腫果消去十分之三四乃用原方囑其接服一劑仍用鮮土牛膝搗汁漱喉喉閉塞鼻藥塞鼻二十五日復診喉腫大消言語如常能食䊗飯湯碗許矣遂用原方去半夏麯加炒苡仁三錢生穀芽三錢以清化餘邪而和胃氣接服二劑遂痊

驗方

醫藥學報社同人撰

同社吉生裘慶元輯

治各種臌脹應驗秘方

俞鑒泉錄

此方係墨印方紙一頁知爲樂善之士所分送者內載明其方爲山陰沈敬齋先生所授見於友人家中因節錄其方要藏諸篋中亦未經試用竊思蘭臺軌範選錄禹餘糧丸徐氏謂許學士丹溪翁皆以此方爲治臌脹之要藥後又有徐氏註云此方兼治有形積塊又閱三家醫案葉案第三十八案中引用禹餘糧丸案語中有云暖水藏攻穢濁兼通陽剛補爲虧症內傷脹病治法閱全案爲治單腹脹者若此方之意從脾腎主治用海南子之攻瀉佐以茅朮用女貞子之凉腎佐以沉香與禹餘

糧丸之溫運成一反對乃云能治脅箕蜘蛛等脹者必別有見地蒙意謂腎陰虛脾運不健致腎熱土堅氣化不行或可合用然亦不敢臆斷思醫報爲發明醫學故錄之以備諸道長之評論如可合用亦不負當年印送者之一片熱誠耳茲將原方照錄於後

海南子片　八兩　茅朮　二兩　女貞子　八兩

杜赤小豆　四兩　黑沉香　二錢選最佳者　木通　二兩

防己　二兩

右藥除沉香各炒黃共研末再和入沉香末以薄糊水法丸每日取一兩分三次用路路通川通草煎湯飯前空腹吞服分三次藥完病愈忌魚腥油膩發物不忌鹽卽脅箕脹蜘蛛脹百難救一果能信服一料未愈再服一料無不全好

乳巖險症之經驗良方

時逸人

乳巖一病爲婦女中所患第一險惡之病也歷代名醫雖各有方論治法然皆初起可治已成難瘳且其方法用之得效者半失效者亦半而患斯病者乳中初結小核如圍棋子大不疼不癢三四年後或五六年後其形漸大則痛無解日而腫如覆杯色紫氣穢漸漸潰爛深者若巖穴凸者若泛蓮疼痛連心出血則臭其時五臟皆傷四大俱壞凡病此者百必百死其死之慘有目不忍見口不忍言者家慈年已五十餘平素性急肝旺於前年冬月間左乳中起一小核子不疼不癢飲食起居如常毫無痛苦鄙人知是乳巖險症爲之細心調治遵各前賢方論治法內服煎藥外敷丹散膏藥等類計一年有餘毫無效果乃勤求古訓靜與心謀知斯病乃經絡之病且形如小核是氣血並結爲有形之滯用藥治之宜象其形乃取香附蒲公英二味其根皆形如小核且一屬氣分一屬血分用以治之既有象形之長又有和氣血之效思之既確方欲取用適見醫學心悟乳疾門中有香附餅法喜其意與愚意相倣因

爲製而用之匝月之間刻已全愈因思如此良方何敢自秘故備書本末郵寄付刊以廣流傳未始非濟世之一助也

香附餅

香附　一兩　麝香　二分

右二味研勻以蒲公英二兩煎酒三四沸去渣以酒調藥末當餅熱敷患處

按此方每劑可分作四餅將餅作成以麝香置於餅中覆患處外以布紮之每一二日換一餅約敷一個月連用四劑自見神效此鄙人親用之故言之切云

時疫治愈經驗方　嵊城裔漁笛

今歲時疫均由霉濕穢濁二氣合成受自口鼻直入中焦初起上吐者胃不受邪也下瀉者邪移入大腸也旋至胸悶異常因邪踞中焦致無出路故也邪不得出充斥表裡三焦血脈因之不通氣機立時閉塞宜其肢冷脈伏甚至筋吊螺癟遂成危象

治宜芳香逐穢辛凉開竅邪從上焦來還使上焦去卽輕可去實意也

第一方　服後吐瀉止胸悶除口渴甚服第二方

鮮蘆根　六錢　黑山梔　二錢　紫降香　錢半

石菖蒲　二錢　北桔梗　二錢　香豆豉　二錢

廣鬱金　三錢　陳枳殼　錢半　佩蘭葉　錢半

第二方　服後諸恙愈惟胃不開倦甚服第三方

鮮蘆根　六錢　鮮菖蒲　一錢　生穀芽　二錢

鮮石斛　錢半　廣鬱金　二錢　通草　六分

第三方　服後宜再服四君子加生穀芽蓮子等味三四帖收功

北沙參　三錢　生穀芽　三錢　生玉竹　三錢

霍石斛　三錢　廣鬱金　二錢　生甘草　二錢

脚氣單方

俞鑒泉

脚氣一症客滬地者往往患之吾鄉在申染此症而死者頗多或一覺發脚氣症卽回里其輕者可由歸途中日漸而愈重者往往抵里卽死目擊可慘其次者或化咳嗆或化腫亦纏綿多日是症由濕邪中下寒濕之邪從氣化蒸變而上冲於裏治之者宜化濕疎氣古以鷄鳴散爲是症第一良藥其方義可思近時新刋周氏惜分陰軒醫案卷一中有治陳姓脚氣案方用鷄鳴散法加半夏川樸枳殼黑丑沉香川楝玄胡去桔梗方義甚佳大都患此症者陰虛氣旺之體死期甚速陰陽尙平秘者較寬症重急者黑丑玄胡等藥固爲救急之丹也吾鄉陳維德君偶爾談及云伊往年經營滬地身患此症醫治鮮效其業師吳縣張念萱先生傳一方用機器碾米廠中之米皮糠碗許取來乘熱以白糖拌和以茶送下日服一次足腫即退去後因不節發物足復腫再服全愈蓋糠由機力磨擦而熱乘熱速服功效誠不淺也

海外醫談

星洲黃楣孫著
紹興裘吉生校

新加坡同濟醫院情形

同濟醫院創辦數十年以施醫施藥爲宗旨不分畛域無論何人皆得入內診病取藥所以近來巫來由種族亦多來院診病取藥者辦理之法甚爲妥善每年舉總理一次以杜盤踞之弊其舊年總理皆充協理以資熟手計舉總理十二位粤省六位閩省六位分管諸事因星洲地方以閩粤二省人爲多其餘如蘇杭江浙山東山西諸省人來此經商但居少數故未有舉任總理者實因此故即如廣東總理而論又分派廣人二位潮人二位瓊人客人各一位因在星洲人數廣潮二地人較瓊人客

人爲多也如閩省六位亦由府縣分派甚爲平允大抵舉殷實商店兼熱心公益者充之計院中總理十二位互相投票舉定各人分任院事舉正主席擔任押號副主席管鐵櫃鎖匙財政員管理銀項出入查帳員二人查核進支數目又一位管牙嚩收存院內契紙一位管藥房掌藥印稽查藥料共七人分管各負責任其餘五人帮理院務不設責任院內買有店業十四間每月收租計千餘金不敷之項由總理向殷實捐題以充院用每年十一月杪開大會推舉下屆總理本年酌改院章於原任總理中推舉二人連任以資熟手恐全班更換所有院務未能詳悉其餘十位從新選舉連任總理除舉二人不分畛域外餘皆留爲協理共襄院務於舊歷元月二十日爲新舊總理交代時期將手續清訖外幷將上年進支數目臚列明白刊刻徵信錄分送各界查閱以昭信實平時則院中設院監督理院務以十二總理分任除禮拜外由拜一至拜六每日二人輪流巡院監視一切以上午六點至十點下午二點

至四點到院并將時刻記明部內凡院內員役執事人等有背院章者卽時糾正倘遇値期不到報效一元由院中庶務員向收不得違異此總理對於院務之情形也

用醫生六人粵省三人閩省三人各設木牌書醫生名字不分畛域由病人中意欲某醫診看卽取某醫木牌照次序診看不得混雜各醫生每日上午六點三十分鐘齊集六點四十五分搖鈴開診至十點休息下午一點三十分鐘齊集二點搖鈴開診四點休息如在休息點鐘病人未經診訖在案醫生必診看完訖方許休息倘有抱病自遠而來急不及待無論先時逾時亦當體諒情形爲之診治醫生到院時刻由書記員記明部內以備考成院內醫生必經考選方能延用每屆三年開考一次試卷寄回申江香港諸大醫院選取被選取之醫生須來院試用一月然後正式延聘卽送關帖作爲實任任期以六個月爲限如無過失連任三年苟在任內成績非常優美并能遵守院章由各總理議決得再任用凡醫生任用三年期滿卸任時考

其成績分第一第二酌奬第一者奬金質奬章并證書一張第二者奬銀質奬章并證書一張此任用醫生之情形也院內設藥房一所用一人管理藥房兼購辦藥品另用四人司檢藥做藥之事所有藥料在本坡大藥店二三間檢取月終結算完拆清楚不欠分毫購辦藥品之人以分別藥品之眞僞價値之高低秤式之公平以爲職務倘失查察應負完全責任藥房工人不得私售藥品并代人製藥等弊凡來院診看者將醫生藥方携至副書記處報名另抄藥單以憑取藥不收分毫藥金以利貧病如有自己願在外檢藥者則携方自去不必報名遇年終閉院之時將藥房內所存藥料逐件查明將斤兩記部呈藥房總理妥核後卽將藥品收好使無遺漏以備明春診送此藥房內之情形也院內設正書記一名兼理庶務院中諸事皆由庶務員管理庶務員規則係每日六點三十分鐘以前當起視事晚間七點鐘休息對於本院文牘并帳務各件逐日清理不得延擱且有指揮院內員役之權凡員役人

等有不遵院規者可將緣由告知總理察核以便斟酌去留另設副書記一人專理病人記名抄方取藥之事并用帮寫一人同抄藥方其外另用雜役二人以理雜務打掃清潔并供奔走廚房一人專理伙食此院內員役之情形也蓋該院以施醫施藥爲宗旨不分畛域無論何人皆得診病取藥唯不能居住病人故其規則與留醫院有別第行之數十年未有流弊其規則之盡善可知余於丁巳秋月考取同濟醫院第一名擔任醫席在院日久見聞較爲確鑿故將其事實筆之於書使他日有辦醫院者知所取法焉

椰氣傷人

南洋地方産椰最多其樹高聳參天直幹無横枝結子纍纍每樹百餘只數十只不等每只大者一二十斤小者七八斤其用最廣以榨油爲大宗謂之椰油消流各埠未經榨油之椰子謂之椰乾由輪船運出四處販賣本春正月有輪船來星泊七號

碼頭中艙滿載椰乾該船甚新艙無罅隙以洩椰氣開艙之後有工人羣往搬椰梁某先下觸椰氣而仆墜入椰乾深處半刻不能起身李某欲往救護亦觸椰氣而仆幸其足向上同伴乃緊握其足急爲拖起已人事昏憫不能言語衆始知爲椰氣所傷不敢向前急呼梁某之弟至以手巾塞其口鼻入至艙內將兄抱出氣已將絕灌以解毒藥品不能下咽未幾卽死唯李某半日始醒其弟亦無他故蓋椰子之體質甚濕加以天時炎熱艙內閉塞毒氣薰蒸不能發洩所以其氣酷烈觸人口鼻卽時昏仆嘗聞老人言凡積貯椰乾須洞開窗門散洩其氣否則遇當午炎酷椰乾之內有氣出成火者其延燒屋宇之事亦常有之不可不愼也余憶前診一陳姓夫妻及子三人同患頭疼身熱口乾欲嘔之症余見其住在棧房樓上棧房內滿貯椰乾其氣由下冲上甚爲雄烈余恍然有悟定爲椰氣觸入口鼻受邪因此致病用元參銀花甘草大黄防風五味分兩頗重令彼三人一同服食幷令服藥後坐車往海昬乘

凉吸受新鮮空氣自可全愈病者如言連服二劑各各平安其人係素業椰乾生意者遂將該方廣爲傳播凡其同業諸人遇有頭疼身熱口乾欲嘔確爲椰氣所傷者服之奇驗亦余平生得意之方也

食麵粄

有張某者開一酒店與西人域利亞爲鄰域利亞有子名高鴉年十歲相貌淸俊時來酒店中嬉戲店中人皆憐愛之一日該店用糖和麵煎粄大家共食高鴉在前亦飽食一頓不料食後忽然肚疼欲嘔嘔不出其父問何故肚疼則云因食麵粄驟焉作疼其父急往該店邀張某看視張某聞說肚疼取紫金錠一塊灌入其口因紫金錠可治肚疼也不料服後其疼更甚滿地亂滾形狀危急其父遂疑張某有意毒害其子誓不甘休急延西醫診視西醫將該店食剩麵粄並紫金錠携回考驗幷令其父同往藥房取藥水一瓶分三次服食約一刻久其父未回該兒肚疼已減後服西

藥止一刻久卽肚疼全愈嬉戲如常西醫考驗二物皆無毒質不過該肚疼會逢其適耳域利亞大慙親率其子至該店謝罪而該店已大受恐慌矣余以爲取西藥者尙未回肚疼已減實紫金錠之力其初食更疼者不過藥性未發之故乃不任受德而反受怨未免屈彼太甚然吾覘世人服藥每每下喉未久病勢加重卽指爲某藥所誤其中原因甚多或病有來去時期故致加重憶前診一氣疼症余以爲寒痰上湧所以作痰但余藥入喉未久其疼更甚更延某甲來診並出余方觀看某甲指摘余方種種不是病家亦以爲然某甲去後病家往買藥時則氣疼已止矣前之二三日食不下咽者今忽食粥半盌矣余藥對症可知乃病家大無見識又服某甲之藥藥甚寒涼是晚大疼徹夜不寐於是病家始悟天明再請余診仍用前藥治愈蓋非病之反覆無常實因不能細心體察以致功罪無定評者比比皆然幸非病當危急故不致誤及生命耳

通訊

醫藥學報社同人撰

同社吉生裘慶元輯

論疫症名稱書

吉生先生大鑒邇來時疫流行各處一轍燎原莫救良可哀也但夏秋暑濕爲患伊古如斯前賢且有成法可遵在吾儕視之未足云怪獨於名詞一項種種不同吾鄉俗稱爲吐瀉病醫者名爲霍亂（包括癟螺痧吊脚痧而言）竊以不名此不足以得其正古册具在非可誣也至若名癨也及名亞細亞癨也名亞細亞霍亂也名眞虎列拉也名惡性虎列拉也名虎列剌也無論其確與不確而同爲流俗之妄名置之不道可也必不得已取吾國舊有之名詞與新譯之名詞並俗稱之名詞合同而研

究之規定其最精最確者爲普通之稱呼想一症耳一名耳吾醫輩諸道長心存國粹者固有之醫權斷不至自甘暴棄種種若何之表示一定之主張特非逸之管窺所能見也閣下乃醫界泰斗鄴遍中西諒必獲先覩矣翹瞻一暢再逸於私意所最不能自已者爲滬上通呼虎疫之名詞卽謂虎列拉之悍菌眞有與否（拉或作剌）吾國醫士未曾實驗決不宜依樣葫蘆而相沿俗習況道聽途說以隨人顰眉乎其在所不宜亦旣彰彰矣卽使確有虎列拉之悍菌而混稱爲虎疫亦屬非理牽强如此何以昭示外人遺笑方家咎由自取甚矣因循害之也然更有甚者虎列拉也虎疫也均爲東人之名詞倘有足不出戶之醫生聞此鮮不駭而却步致失中醫價値其害一也且旣公認爲虎列拉悍菌之肆虐則中藥尙不知何味有特效考證須時而石炭酸甘汞阿片薄荷油拕沕氏散攴硝酸蒼鉛等更當價增十倍矣坐令利權東溢其害二也受其害而未萌其利飲鴆止渴何樂爲之斯逸所大惑不解者也望

先生敎之至有謂治霍亂宜參行針灸竊以大吐大下之後針有所不能行陽微陰涸之候夫灸亦所當戒宜行宜戒是在司命者臨證權衡耳再者個人知識有限事理研究無窮友丞君此語實先得我心試觀人自爲師家自爲敎中國舊學所以日漸傾頽合羣策羣力競爭學識此歐西新學所以日出不窮相形見絀早爲世界所公認吾國有識之士莫不以急起直追爲前途保存國粹爲目的如設會以聯感情出報以開智識辦校以植人才卽醫界亦同聲響應將與睡獅俱醒矣但金玉其外敗絮其中有名而無實斯不能爲吾人諱也故欲樹整頓之善策非互相討論不可各呈所見各抒所知庶沉酣於學術競爭夫至理賞奇析疑大道維光豈曰小補云爾斯舉也南京醫報亦曾行之惜繼起無人事遂中輟逸處心積慮敢謂討論一門實醫報中之要素閣下如有意於此祈在貴報中先行提倡逸當按期寄稿登於貴報以供諸同志之討論將來篇稿豐盈刊成單本亦最有價値之書也如不我棄乞

示方針是所切禱並望將此稿刊於報端以待社友同志者之商榷也耑此寄言希恕草草並頌　公安

時逸人手肅

醫學集要之內容幷緣起

淸康熙雍正朝時有御醫劉璐河南平輿人（卽今之沈邱縣）幼時曾遇異人推斷終身云天子門下閑人王候座上貴客以後一身遭際悉如所言頗爲後世所傳誦究厥醫學之精胥得力於其兄劉石友公所傳授石友公名璞著有醫學集要一書版藏沈邱劉族中余友高君紫玖亦平輿人也嘗爲予稱道之今年回籍代搜求一部持以相贈披覽一週詞旨暢達平易近人方法一本諸經典多半集錄各家之精華而發明分論症治臟腑脈訣藥性幷婦幼兩科竊思闡揚幽微保存國粹　貴社素所主張者也該書祗行一隅未能徧及倘世遠失傳亦殊可惜用特將是書之端末先爲函告儻荷　允爲刊行俾廣流傳當卽由郵寄呈也此佈敬頌

道祺　　弟李迺羹鞠躬

擬刊醫學集要書

醫學集要一書著作之姓氏及緣起羹前亦函陳梗概其第六册刻已繕就復加披閱大略書中分論病症應有儘有附集之方尤多奇秘洵爲世所不經見之作擬請吉生先生或貴社諸君爲著一序以公諸世俾廣流傳惟該書距今久遠原版損缺者不少鄙見有待商者數條附述於下（一）首册論臟腑各圖多係舊式或另繪完善或删除其圖只存各臟腑之論（二）藥性門短少二頁能增補更妙否則卽仍舊（一）書内字有模糊者擬請順其詞句添補明顯以上愚見總祈　卓奪是幸茲於五月十二日將是書由郵寄上至請　察收爲荷敬頌　道祺　弟李迺羹鞠躬

寄刊眼科書

此部眼科係前淸愚堂叔祖選門公爲江西盧陵縣令時適患目疾者甚夥由此書

之治愈者亦夥方知此書亦可補救吾民之疾苦欲將傳送而原板無存於是自行將原書翻印作善書贈送以廣流傳以公同好然自廬陵解組歸田後仍存之書又贈族人及各鄉之好醫學者故得傳吾人之手能應貴社之徵求余以簡樸不文其時又值幼年不能詳述選門公在廬陵之政聲心迹一一而表彰之殊深抱歉茲因貴報社諸公組織流通醫藥書籍公司以期孤本先行流通心甚快之卽依昨日郵片之命遵照奉寄以俟採擇

謝壽愚謹啓

論蘭草

蓮塘先生雅鑒茲有嚴癡孫君以口甘脾癉內經用蘭以除陳氣抑係蘭花之草抑或佩蘭卽蘭草將閣下原函轉來相質今就管見臆斷竊以爲蘭花草者是也試請據理詳陳其說矣查本草原始云蘭草味辛平無毒善止消渴除胸中痰癖散久積陳鬱之氣甚有力兼利水道等語恰與內經治之以蘭王冰之註相合且其圖式亦

確係蘭花草也雖問有疑蘭花之草並無芳香焉能除陳積之氣謂必係一種蘭香芳草無疑然徵諸內經腹中論篇謂熱中消中不可服高粱芳草又云熱氣慓悍芳草氣美美者相遇恐內傷脾今脾癉非熱中消中類耶然則蘭香氣濃性溫豈脾癉所宜乎不如蘭花草有芳性而無芳質之爲宜也此可知用蘭花草而非用蘭香也明甚不然或竟用氣質幽馨之蘭花亦較善於氣濃性溫之蘭香多矣管見如斯然乎否乎此請台安並希惠示　　　　　　　　　　張國華謹言

敬告全國同胞急宜研究催眠術書

西儒伯倫海炎博士曰醫師不修催眠學受人生命之託是對於社會則欠昂大責任對於自己則自怠義務美臣克度博士曰營術不加催眠而謂爲完全是爲妄語蓋疾病者由外因或內因而健康變態正規生活巽常也然組織吾人身體之細胞具獨立的意義之生活物也其對外因有反抗之自然妙機能恢復健康而免內因

之誘起此妙機學術上稱自然之療法也醫療者不過爲除去外因恢復細胞之抵抗力或鼓舞細胞之自然療能以促其治愈之方治而已故醫者僅能補佐自然療法之所不及至於疾病之所以克愈者仍賴細胞自身之力世間之人每以爲醫士能愈疾病則大誤也不論何種功妙之醫療苟細胞之自然療能項乏缺不能再恢復健康卽名醫良藥不能爲力所謂生死有命醫者但能補助自然之療法而已醫聖歇撲氏有言曰自然卽醫又曰醫乃自然之僕故自然療法實爲近世不磨之論而催眠療法者卽以精神恢復其細胞之抵抗力以克治愈之法也實補佐自然療法無尙之方法也況催眠療法能免中毒及起副作用之危害又爲藥石療法之所不及哉且也人之疾患有機能的與器質的之別關於器質的應用藥石或可收效若夫關於機能的如神經衰弱歇斯的里等症則藥石難期全治非應用催眠治療不可所謂精神療法能補藥石療法之缺憾者是也此催眠術之裨益於醫療者也

又特爾卑博士曰欲矯正兒童頑惡之性癖而爲善良之性質者莫如應用催眠學凡教育不假以催眠學之力不能謂之完全蓋教育云者非僅授以知識之謂教者校也育者養也猶必校正兒童之性癖而陶成其善良之性格養護兒童之身心而完成其健康之體魄然兒童性質禀自先天者也如膽怯心粗偏僻魯鈍强迫觀念等缺憾有非教育自身之力所能補救又兒童惡癖雖屬後天而習染既久卽成第二天性欲矯正之非惟教育不易爲力卽藥石亦難收功如貪多苟取吃音怕羞晚眠晏起貪玩奸賭等癖性是也觀此則教育之力亦有時而窮雖然果能應用催眠術則確有補救矯正之奇效而濟教育之窮此催眠術之裨益於教育者也其他催眠學之效用甚廣審判疑案偵探秘密强健身心修養膽力增長安樂消却煩愁達觀人心透視物體並可解決宇宙間一切不可思議的現象如生人與靈魂晤談也卽催眠術中眠遊狀態之幻覺耳巫覡及祟禍也卽催眠術中之人格變換耳扶乩

也卽催眠術中潛在精神之作用耳托兆也卽催眠術中精神移送之作用耳舉凡一切不可思議現象莫不可以催眠術解决之神乎哉催眠術之靈妙偉矣哉催眠術之萬能此歐美日本之所以重視斯術而於學校心理一科無不加入此術實行敎授而其學者亦莫不熱心傾注如湧如狂也蓋深知夫此無形之科學其已著之效驗固如上述而循此更進則不獨人鬼關頭可望溝通將來一切藥石一切有形科學咸必爲此無形科學所征服故其研究斯學萬衆一心而其學術之進步所以有一日千里之勢也返觀吾國懵者充耳未聞知者悠游不决有形科學前旣貽亡羊之失無形科學今復懈未雨之籌寧不大可痛哉況我國當今道德淪喪人心日壞欲求根本之改革舍斯術其奚由望我同胞共除墨守之習速揚進取之鞭庶我國學術之進步或不致永落人後而東亞病夫之頭銜或可離我而遠去同胞同胞投袂其速與不佞匪先覺之天民亦識途之老馬同攬轡以遊來吾導夫先路凡我

同志請將住地寄下即詳細上告在太倉大廟王綽然謹上　王壽芝錄

與何廉臣論中醫學校辦法

廉臣先生大鑒許久未通音問念甚邇維　春滿杏林隨時納福爲頌現在杭州中醫學堂已將攷試新生先辦預科以兩年爲修學期課程約分衛生生理病理診察倫理國文諸科生理學有中西兩班衛生病理診察專屬中醫範圍講義正在試編擬從內經入手採取類經篇次加以章節輯錄各家註說闡明經旨分課教授未識高見以爲何如用敢函陳大略是否有當還希　示我周行俾得有所率循幷聞甯波亦將於下學期開辦　貴處未識如何想　熱心提倡當亦不遠敝校初次創辦諸未妥善將來取法良多務祈不吝　金玉時錫　教言爲盼此頌

大安　　小弟王香巖都敬齋同鞠躬

答束子嘉

子嘉先生有道久仰　泰斗祇以韋布緣慳未獲一親　喬采乃荷　郇箋下賁幷賜　大著洋洋千言捧誦之餘欣感交集伏惟　先生藝受長桑脈窺臟腑抱濟世婆心具活人妙術筆下千言文思萬斛溯源澄本得南陽之薪傳苦心孤詣明中醫之秘奥中流砥柱堪挽狂瀾僕讀報中佳作傾心膜拜久矣復接　惠函益覺才華氣宇利藹春風更有勝於曩之所佩者僕南沙愚魯樗櫟散材濫竽醫林辜負大道矧又年幼寡學閱歷不多井蛙之見詎堪信世襪線之才何足掛齒乃承　先生不棄引爲知己操刀學割培增汗下然　尊意慇懃下頒蓬戶僕一得之愚敢不貢獻於座右夫中醫之學原屬至高至深通天地人三三得九二五成十之意合河圖八卦變化承制之理原非淺見寡聞者所能洞其奧而知其妙上古聖人知其然也故以五行生尅偏勝之理以爲維一之宗旨妄者但知五行爲假借之名詞無用之誕學不知日用起居以至疾病何嘗一刻離乎五行人不自省而反侮蔑聖經妄言廢

止欲使數千年一線之統緒而斷絕於今日不亦重可嘆哉試執廢止者而問之曰五行可廢五味亦可廢乎肝主木木味酸而酸入肝自有一定三白湯瀉白散均知治肺之藥導赤散益元散豈非小腸之品白屬金色而肺爲金臟赤爲火色而亦走火腑豈非明驗他如石之降金之沉花之開葉之散枝之走筋之通血肉之養血肉頭尾之分頭尾亦皆具五行之理人之葆養先天冬日藏精卽爲來春生發之機猶培木必以水爲滋養也其培植後天則全賴穀食以土崇土又以五味調之和其亢害所以偶有不舒口卽泛味苦酸辛甘各隨症見亦卽五行之變而生病也日用習慣之理人每棄而不講徒以西醫之鉤割切開特效藥能爲尙殊不知彼之鉤割切開特效藥能之中亦具五行之理但彼知其然而不知其所以然也知其然者效之實也所以然者推治效之原始明五行之妙理也今之人但知其然不知其所以然所以有廢止之說如　先生者憂國憂時以昌明五行爲己任僕極表贊同惟欲僕

評定是非則安敢當　大稿兩篇准代轉紹興醫報社勿念此函閱後亦祈轉紹興醫報社刊入通信欄俾天下同志知所與起也(下略)　世晚張謂汝偉謹啓

催刊預告未印書

紹興醫藥學報社主任先生大鑒(中略)宣統年何廉臣先生編輯葉天士醫案按已有樣本一册光復時醫報暫行停止此書未印深爲可惜今日貴報復興又添大增刊以補醫報之不足廣收書籍刷印叢書貴社辦法盡美盡善矣僕等請主任先生向何廉臣先生要求葉天士醫案按以及編輯醫書十餘種內經存眞內科證治全書古續今醫案按全體總論新湯頭歌訣吳氏醫案按勘病要訣新方歌括醫話叢編婦科學粹均見實用之書請收入社內刊印挨次出版或送書坊石印或用竹紙鉛印出版迅速銷行自然發達閱者足裨實用以增學識是以不揣冒瀆敢陳鄙言尙乞原宥未識主任先生以爲如何此上卽請　道安　　吳傑三謹啓

雜纂

醫藥學報社同人撰

同社吉生裘慶元輯

醫弊一夕話

冷觀

小窗閑坐有客相呼飲酒奕棋轉談醫事曰入國問俗治病問便有是理乎曰此先哲之明言也吾人既學農軒苟無眞傳烏足以奪造化客曰病家之於醫家自必求品學之優也心地之誠也技術之精也庶乎奏功捷而自願足矣醫家之於病家則必詳諸方案可以徵學識之淺深定品諧之高下而實取舍之準的曰是言也無所爲俗無所謂便不觀某大醫之治病往往厭人自語不必詳述病情便知梗慨名盛一時遐邇相投吾聞之脈理淵微知之者鮮惟問可究欺人若是欽仰若是曰是則

問俗之便也不觀某大醫之治病不立方案無論病之虛實胸中早有成方藥喜龐雜分用頡頏崖岸自高病者貼耳曰是則問俗之便也不觀某大醫之治病以特別字母登諸方角爲案人不知其所以然也截其特別字母祇剩藥味再與復診而某大醫自亦不知前之用藥所治爲何症也談笑自若婦女易欺曰某專門貿貿然來曰是則問俗之便也不觀某大醫之治病承先人之餘唾爲世傳掀燕尾之鬍鬚爲老成聲音笑貌自以爲是其方何不立案曰就簡問其藥何獨重降曰從便問其驚癇風痰何獨用鎭曰至死不變方爲專曰是則問俗之便也客曰由是哉紹興之俗之便深異吾所聞者醫家好俗病者無智宜乎一落千丈永蹶不振何妨以吾一夕之談登諸醫報使有識之醫自分相像乎中者免之無智病家自分習染乎深者擇之俾問俗知俗也可

同濟醫院考取卷　第三名黃眉孫

第一問

一老婦性沉多怒大便下血十餘年食減形困或如烟薰早起面微浮血或暫止則神思清忺意則復作百法不治脈左浮大虛長久取澀滯而不勻右沉澀而弱寸浮欲絶

答曰老婦之疾經十餘年爲血虧內損肝鬱不宣治宜養血平肝方用當歸熟地白芍黑芥穗黑山梔柴胡阿膠治之

第二問

一人因怒仆地語言謇澀口眼歪斜四肢拘急汗出遺溺六脈浮大肝脈甚長

答曰此中氣也怒傷其氣則痰涎湧起故口眼歪斜身體拘急宜開痰順氣於蘇子降氣湯逍遙散二陳湯等斟酌加減用之然汗出遺溺六脈浮大又爲危急時期更當針人中承漿關元氣海諸穴使氣血流通不致閉塞也

第三問

陸君治吳遜齋咳嗽身熱脇痛日輕夜重寢食俱廢或以年高病重爲説脈亡左手浮弦右手弦澀

答曰吳某咳嗽當由血分受病故身熱脇痛日輕夜重蓋血中燥氣發爲咳嗽與虛勞有別法宜疏解用柴胡白芍紫蘇荆芥陳皮半夏丹皮桑白等治之

第四問

陳山甫治一妊婦六七個月而瘧疾寒熱往來六脈浮緊衆醫用柴胡桂枝不效

答曰孕婦六七個月患瘧疾脈浮緊柴胡桂枝等治之不愈當以養血安胎清熱去痰爲主用十二仙方加減治之或歸芎八味加減治之蓋孕婦治法與尋常瘧症有別所以柴胡桂枝治之不愈也

第五問

馮楚瞻治張氏兒週歲臥低坑睡中墜下毫無傷損嘻笑如故但自墜後手足癱軟不舉手不能握足不能行脈則洪大久按無力

答曰此爲夢中驚嚇致血之運行於經絡者不能暢通則痰與氣隨而湧塞宜活血通經使氣血各歸墜道然後手足方能轉動自如也方用當歸赤芍荆芥蟬退桂枝陳皮半夏等治之

墨子論疾之由來

餘姚康維新

墨子有疾其徒問曰先生既爲聖人何以尙有疾痛墨子却答甚明白其言曰人之所以得病者有多方或得之於寒暑或得之於勞苦百門而一門焉則盜何遽無從可見善人有疾非天理之有不合仍因人事之有未修或祖宗所遺之弱根或社會所傳之毒種善人當之亦不能免故以顏子之殀亦非天道之有不明而仍人爲之多缺失也

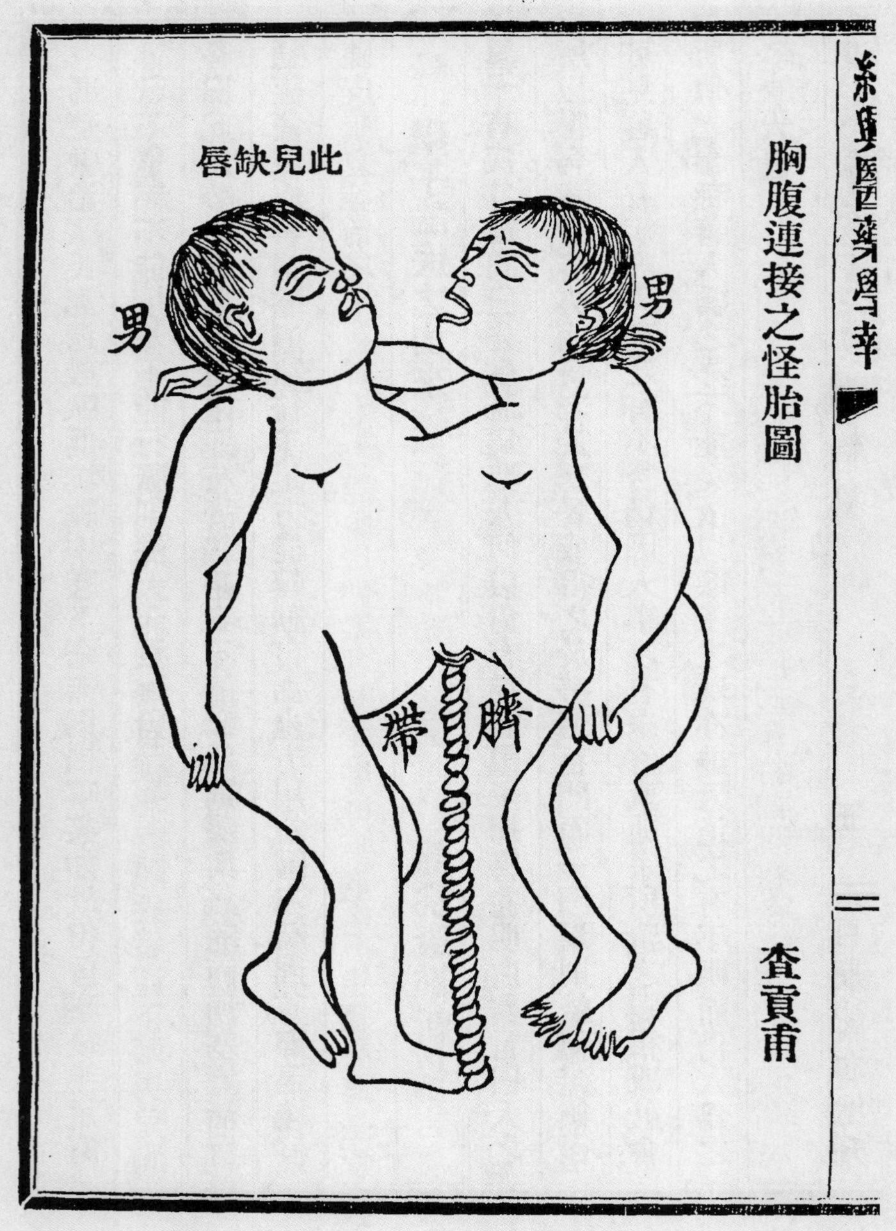
紹興醫藥學報
胸腹連接之怪胎圖
查貢甫
此兒缺唇
男
男
臍帶

圖說

此圖是胸腹連結之形今年正月初在松西外秀野橋北有陳姓者產下兩男兒胸腹交合生育艱難剖腹得出產下時一生一死其一缺唇家人以爲怪拋之荒野同里有新醫張君曉白聞之使人覔得浸諸藥水中鄙人幸張君之研究是胎而得此繪圖者今雙兒置於松江圖書舘中以供衆覽聞產母含胎時夜不能寐及臨產時幾乎欲死年二十七歲其家裁衣爲業按畸形雙兒查日本書說見諸平出謙吉所著之實用小兒病學書中與是圖適合係借用件有複性兎唇的胸腹聯結雙兒其言兎唇者爲因中央前額葉及第二腮弓頰葉之缺陷的愈合之畸形症本症往往有與他部畸形（卽指胸腹聯結）合併發現者日本學說如此故特登載報端以供海內高明之士爲研究之資料云爾

附函（上略）圖說中尙未說明臍帶之原形今特補說在後

雙兒之臍混在一處其臍亦連合臍帶如絞練之形其實不能分開爲二俗謂連帶關係者是也由是言之臍帶如絞練之形者似一而二者也臍帶不能分開者實二而一者也　以上所說欲申明臍帶之原形鄙人恐筆不能達不免說之再三未識他人閱之能眉目清楚否

奇形怪狀之瑣言　　前　人

易云天地絪緼萬物化醇男女搆精萬物化生此言天地之氣升降二氣交密萬物之感其氣化者莫不形氣完固而醇厚不漓焉至男女之搆精以化生萬物而生息無窮焉此理之常然何有奇胎異形哉然禍生有胎（枚乘傳說）不知感何戾氣而成此禍胎歟欲究其源而莫知其所以然試述生平耳所聞目所見而筆之於書以備醫家參考當日與鄙人同居有嚴姓者生一女孩彌月時頭漸長大至週歲後頭大如斗其知識與常兒同生至五歲而亡日間惟呆坐而已人見之無不驚駭此大

頭兒之一奇形也近有程姓者生一女孩口中無上腭飲乳從鼻中出帶丁生於半邊此不完全之一形體也又有一種聯結形體或手指相聯或足指相聯或臂尖聯結而無肛門者或無生殖器而不男不女者此又一特別之形體也又有上年正月間在倉南門外某姓家生下一孩下部無生殖器其頭額上贅生一莖其家以爲怪懸諸高處觀者如堵此又一奇異之形體也至若雙兒自古有之不獨今人爲然昔殷王祖甲一產二子曰囂曰良許釐莊公一產二女曰妖曰茙楚大夫唐勒一產二子一男一女男曰貢夫女曰瓊華又有伯仲兩裼之秀毋不能辨以采繩繫其臂足別其兄弟雙兒不足爲奇從未見雙兒聯合之形今日本所著之實用小兒病學書中已具有雙兒聯結之學說我願中國諸醫家於各地有奇異形體者彙集於醫藥學報中將來編輯成帙亦醫學中之一大觀耳

打擂台

黃楣孫

坤甸地居南洋荷屬也有巫來由人孔武有力搭一擂台云欲與世界英雄較拳經數月之久凡白人黃人黑人與之比試無不敗績其法凡與之比試者先交銀一元得勝則倍銀十元然從無人得勝者獲資頗厚一日華人孔某老教師也携一子一女來南洋打拳賣膏藥自以爲無敵其壻年少氣盛便上擂台與巫人比較拳脚交加詎料不數合脇受巫人拳擊跌下擂台孔某見之大怒憤憤上台鬥不數合又受巫人拳擊跌下擂台抬歸後翁壻二人呼痛異常取自己跌打藥用之全無效驗有識者曰該設擂台之人有藥可治但要十金包令全愈孔某無奈即備金求治果三日而愈說者謂彼巫人暗用魔魅法故無人能勝且被傷者必彼方能醫治皆用邪法之故也

老子之衛生精語　康維新

嘗讀道德經有曰聖人不病病是以無病實爲養生之最精到之語吾人後半身之百

病大半皆因一歲至四十歲時所犯種種體育之罪所致少之時精力充足不知病之爲病隨意所到無不可爲然造化老人眞是細心一筆帳都不肯錯過到後來均須一一還淸如凡人俱能知病之所來細心防來則可無疾病矣西諺有曰到四十歲時如不成醫者必爲愚人蓋言已經半生之閲歷必當有所覺悟也然吾見年四五十而仍妄爲不悟者世多其人此其所以爲愚人焉

節食說

時逸人

宋蘇東坡養生論曰方飢卽食方飽卽止是敎人節食之道也近世養生者爲之解曰方飢卽食則胃不傷方飽卽止則胃無積少食多飱則易於消化誠養生之要道也逸信而奉之遵法行之歷之久而反受其害蓋十日必十數飱每飱衹食半碗而已且嘗染嘔吐泄瀉諸症尙漫然莫識其所由來可謂愚哉及觀西醫某博士之言曰飢必待極而後食食必大飽而後止蓋胃氣消化運行自然之能力有定時也若

一日之食而分爲數十次不能合乎自然之道則胃氣傷矣其易染嘔吐泄瀉諸症者職是之故設能一日三飱按時而食毋雜毋亂毋太過毋不及行之久而不康健逾恒者未之有也逸行此法數年頓覺精神暢旺健飯加飱可謂獲此法完全之效果矣因特錄登　貴報以供同志研究焉

醫俗

安徽巢縣湯雨霖

吾巢僻居皖北一隅風氣較他處爲尤古前閱貴報載有徵求醫俗一語如張君汝偉時君逸人楊君晉侯諸君所登貴報醫俗各事可謂痛快言之而吾巢惡習殆有甚焉請爲諸君一一述之敝處無知女輩聲稱大仙附體喜談禍福蠱惑病者不許延醫先請彼齋斯輩卽作種種怪誕設香案書符咒龐然高坐口中喃喃報以藥名傍立者錄之一方則開三四十味閱其方皆山草野花園蔬水菓欺哄愚民以爲仙人保佑格外放心以致拖延日久病入膏肓不可救藥病人至此貽害無窮病淺者

僥倖成功則云仙人保佑需索多多病重者符咒無靈則云來意不誠仙人動怒以此言哄嚇愚民騙人財物此輩不除終爲未善似此覩之當請官廳嚴加掃除以清源流俾民無夭扎之虞咸登仁壽之域不爲彼等所迷惑可謂一舉而數善備焉然吾醫界尙有習慣而不可言者有痘科外科二老頑固不化家置一藥格格中所盛之藥大都發散消導尋常通用二三十味之藥品無論病者寒熱虛實均施此等之藥（藥之價昂者則開以引令病家自配之）對於醫書視爲畏途同道中有學識醫士者每每談及古今各家醫書則彼等默無所對東扯西拉語言糊塗吾爲衣食計豈有餘暇及學術哉（初習學時亦未讀醫書耶）此乃出於一痘科瘋子之口夫瘋子者雖託名痘科而一切雜症皆胡醫亂治經伊治者死而後已雖不死而另請他醫伊若聞風醋心陡起向病家造言毀謗駭人聽聞如此惡習殆森羅殿之活陰差乎今春邀集同志李杏林君陳少卿君汪少亭君王子僊君等組織醫學研究會設

局施醫伊等自料不堪研究恐在取締之中竟號召同儕多方阻撓幸同道中明達之士不爲伊誘反促鄙等之進行鄙邑之醫學會已於五月二十二日成立矣伊於開會之時亦不敢臨會場據外界云伊懼朱縣長所帶之衛兵及警佐所帶之巡士今則怪人奪彼生意無肆野蠻尋拚會長可危哉噫豈醫界黑幕難除乎抑病人刼運未終乎生此厲階可慨也夫

行醫難

半癡

醫實業也幾載寒窗數年經驗社會信仰斷非一日之鹽酸所能已是故上療君王下治乞丐一經診視無所謂彼之臟腑貴於人而我心則戚戚焉此之臟腑賤於人而我心則施施焉夫臟腑無貴賤之分氣質有强弱之別所以有膏粱藜藿之言業斯道者不偏不倚在在公認不知時勢遷變人心不古駸駸乎一落千丈蹶而不振己將不治安治人焉合觀大團體於神州良以病因相似自非羣策羣力研究治療

不可謂根本之施治也試先言受病之理東西醫療病無論治效與否乃竟無人提及其過設使明明藥殺貪得多多必振振其詞而爲有政府保護無用顧忌效用特殊吾中醫則不能焉徵特政府不肯保護卽個人亦鮮保護之心各自爲個安得不自相殘殺近年以來辱我醫生之件更僕難數如贛省之單行章程直視醫生似草芥浙省之規定醫生亦無補於雙方之裨益雖屬官樣文章僉曰保全人命而儆庸醫草菅爲心何嘗擢精絕髓爲念庸詎知暗藏腹劍處處是理財之藪件件可尋釁之萌身歷其境者得毋寒心乎此固病之大因也至就吾紹而論行行色色無奇不有如前道墟鄉某氏病危接某醫生往治跋涉百餘里盤桓三四次豈意主人用巧欲圖抵拂報酬竟以登報反謝又如解樹村某氏病急一日連請三醫洎乎三醫到岸彼先一命歸陰各轉返棹一飯不待遑論醫資嗚呼人情之變概可想見又如大臯埠王某病篤相請城中某醫治療言明診資總給後亦烏有其半此中病家均非

無錢之輩尙然不顧大義或謂吾儕多情有以使然他若甲攻羔黃太猛乙詰芩連太寒致使病家淆惑顧自囊中一人而出一人之險一人而出一人之佞愈出愈奇不可收拾道德學術遑云乎哉總核其因豈止一端優勝劣敗稍稍自量亦不致惱而乃學術蔚爲可觀之輩既任病家選擇而後抑且受此荼毒吾不禁爲醫界前途憂而深嘆行道之難也登高而呼是所望於羣公速下針砭者

山西中醫改進研究會擬定研究暫行規則　周小農錄

第一章　總則

第一條　本會依簡章第一條之宗旨研究中醫醫學藥學俾成有系統之學術

第二條　本會選聘理事名譽理事若干人分科擔任研究醫藥學術編成講演稿件並於開會時將研究所得詳細講演

前項講演稿件先期由理事名譽理事送交本會編輯處經理事長審查

列入會議日程

第三條　本會選派會員若干人按期到會討論各科研究之學術及關於藥學一切問題

第二章　研究方法

第四條　本會研究分醫學藥學方劑學三類

一醫學分三級研究

（甲）基礎醫學以素問靈樞脈經爲基本書其方法如左

一推究舊學理

二發明新學理

三溝通折衷各家學說

四溝通折衷中西學說（參考生理學病理學解剖學）

五將來教授講義之編輯

(乙)應用醫學以傷寒溫病溫疫雜症眼科婦科兒科外科針灸衛生科等爲主要科其方法如左

一二三四項與基礎醫學同

五個人病症之預測及預防

六公衆病症之預測及預防

七將來教授講義之編輯

(丙)實地練習

一實驗甲級一二三四乙級一二三四五六所得之成績

二會內外治療已愈未愈各症之病狀

前項會外病症在醫院設立以前其以屢治未愈病症報告本會者會員

得前往診視其以特別治療已愈病症報告本會者本會應檢閱其方案

其在偏遠地方以治療未愈或已愈病症報告本會者本會須以函商治療法及其效驗

三不治病症之剖驗剖驗規則另定之

二藥學分三項研究以神農本草經爲基本書其方法如左

（甲）藥物

一考查產地

二採取法及採取期之說明

三習性及圖形之解釋

四苗圃培育及標本之製作

五發明新藥學

（乙）藥理

一推究舊功用舊學理

二發明新功用新學理

三溝通折衷各學理

四用化學改良配劑

五用化學化驗成分

六推究會內外治療上有效無效各藥物

前項之有效含有藥力能愈病或使增劇二種

七將來教授講義之編輯

（丙）實驗

一就甲項一二三四五乙項一二三四五六所列之學理及功用以化學分

析及植物解剖動物試驗法試驗之

三方劑學分兩項研究以傷寒金匱千金爲主要書其方法如左

(甲)學理

一推究舊學理

二發明新學理

三溝通折衷各學說

四用化學改良配製

五將來教授講義之編輯

(乙)實驗

一實驗甲項一二三四之學理

第三章　研究時間

第五條　每日上午自八點半鐘起至十一點半鐘止下午自二點半鐘起至五點半鐘止爲到會研究時間

第六條　理事於每日分上下午兩値到會研究名譽理事於每日上下午兩値時間內隨意到會研究

在研究時間內如有會員或病者來會以病症商榷時理事須詳細討論以資研究

第四章　會期及會議

第七條　會議分定期不定期二種

一定期會議

（甲）理事會議每星期三星期六下午各一次

（乙）全體會議每星期日下午一次

二不定期會議由會長或理事長臨時招集

第八條　會議由會長主席會長有事故時由理事長主席理事長有事故時由理事中指定一人主席

第九條　理事會議由全體理事出席研究關於星期日會議發表之問題詳細討論

第十條　全體會議應將本日會議之問題宣布由擔任研究此項問題之理事詳細講演

第十一條　理事講演完畢會員如有疑義時得起立質問其簡單者理事卽當場回答其繁難者理事得於下次會議時講解

第十二條　本會會員對於醫學研究有得發抒所見函送本會經本會審查認爲確有理由者得列入會議問題內由該會員詳細講演

第十三條　星期日會議理事講演之稿件由本會付印發給會員並登報宣布

第十四條　前項稿件無論會內外營業人員有疑難時得具函質問或開具意見書函送本會審查

第十五條　審查由理事名譽理事分別擔任並將審查結果開具意見書交理事會議詳細討論公同決定

第十六條　各問題決定交由會長或理事長核閱後登載本會雜誌以便會內外人員依據實習如實地上確有不符時得重行研究並更正之

第十七條　無論會內外業醫人員對於醫學研究上如有心得或發明經本會認爲確當者得酌量給獎給獎規則另定之

第五章　附則

第十八條　本規則如有未盡事宜得臨時開會修改

中華民國八年十月出版

每册定價五角

（百期紀念增刊）

編輯者　紹興醫藥學報社編輯部

發行者　紹興醫藥學報社發行部

印刷者　紹興印刷坊

分售處　各省各書局

本社特告

本報問答一門本爲同社研究學術及病家顧問治療而設故無論問者答者既經投稿必當照刊且須急載蓋一則交換智識得以先覩爲快一則挽救沉疴尤期早瘳厥疾無奈限於篇幅又屬月刊往往徵得方法轉輾數月答案過多亦礙他欄之地位爰擬自陽歷九年起逢星期發行星期增刊一次專載問答兼關於病家看護及衛生並社友治驗案及醫藥界新聞以期消息靈捷每期定價一分全年五十期定價四角外埠加郵費每期每份五釐均須預先惠欵空函不寄

紹興城中北海橋東紹興醫藥學報社啓

紹介名著

紓溪單方選紓溪外治方選重古三何醫藥爲吳郡陸晉笙先生所手輯合印五厚册用中國裝訂油光紙定價八角白連史紙定價一元其單方爲類一百三十五外治方爲類一百一十七共爲方五千三百有奇何氏方案爲一百七十二道即靑田何書田先生家三世治驗之錄書田先生居北幹山下號北幹山人陸定圃先生冷廬醫話盛稱之其著作世所欲覓而不得者先生與何氏世交因而得其遺墨而彙刊之今書已到社除分贈外所餘不多欲購讀者幸勿失於交臂　本社發行部白

[illegible]驗良方

本書爲大昭汪君所輯經驗良方取便賤驗三字而採收以濟世經昭文俞君復輯續錄分科增入越數年俞君又續補之每方更加以注期選用者無誤初版爲仁和金肖農先生校刻轉至吾越而蟲蝕鼠嚙損毀已極經本社裘吉生君備價購得將家藏初印者校勘補刻完全出版由本社發行每部四册定價大洋四角外埠加郵一成　發行部啓

第九卷第九號
原一百〇一期己未九月出版

紹興醫藥學報

神州醫藥學會紹興分會發行
中華民國郵政特准掛號認為新聞紙類

紹興醫藥學報第九卷第九號目次（原一百〇一期）

雜著

紀事

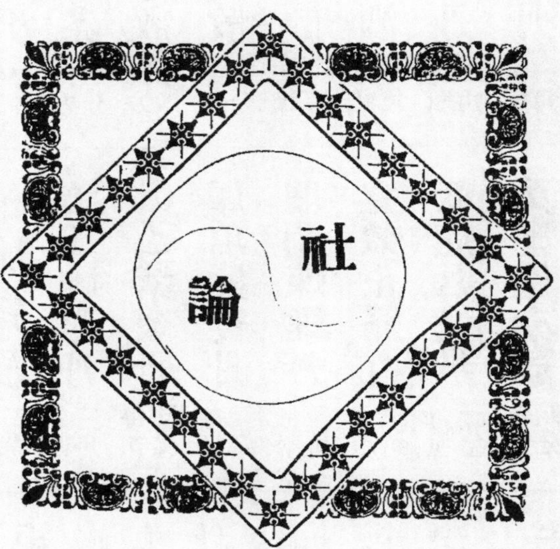
社
論

創立神州醫藥會巢縣分會宣言書

安徽巢縣湯雨霖

嗟夫。今日之世界。文明之世界。抑亦競爭之世界也。工與工競爭。商與商競爭。農與農競爭。士與士競爭。競爭之潮流。奔騰砰湃。震逐於人人之腦海中。於是優者勝劣者敗。弱者肉。强者食。凡負陰抱陽之輩。載高履厚之流。孰能逃競爭之外。而別圖生存乎。然蒙等靜夜以思。考其輕重。竊謂工商農士之競爭。乃競爭中之枝幹。而醫人之競爭。實競中之根本也。蓋夫近今西醫林立。設醫校。設醫院。設醫會。設報社。朝得一法。暮達通衢。日有進步。我國醫藥。自周設有專官。後降及今。世代有傳人。人自爲學。家自爲師。各抱秘傳之訣。如劉張李朱薛葉吳喻。各自著書立說。各立門戶。各有瑕疵。所謂擇其善者而從之。然吾輩粗讀醫書。忝居醫林。負生命之責。詎可故步自封。甘於沉溺。以神農黃帝扁鵲倉公華佗伊尹仲景。以及漢唐宋元明清固有之學說。擲棄而不研究耶。然一人之智識有限。古今中外之學術無窮。以有涯之良知求無涯之學問。故詩有他山之什。經有會友之章。抑亦百川歸海。各出鋒穎。互相研究。倘遇疑難雜症。公同參考治療。設局送診。此醫學研究會所以組織也。若夫吾輩滌刷舊習。存道德。重實學。抖振精神。豈可讓西人之獨步。長此以往。不思整頓之方。激厲之術。則愈趨愈下。日積日衰。將見之無莫識。亥豕莫分。如醉如迷。如聾如瞽。不入淘汰之流。必入黑暗之區矣。不亦大可憂哉。況政府有取締之明文。吾輩不驚心觸目耶。此醫藥研究會之所以組織。更欲作砥柱之中流。挽狂瀾於既倒也。凡我醫輩。一聞斯語。想當既表同情。雲集響應。勇往直前。各盡心思。各竭材力。互相研究。互相砥勵。以究古今醫學之奧理。使本會放一燦爛之霞光。必超然遠駕乎歐西醫學會之上。彼將聞而却步。此不待辨者明矣。抑亦可卜勝於五大洲。此鄙人之所焚香默祝。眷眷於懷。而不能自已者也。

附緣起及簡章

緣起

社論

今世何世乎。非二十世紀物質競爭優勝劣敗之世乎。然制勝必以強種爲先。強種必以衛生爲要。近今歐美各國醫林藥界。精益求精。新理新法。日出不窮。早登報紙。暮達通衢。與我國醫學自私自利。秘而不傳者。大相逕庭。豈眞軒炎之旨不彼若哉。蓋未之思耳。慨自海上互市以來。中外會通。事事研究。風氣不局於偏隅。事勢難宜乎古法。方今國家兵農商學諸大政。悉事變更。而又整頓醫學。甄錄醫士。俾國粹保存。中醫發達。誠千載一時之機也。凡以衛我國民之生。強我國民之種。以制勝於五洲者。皆在此一舉。我巢醫業同人有鑒。有斯發起醫學研究分會。研究中醫中藥生理病理。症治藥方。以及衛生事宜。看護要則。與夫通俗簡便治療諸法。靡不廣收博採。研究精良。上赴，家國之求。下廣士民之福。惟有志斯道者。其共察之。

簡章

一定名　本會定名爲神州醫藥會巢縣分會。與上海神州藥醫總會聯絡一體進行。並稟請縣長立案。

創立祁州醫藥會巢縣分會簡章

二宗旨　本會聯巢縣醫界同志。研究世界最新醫學。及地方疾病爲宗旨。

三會所　本會暫假　爲會址。

四會員　本會會員分爲普通特別名譽三種。凡屬醫藥兩界同人。暨熱心贊助本會。諸君均得爲本會會員。惟須年納義務會金。

五職員　本會職員推舉正會長一人。主持本會一切事務。副會長二人。扶助正會長料理本會一切事務。如遇正會長因事缺席時。副會長得代行其職權。

評議員　人。評議本會一切事務。評議妥當。卽由會長執行。

調査員　人。調査本會一切事務。如醫藥診斷病狀之有特別情形者。詳細調査。報告本會。公同研究。

書記兼庶務員　人。專理本會一切文牘。保存之以備參考。兼理一切雜務。而主持其出納。

六任期　本會選舉正副會長及各職員、均以二年爲期。期滿改選。但連選者得連任。

七會期　本年開會。分常年會特別會兩種。常年會定於　召集會員行之。特別會無定期。如遇有特別事故。經評議員認爲必須開會議決者。由會長召集會員行之。

八經費　本會無常年經費。暫以會員入會義務金充之。普通會員年納義務會金洋一元。特別會員年納義務會金洋二元。名譽會員有特別捐助本會。奉爲名譽會員。

九討論　本會會員均有討論醫藥之責。互相就正之誼。如遇有失檢者。得忠告善導之。以糾正其過失。

十送診　本會成立後。即設立一送診所。如遇貧苦病人無力醫治者。由本會送診。以深通醫術之會員輪流行之。

十一聯單　遵章印刷兩聯單紙。統歸本會頒行。以昭一律格式。

十二　本會正副會長以及辦事人員概任義務。

十三　學術之研究每逢開會之期會員中遇有疑難疾病不明者可在會場報告。由各會員共同討論以圖發明病原再會員中平日讀閱中西書報凡有新著新法俾可以謀資考鑑者可在會場講演如會外之人因疾病之原因不明治療之疑慮得以來會諮詢一切惟須有會員之紹介方得列席。

十四　實地之研究會員中於門診及出診時遇有疑難病症有研究之價值者主診醫士可商諸病者或病家招延本會同志前往會診共同研究以謀治療之進步。

十五附則　本會簡章有未盡善之處得隨時公議修改。

記者按中醫之不進步其原確在家自爲師不知互相研究交換智識故若各地醫界皆能組織醫會共同討論不特新學有輸進之望則古法亦自有闡揚之機矣爰將巢縣設會事件載諸社論欄以資觀感云。

巢縣醫學分會同人公啓

問畣

素君題

傷寒重症退熱之後

此君服用韋廉士大醫生紅色補丸補益其身體使其精神復原

重病之後身體定必非常衰弱乃因濁血滯留之故也即如傷風症之後其身體肌肉消瘦腦筋之力易受激刺少一動作便

寧波張夢周君

寒熱症猩紅熱症瘧疾肺胞膜炎或感冒重傷覺氣喘此等病狀甚屬危險足徵全體衰殘精神不濟甚至日久成爲勞瘵救治之法必須爲強健鮮紅之新血以補其週身使其週身各部速生新力也韋廉士大醫生紅色補丸乃是天下馳名補血健腦之聖品正合是用已曾救治千萬之患身體衰殘者得精神復原余即如浙江寧波鹽務稽核支所書任課員張夢周君者亦治愈中之一也其來書云余於一千九百十六年十月份曾患傷寒重症愈後身體虧之精神困頓形容消瘦面色萎黃胃納少進飲食不化食後不寧且大便秘結夜難安睡因而精神恍惚腦筋不安屢延名醫服藥多方終鮮功效纏綿日久更形憔悴正在嘗服各藥莫可療治之時幸有友人曾余韋廉士大醫生紅色補丸一瓶囑爲嘗試服後旋即見功余以服僅一瓶收效若此於是續爲購服直至諸恙盡除身體十分強健而後已余以韋廉士大醫生紅色補丸有治疾之奇效特書數行以表[illegible]功韋廉士大醫紅色補丸專治血薄氣衰　腦筋衰殘　少年斲傷　胃不消化　瘋濕骨痛　山嵐瘴癘等症對於婦科各症均可療治凡經售西藥者均有出售或直向上海四川路九十六號韋廉士醫生藥局函購每瓶英洋一元五角每六瓶英洋八元郵力在內

奉送小書

茲有精美小書專論飲食之道及血之疾病如欲索閱即貢寄一明信片至[illegible]上所列之上原址郵送

答一百〇七 楊燧熙

問 令弟仁清。年二十六。飲食不主消化。無論何物。食後必胸痞作酸嘔噁等。近來戒口。食稀粥及清淡之品。亦停滯作酸。

答 夫飲食入胃。消化在脾。脾升則健胃。降則和。此是定論。然亦不盡然。何也。大凡胃熱傷陰。飲食亦不消化。若治其脾。是猶妻病而藥其夫也。西學胃旁有甜肉。又爲消化器。云胃中津液。能化食物。津卽胃汁也。黏汁也。缺乏卽病。充足亦病。故仲景急下存津。治在胃也。東垣大升陽氣。治在脾也。胸痞者肝升有餘。肺胃降令不足也。心酸者木曰曲直。曲直心酸。肝之胃病。嘔噁者無聲無物。乃肝胃之氣。不降反升。有痰熱也。氣有餘。便是火。火有餘。便是痰。仁源先生未能說出舌苔脈象。及大便溏硬如何。懸擬二方。祈擇而用之。

苔黃。脈數。舌有紅點。大便結燥。服此方。

知母 錢半（鹽水炒） 眞川柏 一錢（鹽水炒） 石決明 八錢（先煎）

夏枯草　三錢　白蒺藜　三錢（去刺）　杭菊花　二錢
川玉金　錢半　大貝母　三錢　瓜蔞皮　三錢（薑汁炒）
瓦楞子　四錢（先煎）　炒竹茹　錢半　引加風化硝　二錢
右藥和服。不煎。
苔白。脈不數者。舌無紅點者。大便不硬。糞色不醬色者。服此方。
法半夏　錢半　川　連　三分（薑汁炒）　代赭石　二錢（先煎）
旋覆花　錢半（包煎）　薤　白　錢半　黃玉金　二錢
飛滑石　四錢　生甘草　四分　光杏仁　三錢
枇杷葉　三錢（包煎）　金橘餅　二枚（洗去糖）　左金丸　五分（先服）

答一百〇八　前人

閣下年逾而立。有一時鬱怒操勞。致成肝胃氣痛。時發時止。漸致腹部如有痞塊。入暮攻觸。且漉漉有聲。嘔吐酸水。完穀不化。朝食暮吐。已年餘矣。二便不利◎六脈軟濡◎苔微白◎進以分利之品◎增遺精不寐◎腰背痠痛◎拙見鬱則氣結◎怒則氣升肝動◎ 肝爲將軍之官◎鬱怒出焉◎肝屬木◎脾屬土◎土升則健◎木降則調◎木病未有不尅土也◎土虛生濕◎木虛生熱◎熱與濕合◎夾以肝氣◎升多降少◎中樞失展化之權◎則時疼時止◎痞塊攻觸◎漉漉有聲◎上逆則嘔吐酸水◎夫嘔吐之原◎金匱要略與內經詳明◎茲不復贅◎ 痛屬於肝◎吐屬於胃◎胃司納食◎理應通降◎其所不降◎而上升嘔吐者◎ 大半由肝逆阻其陽明下降之道路◎非痞氣攻觸反胃也◎ 至完穀不化◎朝食暮吐◎二便不利◎ 一由足厥陰冲犯太過◎再由足陽明之腑臟胆囊脺排泄管下横行部◎皆失順導之權也◎ 此症在西名爲心臓神經痛◎胃加答兒◎食管狹窄等◎妄處一方◎由郵寄紹興醫藥報社轉交吳仁源先生◎照服可也◎

▲內服　阿末（白紙包）　〇●五　修酸血傗謨　一●五

分六包◎二日之量◎一天吃三次◎連紅紙包吃四次◎ 每次一包◎食

後。白糖五分。開水一杯和。定疼止吐。午後晚間相分。均食後和服。

▲內服　甘汞（紅紙包）一〇分二包。每日早飯後一二刻鐘。將此藥放於舌上。用糖開水服之。專降胃氣。服後五句鐘。大便一二次。以恢復腸胃之功用。

▲處方　顛痂膏。西藥房有越幾斯。若東藥房名莨菪軟膏。其價一磅二元五角。每次用三分。

▲外用　薄荷油一瓶。每次用少許。在腹部痞塊流行攻觸之處。用手心將油塗擦。一日用四次。每次順擦三四十次。或用顛痂膏在患處塗擦。亦照上法行之。

答一百二十五　揚州鄧吉人

讀劉子芹君徵方原由。未有不憫惻於中者。否則。此即涼血動物也。僕年輕學

問答

淺。何敢言答。不過聊舉管見。與我醫界諸君一商榷之。據云咳喘。淹纏十載有餘。疊經調理。效果鮮見。若此痼疾。無怪其然。現在惟有遵經之旨。治病必求本。治之庶可獲效於萬一。按劉君之喘。不外肺腎脾胃四經之病。蓋肺主氣。爲出氣之臟。氣出太過。但泄不收。則散越爲喘。先天又復不足。命火因以孱弱。不能生土。土屬脾胃。而脾主轉輸。胃司容納。二臟何可衰損。且嘉言老人曰。脾胃之交。實生宗氣。中陽不運。氣分失調。水穀之精微。化爲痰水。阻隔升降之機。所以頻喘頻咳。頻吐膠痰。日夜不休。至於他恙。乃風動樹搖。勢所必然。若小溲黃熱。不大便者。即難經所謂中氣不足。溲便爲之變之義也。鄙意補火生土。消痰理氣。未識當否。錄供劉君採擇。並希同社　諸君斧削。

製透附片　二錢　　冬朮炭　一錢　　新會皮　一錢二分
新會絡　八分　　廣鬱金　一錢二分　　鹿角霜　二錢
半夏麴　三錢　　益智子　二錢　　整麥冬　一錢五分

泔製茅朮　一錢五分　雲茯神　三錢　軟白前　一錢

枯穀芽　三錢　上肉桂　一分（研末和服）

如湯飲不便。照此方將分量加倍。（或三倍五倍八倍十倍）遵古法合成膏丸亦可。

尤有進者。當愛護身體。勿勞情志。日宜靜坐數小時。靜坐時。屏除雜念。舌抵上顎。令華池之水。充滿口中。頻頻吞嚥。此乃眞水補眞陰也。又醫賢喻嘉言。謂人身天眞之氣。卽胃中津液是也。津液宣布。氣得所養。通行無阻。卽臻康復。古之養生却病延年。不外乎此。行此無須服藥。蓋因藥餌有所偏勝也。

問一百三十二　前人

目爲人生之必要。一旦失明。則束手無策。勢必成爲廢人。就醫療治。罔無回春國手。古法雖具。施之亦鮮效驗。聞之非用刀針。不能重見天日。予短於刀針之法。每遇此病。殊爲掣肘。貴社不乏大醫學博士。務祈賜一開瞽奇方。以代刀針。不獨詢者感戴。即天下瞽人。當亦馨香默禱而叩謝矣。

問一百三十三　　前人

利生金丈。予父契友也。現年四旬外。體碩氣壯。於丙辰秋。患生痿躄。飲食步履。均感不便。兩腿屈曲異常。晝夜動搖不息。醫療無效。就商於吉。投以通攝填納。及和肝熄風等法。諸恙息蠲。惟兩腿迄今屈而不伸。難以行走。欲此筋舒。苦乏良法。奈伊數口之家。賴其經商度日。拖延三載。加之藥餌之累。刻苦有不堪言者。特錄顚末。告我前輩　諸大哲士之前。伏乞不吝　金玉。示以方針。俾其早日行走。得能贍養家室。若此則生死人而肉白骨也。

問一百三十四　　前人

乳巖古稱大症。腐爛百無一救。家慈不幸。亦罹此患。迄今八載。雖患若無。因其不痛不癢。此種現象。乃由人工所致。刻雖無關緊要。惟慮日後潰腐。昨讀本報。見盧君育和。爲鄰婦乳巖。徵求特別方法。爲人子者。豈可漠視不動於中乎。故將此症情形。再白於醫林賢者之前。務希對於此病。出以秘囊奇術。使其巖消化於無形。免至腐潰莫救。要不獨身受者感荷無極也。

問一百三十五　林壽宜

敝友翁君竹笙。年六十餘。上年四月起。患左鼻孔中不時有渾濁血雜於稠涕之中。但由鼻解出者少。多由噓入而自口咯出。恒覺勞動時較少。靜處時反多。就教多人。莫名其妙。更醫服藥。終亦搔難着癢。雖飲食起居如常。而一病有一病之原因。深恐遷延日久。一發莫可限制。用述症狀。徵求治法。究竟是何原理。應由何處施治。伏望不吝

金玉。明以教我焉。幸甚。肅此。順候

同志聯安。　通信處福邑南關外高山市水陸街同仁藥棧

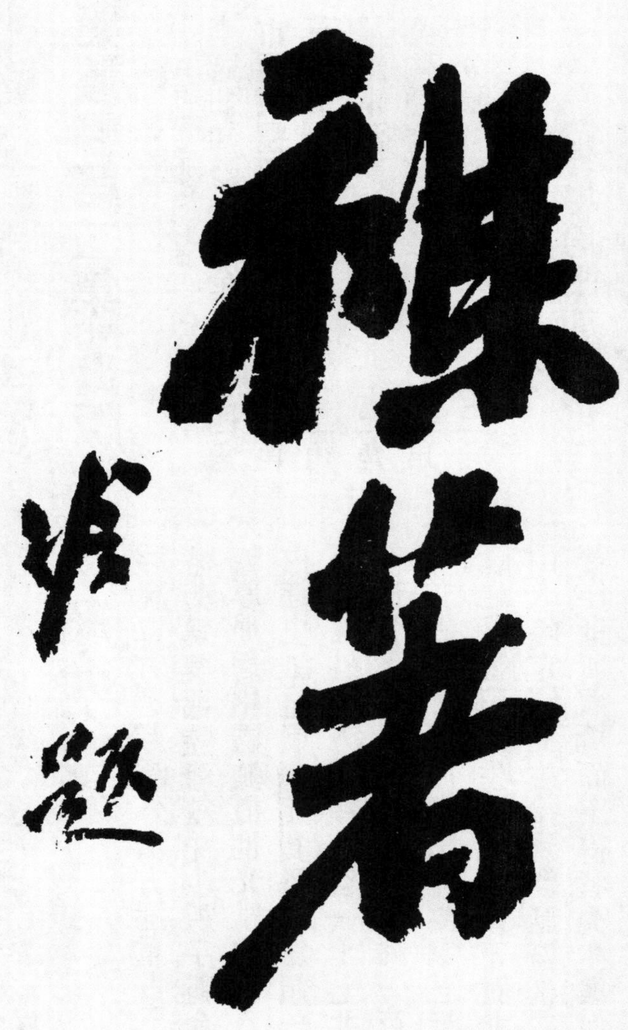

醫藥叢書第二集已經出版

計六種

一　李冠仙知醫必辨全　四角
二　市隱盧醫學雜著全　三角
三　莫枚士研經言卷二　二角
四　羅謙甫治驗案卷下　三角
五　吳鞠通醫案卷二　三角
六　惜分陰軒醫案卷二　三角

全集定價壹元六角

（外埠均酌加郵費）

紹興醫藥學報社總發行

●各處大書坊均有寄售

紹介名著

紓溪單方選紓溪外治方選重古三何醫藥爲臬郡陸晉笙先生所手輯合印五厚册用中國裝訂油光紙定價八角白連史紙定價一元其單方爲類一百三十五外治方爲類一百一十七共爲方五千三百有奇何氏方案爲一百七十二道即靑田何書田先生家三世治驗之錄書田先生居北幹山下號北幹山人陸定圃先生冷廬醫話盛稱之其著作世所欲覓而不得者先生與何氏世交因而得其遺墨而彙刊之今書已到社除分贈外所餘不多欲購讀者幸勿失於交臂　本社發行部白

雜著

論常熟己未年之霍亂

常熟張汝偉

霍亂者。揮霍撩亂之謂也。來勢如飄風急雨之驟至。治之者。有迅雷不及掩耳之嘆。此急性霍亂之現狀。若是其可怕也。己未仲夏。至長夏。霪雨累月。水勢暴漲。吾邑地接海濱。又多湖泊。潮流湍急。附郭左右。均成澤國。低區之鄉。更無論矣。浮厝露棺。淹沒無數。腐尸浸水。其毒何如。而小暑大暑節候。有如凉秋。又加之風潮連旬。邪最易入。不知衛生者。仍復乘凉食瓜。飽啖油膩之物。以助其邪。卽稍勞動。其汗亦未能暢達。濕痰既蒙蔽於上。食滯又疊積其中。夏月陽外陰內。今則熱伏於中。一旦穢氣猝觸。腠理竅絡。霧時俱蔽。遂致腹中絞痛。上吐下瀉。而霍亂成矣。今年常熟之霍亂。卽此故也。其初起時。手足先寒。旋見吐瀉。吐瀉後。目眶猝陷。睛珠上竄而定。或兼見轉筋。或不吐不瀉。但心腹痛。及手足螺癟。發見青黑色。頭見黏汗卽死。最速者。一二句鐘。最遲者。一周時而已。亦有手足回陽。而偶一不愼。延二三日死者。今就余所治愈者。及耳聞他醫之所治者。邑中小報所載時疫論調種種。參之。會川成流。發爲斯論。以供當世研求也。

余所經治時疫者。大都以昌陽瀉心。及大小陷胸。黃連瀉心諸法。治愈。一不愈者。則以嘔吐之後。不避大風。裸體而臥。以致實邪生陷。不能化洩而死。臨時治疫所。由西醫陳吳諸人組織。聞用打針法治愈者。亦不少。亦有因打針致重致死者。凡初起疫時。病家不及延醫。往往服施德之藥水。或行軍散臥龍丹者。亦皆有效有不效。則由於寒熱界限之不辨也。最劇者。城中唐姓。一家二十五人。七天內死亡者七人。鄉下一家十一人。死亡者九人。城內外出棺者。日以數十計。潔身自愛之醫生。相戒裹足。街道行人殊少。誠數十年來未有之大疫也。自余發明至寶衛生丹後。用者殊效。方見慈恩玉歷。及霍亂論中。後又見徐相宸君發明之礬鹹泥法。用之亦效。而城中某醫。肆用來復丹半硫丸附桂者。皆致不起。可知今年之疫。其起因。固在於濕土之年。水濕之故。而伏熱實爲受病之根。所以有服西瓜雪水而愈者。但不可恣飲。一般衛生家。視西瓜爲毒物。相戒不食。而余天天食之。亦無害也。故常熟今年之疫。就鄙人一己之目光斷之。實爲濕霍亂之重者。服藥。若渴飲喜凉者。以行軍散爲最穩。若不渴喜溫者。以十滴水爲穩。中法藿桂可用。附不能用。或以至寶回生貼之。亦妙。其餘則不能訂定死法。誠以體有强弱。症有虛實。有偏寒偏熱之異。有吐瀉轉筋之別。又貴靈機獨斷。隨症處方。活法治活病也。至於捕蠅除之組織。魚肉菜館之取締。又爲治急治標之策也。蓋人民有常識。則一家必清潔。清潔則蠅自絕。蠅絕則食物良。食物良則口腔無病菌以輸入。則疫自不發生。一家如此。家家如此。以清潔爲衛生之最要。則各家自掃門前雪。安有垃圾之堆積哉。惟是乏常識。瓜皮垢濁。隨處亂堆。蒼蠅羣集。穢氣觸鼻。責一二之清道夫。以專其責。奈隨掃隨堆。終無法想。而竈下坑厠。無論貧戶縉紳。皆不講求。實以吾邑糞行不設。一般傭人。視糞爲利藪。堆積日久。病菌益多。

故根本取締。以速設糞行爲最要也。鄙人就事論事。就常熟論常熟。然今年之疫。奚啻吾常熟一邑爲然。他邑情形。或有與常熟情形相同者。吾同道。或可取爲考鑑。倘有別種發明。互相研究。不獨常熟一邑人之幸福。實天下中外人共同之幸福。不特己未年之疫。作如此治。即他年有疫。亦可資爲明鏡之鑑也。紹興濕溫時疫治法一書。論頗詳盡。然猶宥於一隅。最妙擴而充之。即如拙作亦可附入。非以邀名沽譽。實以多一見聞。多活一人之命。非同文學界之文章。同一比擬也。

霍亂流行之警告

黃巖羅端毅煒彤編

霍亂症。西人謂之虎列刺。一名眞霍亂。一名霍亂吐瀉。俗稱吊脚痧。又有乾霍亂。俗名攪腸痧。其症狀。欲吐不吐。欲瀉不瀉。揮霍撩亂是也。此症乃傳染病中之最烈者。其致死之時間。往往在半週時。至一二週時以內。疫毒流行之際。延村闔戶。朝不保夕。一人患病。延及數人。竟有八口之家。在數日內死過半數者。如馬院吳某家。症自他處傳來。染及一家。二日連斃四命。七分王姓家。六天夭喪三丁。卽各鄉村每日由該病而死者。時有所聞。鄙人慘不忍聞。茲奈吾國人。一遇此病。聽其傳染。毫無預防之法。是以傳染病更形其猖獗。特擬定預防之法。治療之方。並編就六言俚句於左。淺鮮明白。俾人人得以了解。但鄙人學術謭陋。自愧不文。貽笑大方。在所不免。尙望　高明隨時指正。以補不及。非但鄙人之幸。亦卽我社會同胞之大幸也。

今年夏秋霍亂　是乃流行天災　症自外省發起　漸漸輸入吾台　頓起吐瀉交作　目陷脈絕肢寒　唇爪俱變異色　煩渴筋肉痙攣　聲音嘶嗄胸悶　呼吸困難神倦　此症死亡甚速　數時卽赴九泉　近今謠傳四起　冒稱天師所言　杜譔藥味龐雜　誠恐誤人不鮮　麻黃决非對症　參朮補燥更嫌　又有營口來電　方藥登載四件　僅療寒濕猶可　主治定不週全　疾病變幻百出　不可徒執一偏　欲免疫癘不染　設法預防爲先　保養胃腸第一　切勿飽

食肥甘　飲料均須煮沸　尤當嚴禁蠅來　牆隅陰溝敗水　不使堆積汚穢
便桶糞坑痰盂　洒布新鮮石灰　家常日用器具　消毒加波涅酸　西人研究
病理　虎列拉菌爲災　先用甘汞掃毒　繼以樟阿藥材　中醫統名瘟疫　因
暑濕熱風寒　要知如何治法　刮刺灸熨多般　理中芳香化濁　淸暑解毒調
元　各界留心注意　定卜益壽延年

附外治急救取嚏法

凡霍亂諸痧。皆由正氣爲邪氣所阻。故濁氣不能呼出。淸氣不能吸入。而氣亂於中。遂成閉塞之證。濁氣最熱。西醫謂之炭氣。炭氣不出。人卽昏悶而死。然呼出肺主之。肺開竅於鼻。用通關散。或用八寶丹痧藥等。吹入鼻中。取嚏以通氣道。則邪氣外泄。濁氣可出。其病自鬆也。

刮皮膚法　刺出血法

玉衡曰。先吐瀉而心腹疞痛者。從穢氣而發者多。先心腹痛而吐瀉者。從暑氣而發者多。然吐瀉之霍亂。乃暑穢傷人氣分。宜油鹽刮其皮膚。在肩頸脊背胸前胸肋兩肘臂兩膝彎等處。自上向下刮之。項下及大小腹軟肉處。以食鹽研細。用手擦之。則痧不內攻。若心腹脹悶。腹中疞痛。或如板硬。或如繩縛。或如筋吊。或如錐刺。雖痛極而不吐瀉者。名乾霍亂。乃邪已入營。宜以針刺少商穴。或兩臂彎曲池穴。兩膝彎名委中穴。出血以泄其毒。病自輕也。

灸熨法　治霍亂轉筋乾霍亂之屬寒也

炒鹽一包。熨其心腹。令氣通透。又以一包。熨其背。待手足軟。再服神香散一錢。寒重者。再服。或以吳茱萸食鹽各數兩。炒熱。包熨臍下亦妙。或以鹽填臍中。上蓋蒜片。艾灸二七壯。甚者。再灸兩臍旁。各開二寸之天樞二穴。臍上四寸。中脘一穴。臍下寸半。氣海一穴。總之症屬寒者。宜用灸熨。切忌針刺。屬熱者。急宜刺血。切忌火攻。設不辨明。而誤用之。禍皆反掌。留心留心。

附西醫治療法第一方

甘汞一分三厘　乳糖一分三厘　右爲一包。與以三包。每三時服一包。　按先服此方掃除毒菌。繼用後二方最靈效。

又散劑第二方

樟腦八厘　阿片八厘　乳糖八厘　右分三包。每一二時。服一包。

又丁劑第三方

精製樟腦五分　阿片丁幾二錢六分　蕃木鼈丁幾二錢六分　蕃椒丁幾二錢六分　薄荷油五分　酒精五錢　右混和。用二十滴。至三十滴。滴入溫開水中。和白糖適宜。每數時服用一次。　按右上二方。治病起倉猝。溫體沉降。顏面蒼白。或皮膚呈青藍色等症狀者宜之。如有身體發熱。顏面潮紅。脈象洪大煩渴者。非此二方所宜用也。

附中藥治療法

神香散　治霍亂因於寒濕凝滯氣道者。　丁香　白荳蔻各七粒　右二味研末。淸湯下。腹痛者。加砂仁七粒。

理中湯　治傷寒霍亂口不渴者。　西潞黨　白朮　乾薑　炙草各等分。本方加附子。名附子理中湯。治中寒腹痛。四肢拘急。　按此方藥味加減甚多。臨症時隨機酌用。切勿妄投。

四逆湯　治陰寒霍亂。汗出而四肢拘急。小便復利。脈微欲絕。而無頭痛口渴者。　生附子一錢　乾薑錢半　炙草二錢　按夏秋之間。傷暑霍亂。大忌朮附薑桂種種燥熱之藥。採用者不知原委。以四肢厥冷脈伏等之見症。即用理中四逆。隨手亂投。殊可嘆也。凡夏秋時有一毫口渴。或惡寒喜凉。即是伏熱。誤服溫補燥熱之品。勢成燎原莫救。用須謹愼細審。不致誤事。

芳香化濁法　治濕蘊於中。寒襲於外。而爲霍亂吐瀉者。幷治嵐瘴穢濁之氣。

廣藿香一錢　製厚朴八分　廣陳皮錢半　半夏錢半　蘇佩蘭一錢　大腹皮一錢　加鮮荷葉三錢爲引　加桔梗　白朮　白芷　茯苓　蘇葉　甘草

等六味。去佩蘭卽霍香正氣散。并治外感風寒。內傷飲食。或不服水土。及傷冷傷濕。凡感一切不正之氣。宜增減用之。的是良方。若溫暑熱症。不兼寒濕者。在所禁忌。

清熱白虎湯　治暑熱熾盛而爲霍亂。　生石膏八錢（研）　肥知母三錢　粳米四錢　炙草一錢

黃芩定亂法　治瘟病轉爲霍亂。腹不痛。而肢冷脈伏。或肢不冷。而口渴苔黃。小水不行。神情煩躁。　淡黃芩錢半（酒炒）　香豉錢半　原蠶砂三錢　製半夏一錢　陳橘紅一錢（鹽少炒）　蒲公英四錢　鮮竹茹二錢　川黃連六分（薑汁炒）　陳吳萸六分　陰陽水二盞。煎至一盞。候溫徐徐服。轉筋者。加生苡仁八錢。溺行者。用木瓜三錢。濕盛者。連翹殼茵陳各三錢。

解毒活血湯　治溫暑深入營分。轉筋吐瀉。肢厥汗多。脈伏溺無。口渴腹痛。面黑目陷。勢極可危之症。　連翹殼三錢　絲瓜絡三錢　淡紫菜三錢　石

菖蒲一錢　川黃連二錢（吳萸水炒）　原蠶砂五錢　益母草五錢　生苡仁八錢　銀花四錢　地漿或陰陽水。生萊菔四兩。取清湯煎藥。和入生藕汁。或茅根汁。或童便一杯。稍冷徐徐服。

却暑調元法　治中虛暑熱霍亂。及霍亂已定。而餘熱未清。元氣受傷者。　淡竹葉三錢　生石膏八錢（研）　製半夏錢半　西洋參錢半　大麥冬八錢　粳米四錢　甘草一錢

致和湯　治霍亂後。津液不復。喉乾舌燥。溺短便溏。　北沙參　生扁豆　石斛　陳倉米各四錢　枇杷葉　鮮竹葉　麥冬各三錢　陳木瓜六分　生甘草一錢　水煎服

右列各方。有寒熱暑濕去穢調元之分。隨症採用。效若桴鼓。但近時所發之症。皆因暑熱穢濁之氣。薰蒸上升。邪氣（虎列剌菌）佈滿天空。一或感觸。頓時發病。輕者數日可愈。重者一二時即亡。要知此症係急性傳染病之一

種。屬熱者多。屬寒者少。治法自始至終。溫熱之藥。似非所宜。就鄙人診視閱歷。大都用清熱定亂解毒却暑諸方法治愈者。十之七八。用芳香化濁法。治愈者亦有之。初用則可。後用此方法者不多見。其一切溫熱燥烈之藥。皆不敢妄試。故前列理中四逆湯方下。特按數語。以告採用者。必須細審症候。不致誤事。

附防疫簡便法　（注意注意）

防疫之法。西醫均以加波涅酸。能驅滅疫毒也。市區中有採用之者。然土俗之家。或窮鄉僻壤。不能一概備用。今有一至便之法。凡有疫毒之區。宜常燒蚊子藥於戶內。因內有雄黃。含鉀二養三質。能殺此菌。或用硫磺末做蚊子藥最妙。因煨硫磺能發硫養二氣。亦能殺此毒質。凡疫死之家。宜將蚊藥處處懸燒。死者戡出後。房內須用紙炮或百子炮千響。（俗忌响炮非也）則硫養二氣與淡氣充塞四鬬。雖低窪處皆到。毒種自易滅盡。若患者所有吐出瀉出之料。

雜著

以綠礬水冲洒◎（可代加波涅酸）再用稻草灰厚覆之◎又以新石灰綠礬二物各等分◎研細拌勻◎遍洒各處◎可免傳染之患◎

按此篇甫畢◎又聞新橋鄉鳳家岸村◎林某家政◎忽然心腹痛悶◎患乾霍亂◎不數時身死◎翌日喪事畢◎林某胞弟◎孫女◎姪婦◎胞姪◎堂嫂◎及帮工等◎皆相繼染病而亡◎九日間◎患者記十餘人◎不及醫藥而死者有八人◎林某自父子亦染疫身重◎醫藥罔效◎與子隔日均逝世◎人謂此症由傳染而發◎其同道諸人◎及帮工男女等◎均紛紛逃避◎畏如洪水猛獸◎嗚呼◎既知其傳染◎而不知實行預防之法◎其害無底矣◎欲免此病不染◎請閱六言俚句◎及預防簡便法可也◎

時疫說

胡瀛嶠

近閱各報◎載時疫遍傳◎死者甚夥◎病爲初起吐瀉◎繼而筋吊◎手指螺陷◎俗名鬼偸肉◎鄙意以今年夏無酷暑◎人多貪涼◎寒氣入中◎致久病發◎上吐下瀉◎筋

吊腹痛。氣色灰暗。非鬼偸其肉。殆癟螺痧子午痧吊脚痧同一類乎。不過藉其名耳。實係寒傷於形。傷極必死。鄙人略得眼科之術。於內症一道。毫無頭緒。然飲水思源。療病治本。寒氣入中。吐瀉不止。此則理有固然者也。治法當內用十滴水。外用生薑片。肚臍上艾灸數火。表裡逐寒。庶幾乎可。若大吐大瀉。形色俱灰。擬投參附回陽湯。理中湯。白通湯中選方。嗣後病勢已退。胸中熱氣未除。改進黃連瀉心湯一法。此又所謂急則治標。緩則治本。追思洪楊以來。斯症屢現。見故兄心淵。大都以溫藥治之。奏效如神。活人無數。今貢一得之愚於諸君子前。共相研究。有否得當。還祈明政。

醫俗迂談之拾遺及醫家改良之勸告

盧育和

閱九十六期本報。載有楊君應徵求醫俗之迂談。及病家改良之忠告一篇。後附有跳香火。拈神鬮。求神方。請老菩薩等種種怪事。良由吾邑人民。未具醫藥之常識。始有此迷信之舉。然觀其所論。僅言數端。尚未完備。今育不避續貂之誚。再爲之補述如下。以博諸君子一粲焉。

(一)站水碗　吾鄉之俗習。凡有頭痛者。輒以爲邪氣猝中。婦女等多以磁碗一個。注冷水於中。安置地下。左指握筯三枝。直竪碗内。右指以水淋於筯頂。口呼已故之親丁。(例如呼爹爹站住。或媽媽站住。或某某站住。)少頃。兩手放下。水已淋滿於筯。筯爲冷水所淋。自然暫凝不散。便謂爲某亡魂所糾繞矣。遂以紙錢數張。焚而禱之。待至三筯俱倒。又目爲亡魂已去。其迷信如此。可笑之甚。

(一)喚胎鷂　小兒初次患瘧。名曰胎瘧。不以藥治。其母或祖母等。每當夜靜。輒立在院落。專待天空飛鷂之鳴。一聞其聲。即大呼不已曰。(天鷂子。地鷂子。來把我家胎鷂子代了去。)此等荒謬絕倫之語。不知何所見而云然。且其所喚之聲。如泣如訴。眞令人聽之可駭亦可悲也。

(一)拜土地　鎭北有戴叟者。客夏偶受暑熱。遂命家人往土地祠焚香。次日熱退。忽告諸人曰。昨夜我夢見土地。說道他廟旁灰堆汚穢。他久已不住此廟。今特來托夢於我。有好事者。乃用黃紙條數千張。書舊港土地神顯靈有求必應數字。遍貼城鄉。於是引動遠方男婦。肩摩踵接而來。問子求病者。不一而足。侍香之人。預晚包成香灰若干包。外儲開水一大缸。凡有求方者。卽給以一包灰。一勺水。（盛水之器。病家自備。）帶歸與服。嗚呼。夏日隔宿之茶。色味齊變。尙不可飲。况缸內熟水。已經過一夜。且又置於露天。上無蓋覆。卽雖未遇蟲鼠諸遺毒。而風中之灰塵。空際之黴菌。難免不飄入於中。使病者服之。隱受其害而不覺。豈非求福。而反得禍乎。噫。何愚人不察之甚也。

（二）求仙姑　十二墟有農夫葉某。於往年得病。自稱山東某仙姑某老太爺。皆附於我身。專來收災救難。里人聞之。喧傳於衆。已有人問病求方矣。葉遂向棧署後。租茅屋一椽。設牌位二座。藥用淸水一杯。以應其要求。繼有航商胡某。浦委於某。亦因病往求。幸愈。乃助以功德。未及三載。竟大厦落成。（

前後樓房兩進。頗屬壯觀。據聞起造裝修一切糜費。用去四千餘元。如此鉅欵。皆由胡君勸募而來。斯人可謂熱心。眞令我欽佩。抑且好笑矣。）題之曰仙姑堂。刻今香烟日盛。葉更想入非非。忽操京話。矜奇眩異。自號仙童。（先哲薛生白云。人能到半個神仙身分。方當得起名醫二字。蓋謂其治病之本領也。今葉某自稱仙童。殆卽斯意歟。）凡對於求方者。取號金若干。旋作佯狂。滿口胡言。忍言害理。亂報藥物十餘味。例如羌活蘇葉通草甘草山查麥芽紅棗冰糖貫香梧桐子榆樹皮狠虎草定心丸等是也。余按內傷之症。得羌蘇而誤汗。必致刦津。中滿之症。服甘草而和中。反加痞悶。紅棗冰糖。有濕滯者。轉令滋補不化。狠虎草（係一種鮮藥草。生於吾儀北山。此草具有峻瀉之性。土人水腫。多喜用之。）一遇外感。服後不獨便瀉。甚至喘逆邪陷。他如定心丸。醫書向無此方。藥鋪希圖漁利。每以天王補心丹混充之。又榆樹皮其質最黏。倘遇濕溫之候。一服則邪氣膠結難解。誤人匪淺。何地方行政諸公。竟若罔聞。決不嚴禁。而一任斯輩。目不識丁。大胆妄爲。吾誠不可解矣。夫此種仙方。病者誤服。倖而自愈。則信心益堅。足見仙方之有靈。（不知人身本具有天然却病之能力。豈此種雜藥亂投之仙方。所可愈哉。）不幸而死。則歸咎於數。不知仙方之爲害。近數年來。墟鎭之仙方盛行。滿目皆是。駸駸乎有奪醫家一席而代之勢。吾同道諸君。猶不思合羣計議。以補救之。率皆自信其學術之優美。問世已游刃有餘。無復闕憾矣。而終日悠然。談笑自若者。相望也。

以鄙人眼光觀之。今日時事。外而有歐西醫院藥房。勢力日已澎漲。內而有各種異端邪術。社會尤多信仰。吾輩既無敵外之能。又乏伏內之策。欲求斯道發達。不亦難乎。然必籌一改良抵制之法而後可。其法維何。曰。必得振刷精神。勤求學業。博覽今古。溝通中西。藉報以觀摩。設會而研究。臨症時。尤須審病精。處方的。不致摸稜兩可。務期挽起沉疴。使一般人民。心悅誠服。皆知吾醫家學有根柢。迥非庸俗之流。僅書一平淡之方。祇能治輕淺小病。而不能治重大傳染諸症者可比。如是。則醫業自興。醫名日盛。醫界亦爭一光輝矣。非然者。徒存一自滿之心。抱一秦越之見。而甘於因循坐誤。自暴自棄。行見吾中醫統四千餘年農黃之眞道。日就寖衰。終受無形之消滅。不至一敗塗地而不已。嗚呼。吾爲此危言。非狂瞽妄說。實有鑒於近年吾醫之事業。已有一落千丈。岌岌可危之勢矣。故不忍效寒蟬之噤。願作警笛之鳴。諸君乎。聞吾言有驚心動魄。轉抱悲觀。亟起而謀改良之法。以圖爭存於今日優勝劣敗之世界也乎。噫。

學醫便讀序

陸晉笙

有清一代。人材輩出。各種學術。若經學小學。若算學若奕。俱超越前古。醫學亦其一也。非今人之材力聰明。迥異乎古人。蓋創者恒難。繼者恒易。凡百學術。以愈研而愈精耳。醫學之有歌賦。便於記誦。伊古流傳。其法至良。其意至

學醫便讀（續）　四八

美。脈則有王叔和脈訣等。藥則有雷斅藥性賦等。方則有許叔微百證歌等。即如清汪訒菴陳修園輩。亦多歌訣。而僕於脈象獨取江筆花診脈歌。費晉卿脈法四言。於舌形獨取吳坤安察舌辨症歌。於病證獨取張令韶傷寒直解辨證。於藥獨取雷福亭藥賦新編。於方獨取雷少逸六十方法。雷福亭方歌別類者。正以彼此互較。後勝於前。取其簡而明。賅而當也。所惜辨別病症。僅有張君傷寒辨證。未及雜病。尚嫌缺略。異日當取各書各症辨證者。分類編歌以補之。再南方多溫。北方多寒。今雖輪船交通。天地之氣。亦爲稍變。北地不無溫症。而雷氏六十方法。偏於治溫者多。此又不可不知。學者循是以進。由淺及深。較諸先治內難傷寒論等書。致苦艱深。及墨守一家言。膠持偏見者。不且得門而入。弗誤歧趨哉。雖然。讀此編爲先路之導。則可讀此編。而卽以爲能醫則不可。必進而求諸喩葉陳徐諸家。再進而求諸張劉朱李諸家。當知其說之各有偏。復當知其偏之中亦有理。再進而讀內難兩經。庶能因委竟源。豁然貫通。以之治病。圓機活相。頭頭是道矣。是在好學深思之士。有以深造而臻於極也。

中華民國八年九月吉日吳郡陸晉笙錦燧識

重刊愼齋遺書序

曹炳章

趙氏存存醫話云。周先生愼齋。名子幹。宛平太邑人。生於前明正德年間。中年患中滿疾。痛楚不堪。遍訪名醫無效。復廣搜醫方。又不敢妄試。一夕。强坐玩月。倏爲雲蔽。悶甚。少頃。淸風徐來。雲開月朗。大悟曰。夫雲陰物也。風陽物也。陽氣通暢。則陰翳頓消。吾病其猶是乎。遂製和中丸服。不一月而安。後成名醫云。蓋先生常就正於薛立齋之門。故其用藥。亦多以六味八味補中益氣。數方治病。猶不能脫薛氏窠臼。惟先生能變通化裁。不執死方。閱其傳云。問難數日。豁然貫通。立齋眞名師也。理道甚明。惜其稍泥。若先生之治瘧。有升其陽。使不并於陰。則寒已。降其陰。使不并於陽。則熱已。可謂神明變化者矣。嘗閱本草述鉤玄卷首云。自明以來。江南言醫者。類宗周愼齋。愼齋善以五行制化。陰陽升降。推人臟氣。而爲劑量準。雍正以後。變而宗張路玉。則主於隨病立方。遇病輒歷試以方。迨試遍則束手。吾於是欲購求愼齋先生書。後得見醫學粹精五種。如周愼齋三書。查了吾正陽篇。胡愼柔五書。陳友松脈法解。其愼柔五書。已刻於六醴齋叢書內。脈法亦是愼齋先生著。陳友松加註而已。考查了吾胡愼柔。俱爲愼齋先生弟子。三書者。皆先生與弟子口授耳傳。記錄成篇者也。惟愼齋遺書。尤爲先生晚年心得所集。出於門人記錄。未經較正。多有隱晦重複之弊。勾吳逋人球先生。自幼年習醫。繼晷焚膏。以三十載苦工。特將是書刪煩去冗。更定卷帙。以陰陽。臟腑。氣運。色脈。經解。方解。病機。方案。分爲十卷。書成藏於復易草廬。未即行世。其時適王胥山老人。刻自註李太白及李長吉集。暨醫林指月十二種等竣工。嗣得復易草廬愼齋遺書。遂詳加校訂。闕陋者。借得東扶張先生藏本。錢登穀鈔本。及胡念庵先生所藏愼齋醫案◎參互補正◎且仍表明從何書補入◎然勾吳所訂原本◎雖已删潤◎其文義仍未潤澤◎讀者常病其蹇◎復經東扶先生之發明利導◎胥山老人之細加釐訂◎於是始成完書◎書成時在乾隆甲午◎琢崖先生年已七十有九◎開雕未半◎病將易簀◎手書於仁和趙石堂先生曰◎是書爲明醫周愼齋遺書◎開雕未半◎幸竟其事◎以成吾志◎趙君謹受教唯而退◎是年之冬◎乃續刻其餘◎成書十卷◎勾吳胥山數十載苦志◎得趙君成之◎惜印行無多◎板遭兵燹◎故近世罕見◎炳章舊見楊氏是書藏本◎以重値購歸◎誦讀數過◎其闡發病源病理◎言簡意賅◎能獨出心裁◎不拾前人牙慧◎可謂眞發明家◎眞著作家◎業斯道者◎苟能將此書殫精致力◎必大有裨益也◎爰不揣擣昧◎重爲校定◎張王等註◎有未經圈點者◎則圈定之◎原文或註語◎間有參以己意者◎則於句下附註之◎然原文仍不更動隻字◎恐亂其文義耳◎校訂既竟◎恐再湮沒不彰◎爲此卽謀石印◎以廣流傳於萬世◎裨愼齋之名不滅◎而逋人與琢崖二公◎亦不枉費數十寒暑之苦

志。使其名得並傳不朽。此則炳章校印是書之微旨也夫。

中華民國八年七月　日鄞縣後學曹炳章赤電氏序於紹城之和濟藥局

閱藥家勸世箴感言

女醫勁氏

昨閱本報第九卷第七號。內載有藥家勸世箴一則。反復讀之。不禁有感於心。而發於言表矣。查嘉興縣新塍鎭。藥肆不下十餘家。乃爲同行競爭起見。遂賤賣貨物。已有年矣。夫賤賣果善事也。若賤賣而貨低。非特無益於營業。而反有害於病人。藥肆之愚。直可謂其愚不可及矣。或有醫家稔知其故。欲補救其弊。加重分兩。此又與因噎廢食。同一作用。仍與病人無濟也。蓋藥性須合病情。方能奏效。性情不符。愈多愈害。豈貨物低劣。分兩加重。卽足以補救之乎。抑何醫家不明醫理若是耶。吾恐長此以往。藥肆固屬失利。病人亦不受惠。奉勸嘉興藥行。新塍醫士。出爲排解。俾行不倒賬。醫不害人。藥肆幸甚。病家幸甚。

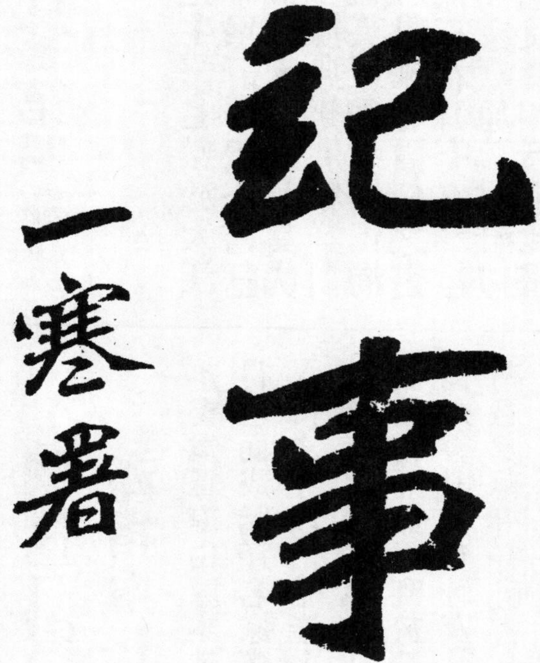
記事
一寒署

本會籌辦臨時疫症施診局官示

爲布告事據紹興醫藥分會會長胡震呈稱近來時疫流行蔓延各處上海已由神州醫藥總會創辦時疫醫院成績頗著紹興既有分會職責所在辦理亦難再緩爰經開會議決借定下大路藥業會舘先行開辦臨時疫症施診局一處特派本會會員陳樾喬何廉臣陳心田曹炳章鈕養安周越銘潘文藻史愼之朱俊臣裘吉生逐日輪流診治將來如疫症不除再行分設四城加派醫員擇地添辦局內經費均由會中自行籌集醫員悉盡義務所有診資號金概免收費並備急救疫症要藥凡遇貧苦者量予施送以盡天職惟念事屬創始深恐地方游民藉端紛擾紊亂局規請求給示保護等情到所據此合行出示布告一般人民知悉須知該會創設施診局純屬慈善性質爲維護公衆生命健康起見嗣後如果前往就醫應各遵照定章以掛號之次序定就診之先後不得藉端紛擾致紊秩序並不准故向喧嘩有妨醫務倘敢故違一經察覺定即照章懲處其各遵照毋違切切特此布告

紹興神州醫藥分會臨時疫症施診局簡章

(一)本局係紹興之醫藥團體所組織而成故定名爲紹興神州醫藥分會臨時疫症施診局

(二)本局專爲救治現行疫症普濟貧民爲宗旨

(三)本局設在下大路藥業會館

(四)本局暫設一處如果疫症蔓延卽在四城另設分局

(五)本局經費由會中自行籌集所有延請各醫士均盡義務槪不收取診資亦無號金名目惟各醫士來往輿金得由局酌送

(六)本局施診時間每日上午八時起至下午二時止凡遇來局就診者不論路之遠近終以先後爲序務必掛號領籤挨次就診不得紊亂秩序

(七)本局爲便利病家起見特與局內各醫士商定另設施診券一種凡執持此券者可赴醫寓就診得免診資

（八）本局製備疫症要藥如遇貧病量予施送

（九）本局現定舊歷閏七月十一日開診以疫勢殺滅爲止

（十）本局簡章倘有未盡事宜得以隨時修改

徐福昌君請求評議之說帖

具說帖人徐福昌住城區大慶橋

爲庸醫殺人敢請

貴會評議事竊昌緣于伯民年十七歲在城區春和木行習業於七月二十六日得病回家次日赴包君樾湖診視治以消導清暑並涼透之劑然旣爲痧症於二十八日就近招許阿堯挑痧（緣渠係剃頭司務）素其所長本屬有益無損並不令其開方詎許阿堯一挑之後抖謀生意謂此係癟螺痧陰症宜用熱藥回陽若再服包醫涼藥勢必立有性命之憂力勸更方服渠熱藥昌於醫道二字茫無頭緒被其恫嚇所惑於是將包醫之藥傾地而服許阿堯之熱藥不料服後病人躁暴異常唇焦齒

黑勢欲踰垣上屋甚至以拳自擊其胸陡吐鮮血昌知服藥有誤改請楊君哲庵診視以爲內風煽動雖定一方恐不可救轉瞬身死竊念昌年將半百祇此一子從此絕嗣不禁悲從中來查包楊二醫前後兩方均用涼解之藥獨許阿堯認爲癟螺痧陰症而用熱藥然後知熱症用熱藥是倒行逆施無異火上潑油致昌子立卽斃命是不死於病而死於藥實死於許阿堯之手豈不傷哉豈不痛哉況許阿堯脈案有痧瘧兼霍亂左脈浮虛右脈浮紘之語然既稱脈浮紘豈有再用桂枝乾薑之理何其自相矛盾昌雖不得辭咎而許阿堯不當抖謀恫嚇誤人性命致使寃鬼夜號但今日之事有不得不請

貴會評議者緣昌內子多病年同於昌一生祇此一子痛子情深時復昏厥甚至悲極自縊被救得免若不蒙

貴會秉公評議責以庸醫殺人之罪內子含寃莫伸勢必捐軀自盡有連斃命之慘查吾紹之所以設立有醫藥學會者原以防不學無術之徒濫叨吹竽自命爲醫致

誤人性命所關非淺所以不深明醫理者不得入會行醫以杜其害此紹興醫藥學會之所由設也今查許阿堯以剃頭司務入會行醫公然懸牌殺人無算

貴會何不幸有此醫生吾紹亦何樂有此醫藥學會既循其名當核其實今昌子不幸短命傷於許阿堯之手誠恐庸醫殺人長此以往誤人非淺爲此特備諸方用敢

煩請醫藥學會

正副會長邀請合城醫士評議曲直公論是非從嚴整頓毋使寬縱有礙

貴會名譽方案俱在若昌子之病不死於許阿堯之藥昌當賠償其名譽果死於許阿堯之手不謬應請勒令許阿堯此後不得懸牌行醫以免殺人所說是歟否歟敢

請

貴會議决昌方甘休否則在縣署司法部正式起訴說帖是實

中華民國八年閏七月　　日具說帖人徐福昌押

附呈各醫生藥方

本分會紀事

七月廿七日包樾湖方

大慶橋徐年十七歲苔滑脈滯病食紋查係刺參火腿鴨宜消導

香　薷　錢半　百草麴　三錢　炒山查　錢半　苦杏仁　三錢

薄　荷　錢半　靑子蒿　六分　荷　葉　一角　川　朴　錢半

炒萊菔子　錢半

七月廿八日包樾湖方

大慶橋徐左苔黃口燥渴飲治宜涼導

鮮生地　四錢　大靑葉　三錢　淡竹肉　三錢　天水散　四錢

銀　花　三錢　菉豆衣　三錢　蟬　衣　三分　靑蒿子　六分

焦山梔　三錢　白菊花　錢半

七月廿八日許堯臣方

左脈浮虛右脈浮弦痧幻瘧相兼十指螺癟刺痧血色黑霍亂轉筋四肢厥冷抽縮

神昏目直視舌苔灰厚胃中膩食欠化諸敗象見是否另請明眼者裁政

淡乾薑　三分　寬筋草　一錢　桂枝尖　四分　査　肉　一錢

十香丸　三分　鷄肉金　一錢　宣木瓜　一錢

用桑枝五寸爲引

七月廿九日又方

脈案昨方已明症較前診四肢冷已轉和舌苔灰厚略薄分許螺癟復滿有回春之色方更藿朴湯加減

藿　香　二錢　炒枳殼　八分　十香丸　二分　雷擊散　五分

川　朴　一錢　桂枝尖　四分　桑　枝　五寸　廣陳皮　五分

鷄肉金　一錢

閏七月初一日楊賞安方

胸腹灼熱神昏譫語聲嘶失血口舌焦燥內風煽動手足抽搐六脈弦急營分熱鬱

症勢危險防入心包急與開達清營

紫雪丹　三分　炒丹皮　錢半　連翹　三錢　焦山梔　三錢

紫草　三錢　廣鬱金　錢半　新銀花　三錢　桑寄生　三錢

燈心　一丸　淡竹葉　四片

紹興縣防疫醫院公函

逕啓者本醫院組織有救獲隊二組分赴各鄉鎮隨時診治日前已由

余知事面請

貴會推定通明醫學者兩員任爲隊員出發各鄉鎮以資救濟玆定於夏曆閏七月

十八日出發務望

貴會將推定之醫士姓名卽日函復本院以便延訂並得接洽一切也事關防疫乞

勿稍稽爲盼此致

紹興醫藥會　　紹興防疫醫院啓

報價表

新報	全年	半年	一月	代派或一人獨定十份者八折五十份七折郵票抵洋九扣算空函恕復
冊數	十二冊	六冊	一冊	
定價	一元	五角半	一角	

舊報	一至十三期	十四至十七期	十八至四十四期	四十五至九十二期
定價	五角	三角	八角	四元八

郵費	中國	日本台灣	南洋各埠
	加一成	加二成	加三成

廣告價表

等第	地位	一期	六期	十二期
特等	底面全頁	八元	四十四元	八十元
上等	社論前全頁	六元	三十三元	六十元
普通	各襯紙全頁	四元	二十二元	四十元
注意	所稱全頁即中國式之一單面外國式之一配奇如登半頁照表減半算			

◉天津東門南廬氏醫院附設醫藥衛生淺說報廣告

本報自放大後現已出至第五十八期凡自四十九期以後訂全年者報費一元半分之郵票二角四分如索以前舊存之報須再補寄郵票二角四分卽行奉上茲將本報宗旨體例及門類列左

一宗旨　研究醫藥提倡衛生使國民有正當之醫藥知識得享衛生之幸福

二體例　白話與淺近文言兼用以期雅俗共賞

三門類　分演說駁議學說札記專著叢鈔語錄雜纂小說新聞顧問函件十二門

不取分文　敬送衛生書報廣告

本會實行慈善遐邇咸知今年仍照舊章登報廣告印送婦嬰至寶衛生雜誌急救良方防疫妙法及種子保胎急救難產等方如欲得此贈品只用名片函索卽爲寄奉伏維公鑒

浙江餘姚東門外衛生公會分會啓